京闽 杏林 传薪录

—— 林明欣 郑燕飞 林传权 主编 ——

全国百佳图书出版单位
中国中医药出版社
·北京·

图书在版编目（CIP）数据

京闽杏林传薪录/林明欣，郑燕飞，林传权主编.—北京：中国中医药出版社，2023.12
ISBN 978-7-5132-8434-9

Ⅰ.①京…　Ⅱ.①林…②郑…③林…　Ⅲ.①中国医药学—文集　Ⅳ.①R2-53

中国国家版本馆 CIP 数据核字（2023）第 186484 号

中国中医药出版社出版
北京经济技术开发区科创十三街 31 号院二区 8 号楼
邮政编码　100176
传真　010-64405721
鑫艺佳利（天津）印刷有限公司印刷
各地新华书店经销

开本 787×1092　1/16　印张 15　彩插 2.5　字数 388 千字
2023 年 12 月第 1 版　2023 年 12 月第 1 次印刷
书号　ISBN 978-7-5132-8434-9
定价　85.00 元
网址　www.cptcm.com

服 务 热 线　010-64405510
购 书 热 线　010-89535836
维 权 打 假　010-64405753

微信服务号　zgzyycbs
微商城网址　https://kdt.im/LIdUGr
官 方 微 博　http://e.weibo.com/cptcm
天猫旗舰店网址　https://zgzyycbs.tmall.com

如有印装质量问题请与本社出版部联系（010-64405510）
版权专有　侵权必究

传承精华 守正创新

福建中医药大学京津冀校友文集

中国科学院院士、国医大师 陈可冀题词

《京闽杏林传薪录》编委会

顾　　问（以姓名拼音为序）
　　　　　陈可冀　陈维养　程志强　邓绍根　胡镜清
　　　　　雷　燕　李灿东　林瑞超　马晓昌　邱模炎
　　　　　宋　军　吴群励　吴圣贤　移　平　张群豪

主　　编　林明欣　郑燕飞　林传权

副 主 编　杨　燕　林延超　陈　慧　王　斌

编　　委（以姓名拼音为序）
　　　　　白晓东　陈　慧　陈路遥　邓其烽　范新六
　　　　　龚　正　黄　莉　江　丹　蒋芳华　康靖东
　　　　　李玉娇　林传权　林明欣　林雯婷　林延超
　　　　　刘　青　刘理想　卢红蓉　马建华　潘炜炳
　　　　　王　斌　王传池　王国为　肖传兴　熊益亮
　　　　　杨　杰　杨　燕　叶宝叶　张雨菲　郑燕飞
　　　　　周丛笑　朱义文　宗湘裕

参编人员（以姓名拼音为序）
　　　　　陈姗姗　陈与丰　丁思元　李伟豪　廖广毅
　　　　　刘蕴葭　王琪格　吴　珊　吴嘉威　许舒婷
　　　　　严　云　杨　晓　张小敏

李灿东序

福建中医药大学创办于1958年，60多年来，近5万名校友遍布海内外，在各自岗位上做出了斐然成绩，群星璀璨，成为学校地平线上最美的一道星光！校友会的成立，为校友间传递信息、分享经验、相互帮助、协作创新提供了重要平台，也成为校友和母校之间的联系纽带和桥梁。北京校友会一向是福建中医药大学各地校友会中的典范，在老一辈师长、学长的带领下，校友们身在首都，心系母校，秉承"大医精诚，止于至善"的校训精神，自强不息，砥砺奋进，更加难能可贵的是，广大校友在繁忙的工作之余，时刻关心着母校的发展，在推动学校学科建设、科学研究、学术指导、就业促进等方面发挥了极其重要的作用。

《京闽杏林传薪录》是福建中医药大学京津冀校友们部分学术成果的汇集，由福建中医药大学京津冀校友编著而成。全书分为院士专栏、共同战"疫"、理论探讨、临证经验和述评随笔五个部分，涉及面广，充分展现了京津冀校友们的风采，同时，具有很高的学术价值。福建中医药大学名誉校长、中国科学院院士、国医大师陈可冀为本书题词。《京闽杏林传薪录》成稿后，编委会邀我为本书作序，倍感荣幸！也借此向校友们表示崇高的敬意！

中医药是中华文明的瑰宝，当前，中医药事业发展迎来了天时地利人和的大好时机，希望校友们以《京闽杏林传薪录》出版为新起点，薪火相传，开拓创新，不断取得新的辉煌和成就。

李灿东

福建中医药大学校长、全国名中医

2023年5月1日

前 言

中医药是中国古代科学的瑰宝，也是打开中华文明宝库的钥匙，为中华民族的繁衍昌盛做出了不可磨灭的贡献。自中华人民共和国成立以来，在党和政府的大力支持下，中医药事业健康发展，传承创新发展中医药是新时代中国特色社会主义事业的重要内容。

中医药学包含了中华民族几千年的健康养生理念及其实践经验，我们有幸成为中医药事业的传承人和守护者，应该切实把中医药这一祖先留给我们的宝贵财富"继承好、发展好、利用好"。中医药学虽然古老，但临床诊疗理念并不落后，即使是在医疗科技高度发达的今天，在SARS（严重急性呼吸综合征）和新型冠状病毒（简称新冠）感染等突发疫情面前，中医药也彰显着独特优势和重要作用。在此次的共同战"疫"中，世间虽有百态，或淡然，或恐慌，或焦虑，但中医药人一直在坚守，福建中医药大学抗疫援助医疗队更是义无反顾地踏上征途，先后转战武汉、广东、河南等省市，成为勇于担当的"逆行者"。

福建中医药大学创建于1958年，是我国创办较早的高等中医药院校之一，两次入选福建省重点建设高校，是福建省"一流大学"建设高校。建校60余年来，福建中医药大学历届师生一直在各自领域为中医药学的发展默默贡献自己的力量。2010届中医师大班叶财德担任新冠肺炎疫情国务院联防联控机制防控专家，参与武汉、北京、广东等疫情防控处置工作，获得"北京市抗疫先进个人"和"农工民主党党中央抗疫先进个人"等多项荣誉；2006届中医系林明欣担任《中国医药报》"中医药战疫史话"专栏主持，共发表55篇科普论文，以史实助力提升公众对中医药防治疫病的社会认知，获得"九三学社北京市委抗击新冠肺炎疫情先进个人"。其他校友通过各种方式在各自岗位为母校争光的例子更是不胜枚举。据不完全统计，目前在北京、天津、河北的福建中医药大学校友约150位，就职于国家机关、各大科研院校、各级医疗机构、各事业单位和部分公司企业，他们在各自岗位上做出了不凡成绩。为充分展示各位校友在各行各业的成就和风采，现将大家近年来发表的各种文稿汇编成《京闽杏林传薪录》，此为第一辑，以飨读者，以资交流，以志纪念。

《京闽杏林传薪录》以"传承精华，守正创新"为宗旨，由陈可冀院士题词《传承精华，守正创新——福建中医药大学京津冀校友文集》并担任顾问。全书包括5个部分和1个附录。第一部分是《院士专栏》。陈可冀院士深入探讨了如何传承岳美中教授崇高的精神遗产，为传承创新发展中医药提供重要示范；法国国家药学科学院外籍院士林瑞超的专题采访《如何加强中药质量控制，建立中药标准化体系》，系统剖析了中药质量如何控制、中药标准如何制定、如何与国际标准接轨等问题，并提供了解决方案。第二部分是《共同战"疫"》，既有新型冠状病毒感染疫情国务院联防联控机制防控专家对公共卫生体系的建议，又有血必净注射液治疗重症新冠感染的多中心前瞻性队列研究，以及运气学说应对疫病的历史经验和现实思考等战"疫"经验供参考。第三部分是《理论探讨》，剖析了"脉生痰核""脾主涎""命门学说"等中医理论，以及中医病机、整体论等特色内容。第四部分是《临证经验》，系统整理分析了王琦国医大师、白兴华教授、杜长海主任医师等名家的临床案例和诊疗经验。第五部分是《述评随笔》，包括对"九方皋相马"等三则典故对中医学发展的启示、《扁鹊心书》的临床感悟和简帛医学研究等。附录为校友风采（按照姓氏笔画排序），集体展现了以陈可冀院士为代表的福建中医药大学京津冀校友的风采与成就。

  当前，中医药发展迎来天时、地利、人和的大好时机。福建中医药大学的广大校友时刻铭记校训"大医精诚，止于至善"，以"发展中医药，造福全人类"为使命，在各行各业为"健康中国"战略，为人类卫生健康共同体发出"中医声音"，贡献"中国智慧"，提供"中国方案"。

  虽然作者用心编写，但难免有挂一漏万甚至不当之处，敬请各位专家和同道斧正。本书幸得国医大师陈可冀院士题词，福建中医药大学校长、全国名中医李灿东作序，在此深表谢意！

《京闽杏林传薪录》编委会

2023 年 5 月 18 日

目 录

第一章 院士专栏 ··· 001
// 传承岳美中教授崇高的精神遗产 ·· 002
// 加强中药质量控制，建立中药标准化体系 ·································· 004

第二章 共同战"疫" ··· 007
// "湿热伤血"理论探讨及赵绍琴的辨治经验 ································ 008
// 以中医药的"大健康"观建设公共卫生体系 ································ 012
// 血必净注射液治疗重症新冠感染的多中心前瞻性队列研究 ············ 015
// 中医辨治人感染H7N9禽流感1例报告 ······································· 022
// 金元易水三家论疫管见 ·· 026

第三章 理论探讨 ··· 031
// 病机兼化理论框架下的冠心病病机解析 ···································· 032
// 《外经微言》命门学说发微 ·· 040
// 以"脉生痰核"理论指导动脉粥样硬化研究 ································ 051
// 《黄帝内经》病机理论特点研究 ·· 055
// 基于"脾主涎"理论探索脾气虚证本质研究的启示 ····················· 059
// 基于蒙医学、中医学理论探讨安神补心六味丸治疗冠心病心绞痛
　　的组方原理及特色 ··· 066
// 中医学与西医学整体论的差别 ·· 072
// 论白虎汤之"四禁" ··· 080
// 中医"治未病"思想在中风病患者康复治疗过程中的运用浅析 ······ 085
// 从补脾益肾和化痰祛瘀论治儿童孤独症心悟 ····························· 089

第四章 临证经验 ··· 093
// 国医大师王琦治疗少弱精子症病例系列分析 ····························· 094

// 基于国家名老中医经验的慢性肝病临证"三步曲" ········· 103
// 膝关节镜全内技术自体腘绳肌腱移植一期重建前、后十字韧带断裂的临床研究
 ········· 109
// 不同颈椎矢状位参数测量颈椎前凸曲度的比较分析 ········· 121
// 外固定支架联合封闭式负压引流及皮瓣修复治疗 Gustilo ⅢA 型胫腓骨骨折的研究 ········· 128
// 标准吞咽功能评估及预见性护理对老年脑卒中吞咽障碍患者康复的影响分析 ··· 135
// 不同黏度骨水泥 PVP 治疗骨质疏松椎体压缩骨折的弥散程度分析 ········· 138
// 白兴华教授诊治胃食管反流病理念及经验 ········· 143
// 疏风温阳法治疗慢性肾脏病蛋白尿的经验 ········· 150
// 从一则多脏器衰竭昏迷验案引发中医药治疗急危重症的临证思考 ········· 155
// 杜长海主任医师治疗慢性胃炎经验 ········· 160
// 朱章志教授从"三阴病"论治糖尿病肾病经验 ········· 163
// 基于证-症-方药网络的中医治疗阻塞性睡眠呼吸暂停低通气综合征用药规律研究 ········· 169
// 稳心颗粒联合比索洛尔治疗气阴两虚型老年阵发性房颤 42 例 ········· 173

第五章 述评随笔 179

// 清代医家徐灵胎中医传承方法研究 ········· 180
// "九方皋相马"等三则典故对中医学发展的启示 ········· 186
// 简帛医学研究述评 ········· 193
// 从无字处读书,从运气解伤寒——陈修园《伤寒论浅注》200 周年祭 ········· 199
// 《扁鹊心书》的学术思想以及临床感悟 ········· 204
// 近 5 年国家自然科学基金肝癌中医药研究项目资助情况分析 ········· 208
// 《中国共产党章程》的修订与出版传播百年史 ········· 215
// 抉择、质疑和"剥极而复"——中医大学生成长教育中的哲学思想应用举隅 ··· 219
// 医疗过失认定问题研究 ········· 222

附 录 校友风采 227

// 马建华 ········· 228
// 王 斌 ········· 229
// 王传池 ········· 230
// 王国为 ········· 231
// 邓其烽 ········· 232

- // 邓绍根 233
- // 卢红蓉 234
- // 叶宝叶 235
- // 白晓东 236
- // 朱义文 237
- // 江 丹 238
- // 李玉娇 239
- // 杨 杰 240
- // 杨 燕 241
- // 肖传兴 242
- // 吴圣贤 243
- // 邱模炎 244
- // 张雨霏 245
- // 陈 慧 246
- // 陈可翼 247
- // 陈路遥 248
- // 范新六 249
- // 林传权 250
- // 林延超 251
- // 林明欣 252
- // 林雯婷 253
- // 林瑞超 254
- // 周丛笑 255
- // 郑燕飞 256
- // 宗湘裕 257
- // 胡镜清 258
- // 黄 莉 259
- // 龚 正 260
- // 康靖东 261
- // 蒋芳华 262
- // 熊益亮 263
- // 潘炜炳 264

第一章 院士专栏

传承岳美中教授崇高的精神遗产

//// 陈可冀

（中国科学院院士、中国医学科学院学部委员、国医大师）

岳美中教授是我国中医药学界的一代宗师，我有幸从学和从业岳老20余年，感到他对中华民族传统文化的情商、智商均至为高洁，实令人有明月不染之感。他嗜书如命，终生浸润于我国传统文史典籍之中，精读经史子集，警句佳作背诵如流，一部《二十四史》亦时常反复研读，求知欲极强。他对于声韵、训诂、诗词之类，情趣尤浓，其诗作《锄云诗集》载诗数百首，涉及时政兴废、世事沧桑、奇山异水、梅菊芭蕉、医事经历，乃至亲友师生离合之情，常感而发之，亲自工整笔录，今日审读，犹若岳老本人私事之记事本云。他在诊疗之余，亦常乐于与我等师生对谈所感，如司马迁的逆境奋发、苏东坡之达观豪放、孟子之"我善养吾浩然之气"、张衡之热爱真理、傅山之工诗画、孔学之"仁者爱人"等等，盖实际上无不属于从善抑或从恶之教。岳老常常幽默与学问熔于一炉，师生对坐，其乐融融。岳老认为学习中国传统文化知识是我们后人继承前人历史观、道德观、哲学思想、意识形态，以及怎样做人的重要内容，我们不可以数典忘祖。他认为在传承学习中国文化和中医药学术时，对所提倡的"取其精华，去其糟粕"的理解，也应在学习、理解、实践的基础上有所作为，不可以自掘坟墓，不可以与先贤古典绝了缘分。他常说："覆巢之下，岂有完卵。"他更不赞成五四时代有人说的"汉字不灭，中国必完"（鲁迅《病中答救亡情报访员》）的言论。今天看来，这些理念确实对年轻一代的中医药从业人员，实有甚大的教育意义。我所接触到的他们之中，虽不少毕业于高等中医药院校，但大多古典医籍并不直接谋面，实有中医药"文化赤字"或蜻蜓点水之嫌，足资师道者戒。

岳老属于经方派专家，认为"法从仲景思常沛，医学长沙自有真"，但他认同经方应用实应重视学习其辨证论治与专病专方专药相结合的辨证思维精神或理念，《伤寒论》及《金匮要略》中此类遣方用药实例比比皆是。1961年，我随他与梁漱溟先生到福建，岳老曾为福建中医学界专家做了有关这方面的专题报告。他也十分欣赏李杲和叶桂的理论和临床经验，主张应结合临床实际，各取其长，而不应偏执一己之见。他告诫我们不可以自傲，所谓"桃子万家宗一脉，纷纷井底各言天"，这样不免贻误病家。

岳老在从事日常医疗业务中，以"治心何日能忘我，操术随时可误人"为座右铭，主张"治急性病要有胆有识，治慢性病要有方有守"。根据国家指派，岳老先后为多个国家元首治病，获得周恩来总理、吴阶平教授等的赞扬。岳老闲章有"北国青囊，南洋丹鼎，东粼鸿爪，西土萍踪"之中医药扬威海外之感怀之刻，是为旁箴。

他先后担任全国政协第四届医疗卫生组副组长、第五届全国人大常委会委员，身负重任，鉴于中医人才匮乏，岳老上书中央，倡议并获批创办我国首批高级中医研究班。高级中医研究班为我国改革开放培养了一大批中医精英，可谓功德无量。

《左传》称"太上有立德，其次有立功，其次有立言，虽久不废，此之谓不朽"，他应是三者俱全。岳老为人很低调，但他有爱国主义精神，有事业心，有激情，有勇气，有中华儿女的人文情怀，憧憬着中医药的未来。他不封闭，不固执，坚韧而和谐。他眼睛不好，多半低着头走路，但内心锐气十足。我和老伴陈维养每次见到他往颐和园方向散步走去，背地里就相互说：此乃"浅水卧龙"也。是的，他是中医药学历史上永远值得我们感念的巨人，是伟大的中医药学者！

加强中药质量控制，建立中药标准化体系

//// 林瑞超

（法国国家药学科学院外籍院士、世界卫生组织传统医学顾问）

记者：林教授，您好，近年来，中医药以其独有的特点及疗效而备受关注，前景看好，但是中药及中药复方也因为成分复杂，对其进行严格的质量控制尤为重要，您从事中药、天然药物的质量控制方法的研究多年，请问中药及天然药物应该如何进行质量控制？有哪些关键技术？

林瑞超教授：中药、民族药等的确有其独特的优势。比如此次新冠疫情，中医药就全程参与了新冠疫情的防治工作，使用率达到90%以上，提高了治愈率，降低了病死率，同时也使轻型、普通型转重型的病例大为减少，发挥了非常好的作用。这也说明了我们的中医药理论再次通过了实践的检验，充分体现了中药的显著疗效。

回到中药质量控制的问题上来，就中药来说，尤其是中药复方，成分复杂，这种情况下保证质量非常重要，需要从源头抓起，从"田头"到"口头"，对全产业链进行质量控制，做到这一点非常不容易。我们总是强调全产业链，这是因为首先要有高品质中药材，进行合理的加工炮制，然后作为饮片组方使用，或加工成配方颗粒、中成药使用，一环扣一环，最终表现出良好的药效。这个过程中每个环节都会对最终的治疗效果产生影响。中药品质需持续给予重视，对其质量的控制方法来说，首先是真伪鉴定，保证真伪之后就是优劣，现在我们质量控制的研究重点就是在中药的优劣判断上。我认为评价或控制中药优劣最核心的技术与方法要更接近于临床疗效的体现，这就要求我们除了化学和物理方法，还需结合生物活性（或毒性）测定的方法。近年来，很多新的技术加入这个研究领域，比如模式动物、器官芯片技术，等等。我们实验室选择了模式动物斑马鱼作为主要研究工具，在北京中医药大学率先建成斑马鱼实验室。斑马鱼与人类基因相似度高，这样我们可以不单单从细胞、组织层面等进行观察与评价，更重要的是还可以从整体动物层面对中药活性进行评价或控制。就中药的品质，我曾经提出一个"三角形理论"的观点。三角形可整体用于代表中药的品质评价与内涵，其中一角是物理化学技术方法，一角是生物活性技术方法，最后一角是内源性或外源性成分安全性的检测技术与方法。最后，要回归实践，要对中药进行质量控制或制订标准，就要达到"科学、经济、实用、环保、合理"这10个字的理念。要用科学的方式和思维保证质量，同时讲究成本。比如鉴别方法，性状方面能鉴别出就从性状鉴别，性状层面上鉴别不了再用理化鉴别、分子生物学鉴别等方法。设

计方法要合理，质量控制方案中已经设计了含量测定，相应的鉴别控制就可以放松。现在我们选择质量控制的方法原则是就高不就低，即尽量使用新的和更加完善的方法技术，但同时也要考虑实用性。比如要是耗时仅1个小时的常规方法，与耗时2天的完美方法相比而言，那我们可考虑放弃这种完美方法。这是从实际使用的角度来考虑的。另外，选择的方法要注重环保，不能因为非检测需要而过多使用毒性大的试剂，破坏环境，等等。

记者：林教授，中药农药和重金属残留已成为中药安全性的焦点问题，您研究相关问题多年，请问如何对中药农药和重金属残留进行控制，以提高中药安全性？

林瑞超教授：中药中农药和重金属残留的限量标准制订已开展了相当长一段时间，我们提倡最好不用农药，但是中药种植过程中难免会有虫害，如果使用农药就要使用低毒性的农药，绝对不能用国家禁止使用的农药。针对农药残留的检测，我们现在的技术可以实现同时检测几种甚至几十种农药残留，但是，农药品种有成百上千种，每批次中药全部检测这些农药是否有残留并不现实。所以我们还是要以预防为主，加强宣传，控制种植源头。而对重金属来说，有些中药材植物生长也需要重金属参与代谢，也有些中药材生长过程中会有重金属富集的现象。为减少重金属含量，我们在种植之前要检测土壤，以及用于浇灌的水，防止重金属含量超标。针对重金属的检测，我们一般采用原子吸收法/原子荧光法、电感耦合等离子质谱方法等，其中电感耦合等离子质谱方法比较先进，造价比较高，所以在能够达到控制目的的前提下，可以适当选用原子吸收光法或原子荧光法。另外，除了农药与重金属残留，中药材中真菌毒素的控制也要加以重视，因为有些药材容易发霉。比如黄曲霉毒素，这种毒素比较毒，对人体危害极大，我们现在的检测方法可以同时检测4种以上黄曲霉毒素类成分，容易发霉的中药品种就要重点关注，实时监控种植储存运输等。

记者：林教授，我国是世界上药用植物资源生物多样性最丰富的国家之一，但是部分中药资源受到破坏造成短缺，另外，不重视药材产地和采收季节等问题，导致药材质量参差不齐，同时造成药物资源的浪费，进而影响药效，您从事中药材GAP研究多年，请问如何建设中药材GAP种植基地，解决上述问题？

林瑞超教授：中国国土面积为960万平方公里，它养育的人口从1949年的4亿到现在的14亿，人口迅速增长的同时人民生活水平不断提高，这就导致对中药材的需求越来越大。有个数据统计大致是这样的：中药中30%的品种产量占全部中药产量的70%，是种植的，而其余70%的品种只占30%的产量，是野生的或半野生的。我们是世界上第一个以国家名义颁布中药材生产质量管理规范（Good Agricultural Practices，GAP）的国家，在参考中国及欧盟相关GAP的基础上，世界卫生组织（世卫组织）制定了药用植物种植和采收质量管理规范（Good Agricultural and Collection Practices，GACP）。现在中国的中药材资源一方面紧缺，一方面又存在浪费滥用，这是供需不平衡导致的。在建设药材种植基地时，一定要根据需求做好预测，组织规范化种植。种植技术不过关或者添加增壮剂，对于疗效都有影响。现在，在我们已有GAP种植规范的基础上，我认为应进入后GAP时代，重点工作是继续推广优良品种，切实完善种植规范。此外，还需要注意道地性。比如，我是福建人，福建种的苹果个头就很小，味道不好，而在北方如山东种出来的苹果就又大又甜。所以在现今土地资源稀缺的情况下，更要注重对比立地条件，谨慎选择种植地域，才能种出好的药材来。

记者：林教授，如何对中药材的质量进行综合评价？中药材质量标准如何制定？如何与国际标准接轨？

林瑞超教授：我国目前对于药材的质量愈加重视，对低劣药材也深恶痛绝。对于综合评价，我刚也讲过的，就是我的三角形理论。我们深深感受到质量是整个中药的生命所在、疗效所在。我们已开展了多方面的工作，尤其是中药活性和安全性方面的评价。至于说与国际标准接轨，说实在的，现在中国传统药、天然药物整体标准并不低于国外，仅有小部分还需要和国际接轨，借鉴国际上的新技术。对于大部分标准来说，从性状到物理化学鉴别到仪器测定和活性评价，我们的标准都不低于国外，这是事实，但也不能骄傲，要连续不断突破，保持大部分引领国外标准，继续扩大我们中药标准的国际影响力。

记者：林教授，中医药标准化是一个漫长的过程，对保证中药质量有非常重要的意义，请问中医药标准化应从哪几个方面入手？有哪些关键问题需要解决？

林瑞超教授：中药标准化确实是一个漫长艰巨过程，但要与时俱进，传承精华，守正创新。我们谈到中药标准化GAP、GCP（药品临床研究质量管理规范）、GLP（药品非临床研究质量管理规范）、GSP（药品经营质量管理规范）几个规范化标准缺一不可，药材种不好不行，种出好药材加工方法不好不行，生产出好的药材饮片、配方颗粒、中成药但是储存不好也不行。这就说明中药标准化必须是一个全程质控的、可溯源的体系。

中药的质量控制有4个发展阶段，其中前3个阶段分别是：①质量是检验出来的。②质量是生产出来的。③质量是设计出来的。这也是我们已经经历过的3个阶段，我在15年前就在美国做过一个关于QBD（质量源于设计）的报告。但是现在我们都处于或者说要争取的一个阶段是，质量是管理出来的，比如说在储存或冷链运输中一个环节的控制不好就会毁了整个质量。质量是管理出来的，从源头追溯开始，大家齐心协力，整个链条，步步规范化，才能有标准化，保证药物疗效，保障药物安全性。化学或生物药品的要求主要是"有效、安全、可控"，对于以天然药物为来源的中药来说，我们还要加上"均一，鉴定"。对于中药标准化的关键问题，我认为除了技术与方法的进步以外，更重要的是加强中医药人才的培养，其中包括基础性人才、应用型人才、科研型人才，尤其是复合型人才的培养，在中医药的高等教育中要加强实践的训练，要能够理解中药。我在任北京中医药大学中药学院院长的时候曾经对中药专业本科生提出12个字要求，"读本草，识中药，悟药性，懂药用"，这是基础人才的培养。现在临床中药师紧缺，北京中医药大学开始招收本硕连读的临床中药专业的学生，这是对执业药师的培养，是实用型人才培养。北京中医药大学还尝试招收科研型人才进行培养，本博连读，能够比较有系统性地让有悟性的同学掌握和使用中药，为中药的现代化和国际化储备人才。不管哪类毕业生在其踏入工作岗位后要加强继续教育，不断充实和提高，以适应其工作岗位，成为复合型人才。

第二章 共同战「疫」

"湿热伤血"理论探讨及赵绍琴的辨治经验

一、"湿热伤血"提出的依据

湿热病广泛存在于临床各科中，正如明代张景岳所论："湿证之见，凡黄疸、肿胀、泄泻、痰饮、呕吐、痹痛、淋秘之类，皆有湿热。"清代章虚谷亦认为："或为泄痢，或为黄疸，或为痹肿，变证多端，皆湿热为病，是名湿热也。"有关湿热病发展过程中出现的血热、瘀阻、络损等病理变化的记述最早亦反映于湿热所致的杂病中。朱丹溪就提出了有关"湿热伤血"的观点，认为"凡痢不问赤白，皆属于湿热……赤痢者，湿热伤在血分""赤痢乃自小肠来，白痢乃自大肠来，皆湿热为本……有湿热伤血，宜行湿清热"（《丹溪心法》）。其后《明医杂著》《医门法律》等多从其说。明代《医学入门》提出了湿热可致瘀血的观点，认为"盖阳气无形，阴血有质，必湿热涩血，而后发为痈疽"，还提出"带下赤白皆湿热""赤属血"，认为带下色赤者因湿热伤及血分所致。清代薛生白《湿热条辨》，其中11条论述有关湿热所致的血分郁热、瘀血阻滞、络脉受损、入营动血、阴血亏虚等的证治，即使对湿热化燥、深入营血证的治疗也不忘湿热余邪的存在，每用鲜菖蒲化其湿浊，并提出湿热伤营之论。吴鞠通《温病条辨》上焦篇第32条记载"暑温寒热，舌白不渴，吐血者，名曰暑瘵，为难治，清络饮加杏仁薏仁滑石汤主之"，并注云"寒热、热伤于表也；舌白不渴，湿伤于里也，皆在气分；而又吐血，是表里气血俱病……故以清络饮清血络中之热，而不犯手；加杏仁利气，气为血帅故也；薏仁、滑石利在里之湿"，可见暑湿蕴郁不解，可伤及血分。王孟英于《随息居重订霍乱论》中论及"暑湿、热疫、秽恶诸邪，皆由口鼻吸入，直伤气分，而渐入营分"。其医案中亦有关于湿热蕴郁，伤及营血之证的记载，如治康伯侯咳痰带血一案，明言其病机为"湿热熏蒸不已，自气入营矣"，其湿热之邪并未化燥。清代吴坤安在《伤寒指掌》中更为明确地提出："如湿温之邪，入于血络，舌苔中黄边赤，发为赤斑丹疹，神昏谵语，宜清疏血分以透斑，佐芳香逐秽以开闭。"现代医家亦有相关的论述和临床研究报道。如宗维新在《中医杂志》1964年7期中就提出："湿温结毒，伤及血络"的观点，并以验案加以说明；有学者总结了148例泌尿系感染的病例，其中属湿热者103例，而湿热伤络者又占23例（约22.2%）；亦有学者提出湿热黄疸多与血分瘀滞有关，治疗当以清热化湿、活血化瘀之法。某些急重病证和难治病证责之于湿热，求之于血分的临床研究亦不少，如流行性出血热、病毒性肝炎、慢性肾炎等。

考诸古今方药学著作，其中记载了不少具有清热化湿、凉血活血双重功效的中药以及以清热化湿、凉血活血为法则制定的方剂。在《神农本草经》就记载黄芩、通草、瞿麦、茅根、泽兰、白头翁等具有清热化湿作用的同时，还具有"除瘀血""去血闭""通血脉"等作用，如栀子、虎杖、木通、赤小豆等亦有此类功效。方剂方面，治疗湿热血淋的小蓟饮子及五淋散、清心莲子饮，治疗湿热带下赤白的清白散，治疗湿热下痢赤白的芍药汤、白头翁汤，治疗便血的当归拈痛汤及治疗湿温邪闭心包的菖蒲郁金汤等均有清热化湿、凉血活血通络，湿热与血分并调的双重功效，可见对"湿热伤血"类病证的治疗有其可适用的方药。

综上所述，湿热之邪未化燥之前出现的血分受损病证，虽因病邪深浅或所伤部位的不同，临床表现较为多样，但其病理性质、治法和遣方用药法则是一致的，故我们认为以朱丹溪提出的"湿热伤血"予以统括，可以起到执简驭繁，便于归纳总结和实际运用。

二、"湿热伤血"的形成机制

湿热伤血的病理过程为湿郁不化，热不得宣，热邪内迫，由气伤血，血分郁热，热伤血络，甚则蒙闭心包；或湿热交阻，阻碍气机，气机不畅，气滞血瘀；或湿热化燥，热入营血。素体阴虚内热是其体质因素，正如《湿热条辨》所云："亦有阴气素亏之人，病患湿热，甚至斑疹外现，入暮谵语昏迷。"饮食不节、精神失调、治疗不当是其诱发因素，每加重湿热郁滞之病理，诱发湿热伤血之病变。具体而言，饮食偏嗜，过分强调高热量、高蛋白营养，进食肥甘厚味或香燥食物，甜则中满，甘则助湿，而"一切煎炒炙煿，酒甜糟酱燥热之物，又易燥伤血分"（《医门入学·卷六》）。七情失节，肝失疏泄，气郁不达，湿亦不化，久郁化火，助湿生热，热郁不宣，内伤血分或加重气滞，导致瘀血内生。至于误治，历代温病学家对温热病误以辛温发汗、滋阴厚味、芳香燥热之剂所导致的后果论述颇祥，如《温病条辨》认为"汗之则神昏耳聋，甚则目瞑不欲言""润之则病深不解"。现代的激素运用，亦多助热伤阴，使湿热燥化，多见血热表现。

三、赵绍琴辨治"湿热伤血"经验

由于湿热邪伤的部位不同，病情轻重深浅不一，临床表现较为多样，在湿阻气分见症的基础上，或以血分郁热为主，或以络伤为主，或以血瘀为主，或见化燥入血，或见阴血亏损等，亦有两种或多种病理变化交错存在，临床可以表现为轻重不同的证候类型。现将赵绍琴教授辨治经验整理总结如下。

（一）辨证方法

1. 脉 浮中取濡软或濡滑，按沉取多见弦细滑数。赵绍琴教授秉承其父清代御医赵文魁脉学经验，将脉诊分为浮、中、按、沉4部，《文魁脉学》指出，"温病的卫、气、营、血4个阶段，可以用浮、中、按、沉来划分"，即浮中主卫气，按沉主营血。浮中取见濡或濡滑为气脉，示湿阻气分；按沉取见弦细滑数，弦细为血脉，弦者为郁，细为血热阴伤，数为有热。合而言之，浮中见濡软或濡滑，按沉取见弦细滑数，乃为湿阻气分、血热阴伤之象，为湿热伤血之主脉。若瘀血重者，可见沉涩之脉。

2. 舌　白苔绛底为典型舌象。舌苔以腻为主，或白滑润腻，或黄白而腻，或黄腻垢厚；舌质红绛为典型，或有裂纹，或见瘀斑、瘀点，或舌边尖起红刺。察其舌底多红绛鲜赤，或舌下脉络迂曲。苔主气病，质主血病。白苔绛底乃湿阻气分，热在血分，为湿热伤血之主要舌象。若以瘀血为主者，舌质多暗或紫暗，或有瘀斑、瘀点。

3. 色　主要为望面唇之色。面色以淡黄多见，或晦暗；唇色多红赤且干，或色暗干晦。黄乃土色，湿为土气，湿阻于内，清阳不升，气血不荣于面，故见面色黄；热郁于内，血分有热，故见唇红赤干。若以血络瘀滞或瘀血内阻为甚，则面唇出现晦暗瘀滞之象。

4. 症　①湿阻见症：多表现为一身酸软沉重无力。湿阻上焦则见胸闷、头晕沉重；湿阻中焦则见脘闷纳差；湿阻下焦则见腰酸且重或痛、尿浊或黄浊、大便不爽或先硬后软；肝胆湿阻热郁则见胁痛、黄疸；湿热内阻，气化不利，水湿不化，泛溢肌肤则见水肿。②伤血见症：出血者多见尿血便血、痢下红赤、衄血，或见镜下血尿、隐血阳性等，此为湿阻不化，热郁不泄，伤络出血，或湿热化燥，入血迫血动血所致。瘀血者见皮肤瘀斑蛛丝纹缕、癥积包块，或见疼痛，以刺痛为主等，为湿热交阻，气机不畅，气滞血瘀之象。血热者多见神志症状，轻者夜寐不安、心烦起急、夜寐梦多，重者神昏谵妄，为湿阻热郁，血热扰心，或化燥热陷心营所为。此外，湿热郁闭，包络闭阻，或病久瘀塞心窍，亦可见神志症状，多为神志昏糊，似明似昧。

（二）分证论治

1. 血分郁热证　以湿热在气，又有热扰血分。血分郁热见症，表现为心烦起急，夜寐梦多，舌苔虽腻而舌质红绛，或舌边尖起刺，舌底色绛鲜红，脉濡软，按之弦细滑数。治宜宣郁化湿以透血热，佐以凉血。方用三仁汤加凉血之品。用药时应注意化湿不可辛燥太过，如藿香、白蔻仁等量不宜太大，且不宜久用；凉血不可过用阴柔之品，如生地黄等，以防助湿胶着；清热不可过凉，以防凉遏冰伏之弊。可选用具有化湿与凉血双重功效的气血同治之品，如白头翁、白茅根、泽兰等。

2. 络脉受损证　本证根据络脉受阻、络伤出血、包络受累等不同，可有以下3种情况。①络阻痉痹：湿热侵于络脉，气血受阻，无以荣运，故见口噤不开，四肢拘急，甚则角弓反张；或因络脉不畅，致经脉关节痹阻，发为痹证，症见周身关节作痛，舌红苔黄腻，脉濡滑数，日久可致瘀血，而见关节肿大变形，舌质偏暗，或有瘀斑点，脉沉取可得涩象。治宜清热化湿，疏经活络，日久佐以活血化瘀。方用《湿热条辨》宣痹汤，瘀血者可选用虫类药如蜈螂、土鳖虫等。②络伤出血：表现为局部络伤出血，症见吐血、尿血、便血、衄血，或痢下赤白，或带下赤白。由于湿热所伤部位不同，出血症状亦表现不一。

治宜清热化湿，凉血止血。吐血者可用《温病条辨》清络饮；便血者用地榆槐花散；尿血用小蓟饮子；赤白痢及赤白带可用白头翁汤加减。③包络闭阻：因湿热蒙闭心包，初期湿热闭阻心包而见神志昏蒙，似明似昧，时或谵语，舌红绛而苔黄腻，脉濡滑数，久则可酿生浊瘀，宜开窍醒神。初期用菖蒲郁金汤合至宝丹（热偏重）、苏合香丸（湿偏重）；后期用《瘟疫论》三甲散加减。

3. 血分瘀滞证 除湿热见证外，以瘀血见证为突出，表现为内脏肿大，腹中癥积，面唇色暗，皮肤蛛丝纹缕，或丹毒成片，或关节肿大变形，舌质紫暗或有瘀斑，舌下脉络迂曲，脉涩。治宜清热化湿，兼以行气活血，或软坚祛瘀。治疗随其湿热所伤的部位不同，选用相应的清热化湿方剂，可参照以上诸证。因其病之本于湿热蕴郁，致气机不畅，血分瘀滞，故轻者治当重在化湿清热，湿化热清则气机宣达，血分瘀结得开；若瘀结较重，癥积已成，当参以软坚活血之品，如三棱、莪术等。

4. 血虚阴伤证 湿热病如湿热已化，唯遗阴血不足，舌红无苔，脉细数，或阴虚重者表现为虚风内动、心肾不交等证，辨证较易，可参照温热病诸证。但湿热未化，热迫血分，如叶天士所云"营分受热，则血液受劫"，而见血虚阴伤者，可既见舌红苔黄腻，又见舌形细瘦，舌中裂纹，唇干且裂等血虚阴分不足之象，应当细心辨证。治疗时，若湿热已化，仅见血虚阴伤者可以补养阴血之法，参照温热阴伤诸治法即可。若湿热未化者可先以清化湿热、清透血热治法，待湿化热透邪去之后，阴血有自复之机。若血热阴伤较重，可佐以凉血养阴之法，应用当审慎，一旦碍湿，即当撤之。治疗可根据湿热所伤部位不同而异，清化湿热、凉血透热方药可参见前述诸证，但化湿之品当防过于温燥，且淡渗利水之品亦当审慎，以防伤阴。经治之后，湿化热清，阴血自复，乃治疗所望。若非养阴不复者，可酌情选用凉血养阴之品如生地黄等。

5. 入营动血证 湿热化燥，转为温热，热邪陷入营血，入营动血，可见热陷心包、气营（血）两燔、迫血妄行、热瘀交结等证候。治法与温热病营血证相同，但应注意是否存在余浊未化。若存在，当辅以化浊，如《湿热条辨》每于此时在方中加鲜菖蒲。若迫血妄行，出血重症，每易导致厥脱，当积极救治。

此外，赵绍琴教授在辨证方面强调首分湿热轻重，继辨气血偏颇，以使治湿不助热，清热不碍湿，治气不伤阴，凉血养阴不阻气。在用药方面尚有以下特色：①善用风药，如荆芥炭、防风、独活、白芷等，用量较少，以达宣气化湿，又无助热伤阴之弊。②善用轻下之法，尤对于大便不爽者，每酌情用生大黄、大黄炭，用量为 0.5～8g，取其轻下以祛湿泻热，又可凉血活血。③注重消导和中，以杜生湿之源，常选用焦三仙、大腹皮子、水红花子。赵绍琴教授认为水红花子既可消食和中，又可凉血，为本证最宜。④慎用淡渗之品，如猪苓、茯苓、泽泻等虽可利湿，但恐其每易伤阴，阴伤则助内热，加重血热，为本证所不宜。

（撰稿人：邱模炎）

以中医药的"大健康"观建设公共卫生体系

己亥年末庚子年初,新冠疫情突袭湖北武汉地区,在其后一年半余的时间里,我历经武汉、襄阳、北京新发地、天津滨海新区、北京顺义、北京天宫院、广州、佛山、东莞、深圳等多地疫情防控处置工作,从临床一线干到了抗疫一线。自己临床本职工作减少,但却是跳出了原来"卫生"的圈子,更多接触了"健康"的现状,正所谓"读万卷书,行万里路",对事情的研究要有理论的基础,更要有符合实际情况的实践。

一、中医药治未病思想的防控理念

面对新冠疫情时,不同的文化导致各国在抗击疫情过程中有着不同的态度与政策,而这一系列的态度与政策又将文化的内涵体现得淋漓尽致。中西文化在文化基因上就有着本质区别,因而在不同文化基础上形成的不同价值观就成了影响疫情结果的重要因素。我国和大部分西方国家采取了不同的防控策略。我国采取的是严格科学、高度重视的防控策略,疫情暴发期间,认真研判疫情发展态势,采取早预防、早发现、早隔离、早治疗和集中患者、集中救治的防治措施。西方国家选择是自由松散、高调轻视的防控策略。在这背后其实就是中西方文化差异导致的。东方文化推崇"集体主义、人民至上",西方文化推崇"个人主义、利益至上"。因此,不同的防控策略就是由该地区的文化底蕴和群众的选择意愿最终决定的。从我们国家选择的防控策略来看,中医药治未病的思想更符合我国目前疫情防控理念。

二、公共卫生体系建设需要中医药"大健康"观

新冠感染疫情,是中华人民共和国成立以来发生的传播速度最快、感染范围最广、防控难度最大的一次重大突发公共卫生事件。这是一次危机,也是一次大考。在这场大考中,我们展现出了应对危机的强大能力,也暴露出了在重大疫情防控体制机制、公共卫生应急管理体系等方面的短板和不足。

近年来,随着"健康中国"战略的提出和实施,我国公共卫生体系从"以治病为中

心"向"以人民健康为中心"转变。经过多年努力,我国建立起了以疾控体系为龙头,以公共卫生监管部门、专业公共卫生机构、相关医疗服务机构等为主体,覆盖城乡的公共卫生体系。但也要看到,我国公共卫生体系仍面临着一些结构性的突出矛盾。一是我国公共卫生应急管理体系仍然比较薄弱。从抗击新冠感染疫情的情况看,现有公共卫生体系对突发公共卫生事件的预警能力、应对能力还存在短板。二是公共卫生管理体制和运行机制不到位,特别是公共卫生管理碎片化、资源分散化的矛盾比较突出。三是"重医轻卫""重医轻防"的矛盾还比较突出。四是公共卫生法律体系不健全。

破解这些难题,需要我们补齐短板,以人民健康为中心,深化公共卫生体系改革。中医药强调人与自然是相互联系、不可分割的统一体,主张以此为基础看待人的地位和健康问题,认为"人与天地相参也,与日月相应也""一体之盈虚消息,皆通于天地,应于物类"。同时,中医药认为人不是单纯的生物个体,而是社会的一员,人的健康离不开社会环境的影响。我们要尽可能创造有利的社会环境,获得有利的社会支持,并通过精神调摄提高对社会环境的适应能力,以维持心身健康,预防疾病的发生。因此,中医药的"大健康"理念更加符合我们公共卫生体系建设的工作目标。

三、如何将中医药"大健康"观融入公共卫生体系建设

1. 要处理好健康与疾病的关系。要以公益性、专业性为导向,深化公立医院改革。公立医院是我国公共卫生与基本医疗的中坚力量,是实现健康中国战略目标的重要专业技术主体。

改革开放后,我国公立医院历经多轮改革。党的十八大以来,公立医院改革与基层医疗卫生体制改革、医药体制改革和医疗保险保障制度改革有机衔接,通过健全城乡医疗基本保障等制度,公立医院改革在强化基本医疗卫生服务上取得突破性进展。当然也要看到,目前公立医院履行公共卫生职责还面临着一系列制度性瓶颈,为此,要加大力度,以强化公益性、专业性为导向深化公立医院改革。一是通过完善公共卫生科室,加大公共卫生资源投入,强化公立医院的公共卫生职能。二是强化突发公共卫生事件应急机制的健全和完善。比如,公立医院应健全突发公共卫生事件应急响应机制,制定配套应急预案,定期模拟演练,并对医务人员进行专项培训,以提高全员应急意识和应急能力。三是完善对公立医院履行公共卫生职能的补偿机制。建议健全财政补偿机制,确定补偿标准及补偿方式,制定完善的补偿政策;完善各级医院公共卫生服务专项评价考核机制,由第三方进行绩效评估,考核结果与财政补偿标准挂钩。此外,还要以专业化为导向加快优化公立医院治理结构。

2. 要处理好健康与经济的关系。从抗击新冠感染疫情的实践看,公共卫生领域的投入尚不适应实际需求,这是我国公共卫生体系的重要短板之一。建设现代化的公共卫生体系,仍需大幅增加公共卫生财政投入,进一步加快公共卫生基础设施建设,提高公共卫生领域的供给质量。在这一过程中,一是要加大卫生经费投入,可通过扩大财政卫生经费支

出等措施。二是要扩大公共卫生领域的财政投入，保障疾控体系和基层公共卫生体系正常运转的资金支持。三是要推动公共卫生支出向农村和落后地区倾斜，由此缩小城乡和地区间基本公共卫生服务的差距，加快基本公共卫生服务均等化进程。四是要算好特殊病种的总账，要关注疾病防控所带来的经济成效。在科学的短期内绩效考核时，对公共卫生体系建设考核更要着眼于长远效益。

3. 要处理好健康与社会的关系。健康中国战略明确要求新时代爱国卫生运动要把握三点新内涵：一是突出常态化疫情防控，二是融入社区治理，三是秉持"大健康"理念，使之成为倡导文明生活方式的重要途径、预防控制重大疾病的重要手段、建设健康城市的重要支撑。

依据宪法规定，北京市于2018年全面加强村居公共卫生委员会建设。北京新发地聚集性疫情期间，为持续抓好常态化疫情防控，加强公共卫生治理体系建设，提升基层公共卫生治理能力，我们充分利用好社区公共卫生委员会的职能，进一步加强村居公共卫生委员会建设。在丰台区全面推行"双专员""双进入"机制。"双专员"即"公共卫生专员"和"健康专员"。社区卫生服务机构主任及医务人员分别担任街乡镇、社区（村）"公共卫生专员"；同时在社区（村）、机关企事业单位、市场等重点场所各设置1名"健康专员"。"双进入"即社区卫生服务机构主任进入街乡镇，兼职担任街乡镇主任（乡镇长）助理，医务人员进入居（村）委会，兼职担任社区（村）居（村）委会主任助理、公共卫生委员会副主任委员。丰台区全区街乡镇、社区（村）基本实现"双专员""双进入"机制全覆盖，承担着组织发动、政策宣传、健康促进和爱国卫生运动等日常工作，自疫情防控以来，更是承担了辖区人员出入管理、疫情防控知识宣传、疫苗接种等项工作，成为疫情防控的一支重要力量。"双专员""双进入"的实行有效推动了社区卫生服务纳入社区治理范畴，加强了社区卫生服务机构与街乡的协同联动，提升了社区疫情防控专业化、科学化水平。

（撰稿人：叶财德）

参考文献

1. 孙红霞. 中西抗疫对比研究[J]. 青年与社会，2020（30）：164-165.
2. 迟福林. 以人民健康至上的理念推进公共卫生治理体系变革[J]. 行政管理改革，2020（4）：4-12.

血必净注射液治疗重症新冠感染的多中心前瞻性队列研究

新型冠状病毒感染是由严重急性呼吸综合征病毒2（SARS-CoV-2）感染［我国指南称为"新型冠状病毒（2019 Novel Coronavirus，2019-nCoV）"］导致的急性流行性呼吸系统传染病，世界卫生组织（WHO）已将该病毒引发的疾病正式命名为2019冠状病毒疾病（Corona Virus Disease 2019，COVID-19）。该病发病初期以发热、干咳、乏力等为主要表现，部分患者因发生细胞因子风暴而出现呼吸困难和低氧血症，严重者可快速进展为急性呼吸窘迫综合征、脓毒性休克、多器官功能障碍等，有基础病史的患者病情进展更为迅速，且死亡率较高。目前尚无针对COVID-19的特效治疗药物。国家卫生健康委员会发布的试行第四版到第七版的《新型冠状病毒感染的肺炎诊疗方案》（简称新冠肺炎国家诊疗方案），根据临床表现将新冠感染分为轻型、普通型、重型和危重型。重型和危重型患者治疗的主要目标是挽救患者生命，在对症治疗的基础上，积极防治并发症，治疗基础疾病，预防继发感染，及时进行器官功能支持。

血必净注射液（简称血必净）由红花、赤芍、川芎、丹参和当归五味中药组成，主要成分为羟基红花黄色素A、氧化芍药苷、当归川芎内酯I以及芍药苷等，具有抗炎、抗凝、调节免疫等多种药理作用，适用于因感染诱发的全身性炎症反应综合征（Systemic Inflammatory Response Syndrome，SIRS）和多器官功能障碍综合征（Multiple Organ Dysfunction Syndrome，MODS）。血必净是中西医结合治疗重症疾病的代表性药物，因其广泛的基础研究、临床研究证据及确切的临床疗效，得到广大重症领域专家的认可和推荐。为了紧急应对新冠感染疫情，采取中西药并用策略，尽快筛选临床应用广泛、安全性较好、有扎实研究基础的已上市中药制剂与常规治疗联合使用，可能有较好的救治效果。在新冠感染疫情初期，开展血必净治疗新冠感染的临床研究，为中医药治疗新冠感染提供循证医学证据具有战略意义。本研究采用多中心前瞻性队列研究方法，评价了血必净对重症新冠感染患者肺炎严重指数（Pneumonia Severity Index，PSI）的改善作用及预后的影响。

一、资料与方法

（一）研究对象

2020年1月—3月，连续筛选国内15个省、市28家新冠感染定点医院重症监护病房（Intensive Care Unit，ICU）的成人新冠感染患者作为研究对象。

1. 纳入标准　①经病原学检测确诊为新冠感染。②年龄≥18岁。③肺炎严重指数（PSI）风险评级Ⅲ～Ⅴ级，或氧合指数（P/F）≤300mmHg。④患者需入住ICU治疗。研究方案设计借鉴了"血必净治疗重症社区获得性肺炎随机对照试验"的经验和《2019年美国胸科学会和传染病学会——成人社区获得性肺炎诊疗指南（2019 American Thoracic Society & Infectious Diseases Society of America，2019ATS/DSA指南）》的内容，并根据COVID-19的疾病特征和血必净的疗效特点，将符合纳入标准的患者定义为重症新冠感染。

2. 排除标准　①入住ICU前已使用了血必净治疗。②已参加其他新冠感染临床试验。③患者或其法定代理人拒绝收集研究数据。

3. 伦理学　本研究经广州医科大学附属第一医院医学伦理委员会批准（审批号：医研伦审2020第16号），所有纳入病例的医院均获得本院伦理委员会批准，所获取的研究数据均得到患者或其法定代理人的知情同意。中国临床试验注册中心注册（注册号：ChiCTR2000029381）。

（二）研究分组

由主管医生根据患者病情需要和临床经验决定是否使用血必净治疗。接受血必净治疗的患者纳入血必净组，未接受血必净治疗的患者纳入常规治疗组。

（三）治疗方法

所有患者均按照《新冠肺炎国家诊疗方案》进行常规治疗，包括抗病毒、呼吸支持、循环支持、对症治疗以及主管医生认为适当的其他医疗护理措施。血必净在进入ICU后12小时内开始使用，每次100mL，每天2次，疗程不少于1天。

（四）资料收集

使用成都赛美斯（CIMS）V5.0.1电子CRF项目数据管理系统进行数据收集与管理。所有参加病例收集的医院均安排研究者完成研究数据录入。

（五）观察指标

1. 基本要求　病例入组当天，记录年龄、性别、现病史、基础疾病、生命体征、PSI

风险评级和评分、Sequential Organ Failure Assessment（SOFA）评分、氧合指数、呼吸支持方式和实验室检查等基线资料。病例入组后第 8 天，记录生命体征、PSI 风险评级和评分、SOFA 评分、氧合指数和实验室检查等数据。病例入组后第 28 天，随访出院和生存情况。

2. 主要观察指标　入组后第 8 天的 PSI 风险评级改善率，按以下三级评价：①显效：风险评级降低两个等级。②有效：风险评级降低一个等级。③无效：风险评级无改变或恶化。PSI 风险评级改善率 =（显效数 + 有效数）/ 总例数 ×100%。

3. 次要观察指标　入组后第 8 天的 PSI 评分、SOFA 评分、氧合指数变化；入组后第 28 天比较治疗期间合并用药，评价出院率和生存率。

4. 安全性评价指标　生命体征、血氧饱和度、血尿常规、肝肾功能、便隐血、凝血功能、心电图等指标的异常情况及不良事件表现。

（六）统计方法

正态分布的定量指标描述采用例数、均数、标准差，偏态分布描述采用中位数及四分位间距，分类指标描述用各类的例数及百分数。采用成组 t 检验 /Wilcoxon 秩和检验对两组定量数据进行比较；采用卡方检验 /Fisher 精确检验对两组分类数据进行比较。主要指标 PSI 改善率的疗效评价主要时间点为入组后第 8 天，对缺失值进行最差值填补。次要指标的缺失值不进行填补。以年龄和基线的 PSI 评分为协变量进行倾向评分匹配。使用 SAS 9.4 与 R4.05 统计软件分析。所有的统计检验均采用双侧检验，$P \leqslant 0.05$ 表示检验差别有统计意义。

二、结果

（一）病例纳入情况

2020 年 1 月—3 月，在 15 个省市的 28 家新冠感染定点医院的 ICU 连续筛选的 276 例患者，全部完成了 28 天临床结局随访，使用和未使用血必净治疗的患者分别为 165 例和 111 例。将其中符合 PSI 风险评级Ⅲ～Ⅴ级的 144 例重症病例纳入统计分析，常规治疗组和血必净组各 72 例。

（二）基线比较（表 1）

两组病例的年龄、性别、基础疾病、生命体征、PSI 风险评级和评分、SOFA 评分、氧合指数、呼吸支持方式等比较均无统计学意义（$P > 0.05$）。

表 1　两组病例的基线资料比较

指标	常规治疗组（n=72）	血必净组（n=72）	合计（n=144）	t/χ^2	P 值
年龄（岁，$\bar{x}\pm s$）	65.7（7.9）	63.5（10.9）	64.6（9.5）	1.94	0.166#
性别					
男性，例（%）	54（75.0）	51（70.8）	105（72.9）	0.32	0.574*
女性	18（25.0）	21（29.2）	39（27.1）		
基础疾病，例（%）	51（70.8）	48（66.7）	99（68.8）	0.29	0.590*
高血压	39（54.2）	31（43.1）	70（48.6）		
糖尿病	13（18.1）	22（33.6）	35（24.3）		
冠心病	14（19.4）	8（11.1）	22（15.3）		
充血性心衰	2（2.8）	3（4.2）	5（3.5）		
脑血管疾病	3（4.2）	3（4.2）	6（4.2）		
肾病疾病	3（4.2）	4（5.6）	7（4.9）		
肝病疾病	0（0.0）	4（5.6）	4（2.8）		
肿瘤	1（1.4）	3（4.2）	4（2.8）		
生命体征（$\bar{x}\pm s$）					
体温，℃	37.3（1.0）	37.3（1.0）	37.3（1.0）	0.00	0.948#
呼吸，次/分	24.1（5.4）	24.0（6.5）	24.0（5.9）	0.02	0.900#
心率，次/分	89.8（15.2）	85.3（17.7）	87.5（16.6）	2.79	0.097#
收缩压，mmHg	132.4（19.1）	127.4（18.2）	129.9（18.8）	2.59	0.110#
舒张压，mmHg	78.3（12.3）	76.3（12.8）	77.3（12.5）	0.92	0.340#
尿量，mL/24h	1719（846.4）	1921（850.6）	1853（849.7）	1.12	0.293#
PSI 风险评级，例（%）				0.78	0.677*
Ⅲ级	34（47.2）	39（54.2）	73（50.7）		
Ⅳ级	31（43.1）	26（36.1）	57（39.6）		
Ⅴ级	7（9.7）	7（9.7）	14（9.7）		
PSI 评分（$\bar{x}\pm s$）	99.1（23.2）	95.2（23.9）	97.2（23.5）	1.01	0.316#
SOFA 评分（$\bar{x}\pm s$）	5.4（2.6）	5.2（3.3）	5.3（3.0）	0.15	0.697#
氧合指数（$\bar{x}\pm s$）	162.7（86.2）	178.6（89.0）	170.6（87.7）	1.19	0.278#
呼吸支持方式，例（%）					
鼻/面罩	33（45.8）	43（59.7）	76（52.8）	2.79	0.095*
高流量	23（31.9）	18（25.0）	41（28.5）	0.85	0.355*
无创机械通气	19（26.4）	17（23.6）	36（25.0）	0.15	0.700*
有创机械通气	25（34.7）	24（33.3）	49（34.0）	0.03	0.860*

注：#组间比较采用 t 检验；*组间比较采用卡方分析。

（三）主要观察指标比较（表2）

入组后第8天，血必净组PSI风险评级改善率较常规治疗组显著提高[组间差值（95%CI）为36.1%（21.3%，50.9%），$P<0.001$]。

（四）次要观察指标比较（表2）

入组后第8天，与常规治疗组比较，血必净组PSI评分明显降低[组间差值（95%CI）为-24.5（-34.9，-14.1），$P<0.001$]，SOFA评分明显降低[组间差值（95%CI）为-3.6（-4.9，-2.3），$P<0.001$]，氧合指数明显提高[组间差值（95%CI）为100.9（65.3，136.5），$P<0.001$]。两组治疗期间的抗病毒药、抗菌药、血管升压药和抗凝药等合并用药均无统计学差异。与常规治疗组比较，血必净组28天出院率和生存率分别提高44.5%和9.8%（66.7%比22.2%和91.7%比81.9%，$P<0.001$）。

表2 主要观察指标和次要观察指标比较

指标	常规治疗组（n=72）	血必净组（n=72）	差值及95%CI	t/χ^2	P值
主要观察指标					
PSI第8天改善率，例（%）					
不填补	14/71（19.7）	41/64（64.1）	44.3（29.4，59.3）	27.42	<0.001*
最差值填补	15/72（20.8）	41/72（56.9）	36.1（21.3，50.9）	19.75	<0.001*
倾向得分匹配	12/59（20.3）	32/54（59.3）	38.9（22.3，55.6）	17.96	<0.001*
次要观察指标					
PSI第8天评分（$\bar{x}\pm s$）	108.2（25.6）	83.7（34.8）	-24.5（-34.9，-14.1）	21.63	<0.001#
28天临床结局指标，例（%）				28.82	<0.001*
出院	16（22.2）	48（66.7）			
死亡	13（18.1）	6（8.3）			
仍住院	43（59.7）	18（25.0）			
SOFA第8天评分[M（P25，P75）]	7（4，10）	2（1，4）	-3.5（-5.0，-2.0）	5.94	<0.001#
氧合指数（$\bar{x}\pm s$）	188.5（98.1）	289.4（111.6）	100.9（65.3，136.5）	31.47	<0.001#
治疗期间合并用药，例（%）					
抗病毒	71（98.6）	70（97.2）	-1.4（-6.1，3.3）		>0.999^ 0.732*
抗生素	45（62.5）	43（59.7）	-2.8（-18.7，13.2）	0.12	0.732*

续表

指标	常规治疗组（n=72）	血必净组（n=72）	合计（n=144）	t/χ²	P值
抗凝	28（38.9）	21（29.2）	-9.7（-25.1，5.7）	1.52	0.218*
血管活性药	12（16.7）	16（22.2）	5.6（-7.3，18.5）	0.71	0.399*
激素	14（19.4）	2（2.8）	-16.7（-26.6，-6.8）	10.12	0.002*

注：#组间比较采用t检验；*组间比较采用卡方分析；^组间比较采用Fisher检验。最差值填补：缺失的数据在血必净组被认为无效，在非血必净组被视为有效。以年龄和基线的PSI评分为协变量进行倾向评分匹配。

（五）安全性评价

血必净组和常规治疗组的不良事件无明显差异［30例（41.7%）比31例（43.1%），$P=0.866$］。不良事件比例较高的表现为发热（9.0%）、总胆红素升高（7.6%）、白细胞升高（6.9%）、D-二聚体升高（4.2%）、呼吸困难（4.2%）。未收到严重不良事件报告和血必净不良反应报告。

三、讨论

COVID-19可诱发全身炎症反应综合征和多器官功能障碍综合征。急性呼吸窘迫综合征、脓毒症、急性心脏损伤和心力衰竭是其常见的并发症。在缺乏有效治疗方法的情况下，采用"中西医并重、中西药并用"的策略探索有效治疗方法，对于改善重症新冠感染患者病情及预后具有重要的科学价值和社会意义。

在这项评价治疗重症新冠感染药物疗效和安全性的临床研究中，47.2%的患者使用血必净治疗6天（平均值7.3天），与《血必净治疗重症社区获得性肺炎随机对照试验》中血必净的疗程基本一致。接受血必净治疗的患者，肺炎严重指数风险评级改善率提高了36.1%，28天出院率和生存率分别提高44.5%和9.8%，与病情严重程度密切相关的PSI评分、SOFA评分和氧合指数等均得到明显改善，并降低了治疗期间使用糖皮质激素患者的使用比例。

现代药理学研究证实，血必净具有拮抗内毒素、抑制炎症反应、改善免疫功能、调节凝血平衡、保护组织器官等作用。抗新冠病毒体外实验显示，血必净可显著抑制SARS-CoV-2复制，并显著降低Vero E6细胞（非洲绿猴肾上皮细胞）中多种炎症因子的释放，其作用效果与剂量呈依赖性。2019年发表的《血必净治疗重症肺炎随机对照试验》显示，常规治疗联合血必净可降低重症肺炎患者病死率，明显提高PSI风险评级改善率。这些研究结果为血必净治疗重症新冠感染提供了理论与实践依据。

本研究存在以下局限性。首先，未采用随机对照试验方法。在疫情初期大量重症患者需要紧急救治的医疗背景下，难以高效实现科学严谨的安慰剂随机对照试验。其次，随着国内疫情的快速控制，未能收集到足够的合格病例。来自不同医院的病例存在一定的异质性，因此统计分析可能会受到某些潜在混杂因素干扰，使研究结果发生偏倚。尽管存在这些局限，在新冠感染疫情初期，作为第一个在真实世界中治疗重症新冠感染的药物临床研究是非常有益的。虽然病原体不同，但本研究结果与血必净治疗其他重症疾病的临床试验结论基本一致，显示血必净主要是针对重症疾病的病理过程发挥干预作用。

综上所述，常规治疗联合血必净能够显著改善重症新冠感染患者的病情和临床预后，且未增加药物的安全风险，表明血必净是治疗重症新冠感染的安全有效药物。

（撰稿人：刘学松）

参考文献

1. 中国研究型医院学会危重医学专业委员会，中国研究型医院学会危重医学专委会青年委员会. 重型和危重型新型冠状病毒肺炎诊断和治疗专家共识［J］. 中华危重病急救医学，2020，32（2）：129-134.

2. Puja Mehta, Daniel F McAuley, Michael Brown, et al. COVID-19: consider cytokine storm syndromes and immunosuppression［J］. Lancet, 2020, 395（10229）: 1033-1034.

3. Chaolin Huang, Yeming Wang, Xingwang Li, et al. Clinical features of patients infected with 2019 novel coronavirus in Wuhan, China［J］. Lancet, 2020, 395（10223）: 497-506.

4. 李承羽，张晓雨，刘斯，等. 血必净注射液治疗新型冠状病毒感染的肺炎（COVID-19）证据基础及研究前瞻［J］. 世界科学技术——中医药现代化，2020，22（2）：1-6.

5. 冯志乔，李银平，李志军. 弘扬"三衰"抢救精神，践行"四证四法"防治脓毒症［J］. 中国中西医结合急救杂志，2021，28（1）：8-10.

6. SONG Y, YAO C, YAO Y, et al. XueBiJing Injection Versus Placebo for Critically Ill Patients With Severe Community-Acquired Pneumonia: A Randomized Controlled Trial［J］. Crit Care Med, 2019, 47（9）: e735-e743.

中医辨治人感染 H7N9 禽流感 1 例报告

2013 年 3 月初，中国上海、浙江、江苏等部分省市出现人感染 H7N9 禽流感病例。人感染 H7N9 禽流感病毒尚属首次发现，之前未有报道。4 月 12 日北京确诊首例人感染 H7N9 禽流感病例，收住首都医科大学附属北京地坛医院感染中心。经过及时抗病毒治疗及中医辨证施治，患者于 4 月 17 日痊愈出院。对这例患者的辨治，从始至终是在中医学理论指导下进行的，充分体现了温病学理论对外感热病的临床指导作用。现将这例患者的中医辨治思路剖析如下，以期对同道有所启发。

一、病例摘要

患者，女，7 岁，因咳嗽、发热于 2013 年 4 月 11 日 14：30 收住首都医科大学附属北京地坛医院感染二科。患者入院前 8 小时出现轻咳，无咯痰、憋气、咽痛、头痛、鼻塞、流涕等症状；入院前 5 小时出现发热，自测体温 38.6℃，不伴畏寒、寒战，无呕吐、腹泻。患者父母从事活禽买卖生意。急诊查：白细胞（WBC）6.96×10^9/L，中性粒细胞（N）81.11%，X 线胸片显示两侧肺部感染。入院查体：体温（T）37.3℃，脉搏（P）116 次/分，呼吸（R）22 次/分，血压（BP）90/60mmHg。神志清楚，全身未见皮疹，浅表淋巴结未及异常肿大，咽部充血，双肺呼吸音粗，未闻及干湿性啰音。心律齐，各瓣膜听诊区未闻及病理性杂音，腹部平坦，无压痛及反跳痛。四肢、关节未见异常，双下肢无水肿。患儿入院后行甲型流感抗原检测（胶体金）试剂检查"阴性"（咽拭子），此后体温逐渐攀升，予补液支持对症治疗，并予注射用头孢美唑钠 0.8g 静脉滴注，每天 2 次，痰热清注射液 10mL 静脉滴注，每天 1 次。23：40，患儿体温高达 40.2℃，呼吸促，查体右下肺呼吸音低、左肺少许湿啰音，胸部 CT 显示右下肺炎，二次甲型流感抗原检测（胶体金）试剂检查"弱阳性"（咽拭子），立即予磷酸奥司他韦胶囊 45mg 口服，再次冰袋物理降温，并予对乙酰氨基酚混悬滴剂口服，加强补液支持治疗。

4 月 12 日 14：00，中医首诊。刻下：患儿高热，面红唇赤，略显烦躁，T39.8℃，周身皮肤扪之灼热烫手，气促，不恶寒，无汗，无头身疼痛，轻咳无痰，咽不痛口不渴，咽部红，乳蛾Ⅰ度肿大，小便淡黄，大便 2 日未解，舌质偏红稍绛，舌边尖红甚有芒刺，舌苔薄白黄，脉浮滑数。辨证：卫气同病。治则：辛散透邪。处方：金银花12g，连翘15g，薄荷6g（后下），淡竹叶8g，生甘草3g，荆芥穗6g（后下），淡豆豉6g，芦根15g，生石膏20g（先煎），知母6g，黄芩6g，青蒿6g，酒大黄3g。2剂浓煎，每次服50mL，每4小时1次。首次中药于15:30服用。4月12日17:00，北京疾病预防控制中心报告患儿"甲型通用引物阳性，H7N9阳性"。20:30患者T37.3℃，安静入睡，无咳不喘，额头、胸背部微汗出，周身皮肤温润，双肺呼吸音粗，未闻及干湿性啰音，脉浮滑细。23:30中国疾病预防控制中心报告患儿为"甲型通用引物阳性，H7N9阳性"。4月13日晨7:00，患儿神清，精神可，T36.5℃，进食稀粥，无不适感，中午排成形软便1次。

4月15日14:00二诊：患儿舌质红较前好转，苔薄黄，脉滑细，停用其他药物，仅磷酸奥司他韦胶囊和中药治疗。中药守前方减荆芥穗，加玄参10g，白茅根15g，大青叶10g，2剂，每剂浓煎200mL，每次50mL，8小时1次。14:20复查胸部CT示"病变边缘少量吸收"。

4月15日11:55三诊：患儿神清，精神好，体温正常，饮食、二便调，舌质稍红，舌苔中部黄而干，脉细滑。处方：二诊方减薄荷、生石膏、知母、酒大黄、大青叶；加西洋参6g，炒麦芽10g，炒谷芽10g。2剂，水煎服，每剂浓煎200mL，每次50mL，8小时1次。

4月17日中午，患儿痊愈出院。

二、讨论

（一）早诊断早治疗

此患者发病8小时入院，病情进展迅速，体温持续攀升，最高达40.2℃。因有流行病学史，医护人员高度警惕，2次行甲型流感抗原检测（胶体金）试剂检查"弱阳性"，果断予以磷酸奥司他韦胶囊45mg口服，即在发病17小时、入院9小时及时行抗病毒治疗，这是阻断病情进展的关键所在。虽经支持对症及抗病毒治疗，患者入院24小时高热持续不退，口服辛散透邪的中药3.5小时后患者汗出热退，体温降至37.3℃，病情控制并逐渐好转。从患者入院治疗到病情稳定，仅仅30小时，早期果断应用抗病毒药，及时配合中医辨证施治，是此例患者治疗顺利的根本原因。

（二）"温邪上受，首先犯肺"

叶天士《温热论》曰"温邪上受，首先犯肺，逆传心包……盖伤寒之邪，留恋在表，然后化热入里；温邪则化热最速，未传心包，邪尚在肺"，阐明了温邪致病的病位和特点，并与寒邪进行对比。《素问·生气通天论》曰"冬伤于寒，春必病温"，说明有伏气化热成温病者。此患儿4月11日起病，发病24小时之内即出现持续高热，体温最高达40.2℃，伴有咳嗽，咽部充血，乳蛾肿大，肺部听诊出现啰音，X线摄片和CT提示肺炎，经对症、退热及抗感染治疗高热持续不退,病势凶猛且发展迅速。患儿病发于春季,以发热、咳嗽为主症,一发病即内热炽盛,且病情进展迅速,与温邪首先"犯肺"和"化热最速"丝丝相扣。因此,患儿当属温病。

(三)"体若燔炭,汗出而散"

"体若燔炭,汗出而散"见于《素问·生气通天论》,与《素问·阴阳应象大论》之"其在皮者,汗而发之",同为历代医家运用汗法治外感热病之理论根据。汗法又分为感受寒邪之辛温发汗法和感受温邪之辛凉发汗法两大类型,因病者体质的虚实、邪气的兼夹,在具体运用时参以补益、理气、祛痰等法。首诊患儿高热持续15小时以上,T39.8℃,面红唇赤,气促,略显烦躁,周身皮肤扪之灼热烫手,干燥无汗,一派感受温邪里热炽盛之象。此时当大剂清热解毒为主,或辛散透邪为主,是摆在医者面前急需决断的问题。"体若燔炭,汗出而散"指导我们当以辛散透邪为主。温病解表以辛凉为大法,然我们认为感邪之初,应侧重辛散,凉药不宜用之过早过多,避免凉遏之弊。此患者高热无汗表闭明显,须辛散透邪,令邪与汗并,热达腠开,邪从汗出,如此肺热从皮毛腠理而解,里热当迅速缓解,体温自会下降。故选用辛凉平剂银翘散为主方,并强调荆芥穗、薄荷后下,确保其辛散发汗功效,外加辛散透邪,发汗解表之淡豆豉。服药后3.5小时,患儿体温降至37.3℃,周身微汗出,安静入睡,达到"汗出热退,脉静身凉"。如上说明温病虽是热邪袭人,初期"体若燔炭"之时,亦可适用"汗出而散"之法。

(四)其热传营,舌色必绛

首诊患儿高热,轻咳少痰,舌质红稍绛,舌边尖红甚有芒刺,舌苔薄白黄,脉浮滑数。虽高热,但患儿未现纯红舌质,伸舌即见舌质偏红稍绛,再细看舌苔白中透黄,以白为主。叶天士《温热论》云:"其热传营,舌色必绛。绛,深红色也。初传,绛色中兼黄白色,此气分之邪未尽也,泄卫透营,两和可也。"据此判断此患者邪热在气,但卫之邪亦未尽,闭塞皮毛腠理,如此则气之邪热不得外散,反有入里传营之兆,此时当"泄卫透营,两和可也"。故立辛散透邪之法,在辛凉平剂银翘散中,加解肌透热之石膏、苦润泻火之知母,并清凉透营之青蒿防邪传变,酒大黄通腑泻热,全方共凑泄卫、清气、透营之功,体现了温病"在卫汗之可也,到气才宜清气;乍入营分,犹可透热,仍转气分而解"的治疗大法。

(五)邪去津伤,甘寒养之

首剂服用24小时后,患儿高热已退,体温降至正常且稳定8小时,此时舌质红较前好转,白苔已退,出现薄黄苔,且浮脉亦消,脉现滑细。患者首诊经过辛散透邪,表闭已汗解,部分里热还表而出,故体温下降,但仍舌质偏红,舌苔薄黄,脉现细象,说明气分热邪仍在,但肺胃阴津已伤,且初期用汗法也有耗津之弊。吴鞠通《温病条辨》曰:"盖热病未有不耗阴者,其耗之未尽则生,尽则阳无留恋,必脱而死也。"故二诊立清热解毒、养阴生津大法，处方减去首诊方中味辛性微温之荆芥穗，加味甘性寒之玄参、白茅根、大青叶，旨在清热、解毒、护阴。三诊患儿舌质淡红，舌苔中部黄而干，脉细滑，结合叶天士《温热论》"黄苔……若虽薄而干者，邪虽去而津受伤也，苦重之药当禁，宜甘寒轻剂养之"，辨证为余热未尽，阴津损伤，立辛凉透邪、养阴益胃之法，处方减去二诊方中苦寒之品，加甘寒之西洋参，甘平之麦芽、谷芽，旨在养阴益气，健脾益胃，以善其后。

  本例患者从病因病机的确定、处方用药的选取、病机传变的分析，无一不是在温病学理论指导下进行的，充分体现了中医温病学理论对外感热病的临床指导意义。辨证论治和整体观念是中医的灵魂，也是中医在新发突发传染病救治中的优势所在，"观其脉证，知犯何逆，随证治之""随证变法"，使中医药可以在病原不明确的情况下发挥救治作用。

（撰稿人：黄莉）

金元易水三家论疫管见

金元时期疫疠多有流行,其流行由彼时的历史环境所催化。社会层面上,金始建国至元代结束的两百多年间,战争上升为主旋律,社会动荡,旱涝频发,百姓流离失所。气候层面上,据竺可桢先生考金元时期正处于中国历史中的第三次寒冷期、第四次温热期、第四次寒冷期,冷热交替剧烈变化,天灾人祸加速了瘟疫在中原大陆的传播。《字林》云:"疫,病流行也。"大战之后必有大疫,元代存在不足百年,史书有载疫疾共计33次。战争频发,气候剧变,瘟疫肆虐,孤方难支,易水学派时显于世,不会将黎民所苦置于不顾,对疫病论治做出了或隐或现的贡献。前人对于易水学派的研究多从脏腑辨证入手,而对疫病论治的探析较少。现将易水三家治疫方策试论于下。

一、张元素:"古方今病不相能"之说

涿州学正张元素,字洁古,因名犯讳下第,罢官从医开山创易水学派,因脏腑病机用药、升降浮沉和引经报使而闻名,著有《珍珠囊》《医学启源》《脏腑标本虚实寒热用药式》。洁古先师摒弃因循守旧之风,指出"运气不齐,古今异轨,古方新病不相能也"(《金史·卷一百三十一·列传·第六十九》),为易水医家治疗疫疾奠定理论基础,李时珍称其"大扬医理,《灵》《素》之下,一人而已"(《本草纲目·序例上·历代诸家本草》)。张元素即以"古方今病不相能"为策论治疫疾。

(一)立论沿革

我们要厘清"古方今病不相能"的背景,以便了解观点内涵。孙文广认为"古方"有两种释义:一为经方,二为泥古。宋代以降,局方流行,至金元时,世医尊经崇古,不求医解,照方验病,未经加减,滥投温燥,积弊流毒甚广。"新病"即新生于洁古所处年代而宋金前未有之病,易知多为彼时之气,疫疠之行。河间刘完素《素问病机气宜保命集》有云:"余自制双解、通圣辛凉之剂,不遵仲景法非余自炫……奈五运六气有所更,世态居民有所变。"刘完素一生精研五运六气,首先认识到运气变更,"天以常火,人以常动",施古方则效不达,"不可峻用辛温大热之剂",遂发陈病机十九条强调火热病机,寒凉之说

遂为金元医学争鸣的滥觞，所书《宣明论方》在北方通行，与南医流行的《太平惠民和剂局方》并称为"南局北宣"。

张氏深受刘完素影响，针对时医论疫囿于成方的荒唐行径，在认知上批评"古方新病，甚不相宜，反以害人"，在行为上强调"前人方法，即当时对证之药也。后人用之，当体指下脉气，从而加减，否则无效"。任应秋先生认为张元素完全吸纳刘完素的《素问玄机原病式》，并将运气理论拓展到遣药制方领域。在张之后，朱震亨在《局方发挥》中亦直言彼时乱象为"集前人已效之方，应今人无限之病"，乃刻舟求剑、按图索骥。

（二）精神内核

金元医家推陈出新，不拘泥滥用古方的风气成为金元医学的解放思潮，这种时代精神影响辐射至易水医家疫病治疗的态度。然若由张氏"自为家法"不施古方，得出古法莫能愈今病这样的结论无疑是以偏概全的。以《医学启源》为例，范忠星援引《对〈金史〉关于张元素评价的不同看法》数据：书中所举81首方剂，含仲景方19首，钱乙方14首，加之《太平惠民和剂局方》《备急千金要方》，古方约占全部方剂的53%，张元素所用古方过半，足见他博采众方，善用古方。张元素为师承授受所编撰《医学启源》，能较全面地反映张氏学术思想，此书罗列超过半数的古方作为教材，何谈古法不可疗今病？"不相能"的出发点是批判金元时期按部就班的守旧之风，意在补偏救弊，并非轻易地认为时病不用经方。

易水门生王好古《此事难知》有言"沽古张元素，其子张璧，东垣李明之，皆祖张仲景汤液，惜乎世莫有能知者"，可知张氏及其门徒皆尊伤寒为群方之祖，异于世俗偏见而视仲景甚高。张氏力倡"古今异轨"，强调权衡变通，旨在解开尊经泥古的桎梏，后人牵强附会为今病不用古方实为误解。治疫演绎经方，临证化裁古法，用长沙之理法而未限于其方药，知其所以而触类长之，"自为家法"而仲景之心存。

二、李杲治案举隅："大头天行"与"壬辰之变"

李杲是张元素门下高第，生平正逢蒙古灭金，所遇之疠颇多，所见之疫尤异，提及李杲治疫的贡献，始终绕不开"大头天行"和"壬辰之变"。

（一）"大头天行"与"壬辰之变"之同：医不识变引内外之辨

金·泰和二年（1202年）四月，济源热疫，民众染后"初觉憎寒体重，次传面目肿盛，目不能开，上喘，咽喉不利，舌干口燥"（《东垣试效方》）即民间所谓的"大头天行"，世医不识时变以承气汤加减板蓝根泻热，所患之人病情反复，日渐危笃。李杲断为风热时毒壅上，医反下之收效甚微，以适其所至遂另立一方，清疏高居上焦之邪，全活者众而称普济消毒饮子，李杲因治疫而成名，时年二十二。半个甲子后壬辰之年（1232年），元兵临汴围城，汴京沦陷，史称"壬辰之变"，"人在围城中，饮食不节，及劳役所伤，不待言而知。由其朝饥暮饱，起居不时，寒温失所，动经三两月，胃气亏之久矣，一旦饱食太过，感而伤人"（《内外伤辨惑论·卷上·辨阴证阳证》），病者元气素亏，世医投之以辛温发散或投清热泄下之法，"反泻心肺，是重绝其表也"，犯了虚虚实实之误，施治失宜，当清上焦却泻中下，当理内伤却散肺卫，当益不足却损其虚。李杲叹"此百万人岂俱感风寒外伤者耶……盖初非伤寒，以调治差误，变而似真伤寒之证，皆药之罪也"，直指大疫的源头乃"壬辰药祸"，"大头天行"与"壬辰之变"的共同点在于时医误治。

过往莫能追，唯盼将来尚可回狂澜于既倒，扶大厦于将倾，李杲着重强调内伤外感论治殊途，提出脾胃内伤之说，著书《内外伤辨惑论》详细描述外感内伤的病性、病位、症状的区别，分为辨阴证阳证、辨脉、辨寒热、辨外感八风之邪、辨手心手背、辨口鼻、辨气少气盛、辨头痛、辨筋骨四肢、辨外伤不恶食、辨渴与不渴、辨劳役受病表虚不作表实治之、辨证与中热颇相似共十三辨，力陈外感风寒与内伤脾胃之别，主张"概外伤风寒，六淫客邪，皆有余之病，当泻不当补；饮食失节，中气不足之病，当补不当泻"，明确了虚实内外治疗法则的不同。

（二）"大头天行"与"壬辰之变"之异：罹兵之难构阴火模型

"大头天行"与"壬辰之变"的不同点在于，大头天行的特点可以概括为自然瘟疫局部散发流行，而由壬辰之变引发的汴京大疫伤亡烈度高——"及壬辰、癸巳岁，河南饥馑。大元兵围汴，加以大疫，汴城之民，死者百余万"（《金史》），流行范围广——"非惟大梁为然，远在贞兴定间，如东平，如太原，如凤翔，解围之后，病伤而死，无不然者"（《内外伤辨惑论》），疫情呈现高致病性、高传染性、多重原因复合诱变，在自然疫病的基础上社会因素叠加效应明显。民众历经了元兵围汴、城内民众长时间劳役忧怖、饥饱不定、极端天气等不利条件，两三个月病死数达百万。战争对人体的长期消耗构成了"阴火"理论模型的前身。

李杲《脾胃论·卷中·饮食劳倦所伤始为热中论》总结为饮食寒温失调伤及脾胃，情志过度耗损元气，阴火独盛于此。李杲构建了完整的"阴火"体系，"心火者，阴火也。起于下焦，其系系于心。心不主令，相火代之。相火，下焦胞络之火，元气之贼也。火与元气不两立，一胜则一负"，可知心火、相火、阴火、下焦胞络之火乃一体多面，它们的本质是一致的。心火为生理状态，相火、下焦包络之火为心火的运行之态，心为君主之官，神明所舍不主令，唯相火代其行令，心火为体，相火为用，阴火为其病理状态。李杲为张元素亲传弟子，洁古老人尽授所学，张氏书稿皆由李杲整理出版，二人关系密切，学术相承，观点可佐证补充。张元素《脏腑标本虚实寒热用药式》云："心藏神，为君火。包络为相火，代君行令。"悬命锋镝，朝不保夕，首伤心神，包络相君施令，相火亦为之病，阴火乃成。张元素述："三焦为相火之用，分布命门元气，主升降出入，游行天地之间，总领五脏六腑营卫经络上下左右之气，号中清之府"，结合洁古老人论断，可知相火须经三焦方可发挥作用，升降出入布散命门之元气，元气赖三焦为通路，引领敷布脏腑、营卫、经络、上下、左右之气。相火为病则成阴火，升降失序而三焦不敷，元气受损故为元气之贼，非独元气，脏腑营卫经络之气亦不行，故不能与元气两立乃分胜负。李杲在临床探索出升阳除热、补中散火之法论治气火失调，创补中益气汤并附四时加减用药于后，继承易水先师锐意进取的精神，为中医施治疫疾拓展出崭新的甘温除热之路。

今人推测，泰和年间的瘟疫可能为腺鼠疫，鼠疫曾在人类史上几度肆虐，作为《传染病防治法》规定的甲类传染病，至今在部分偏远牧区时有发生。据统计，2019年甘肃确诊鼠疫1例、死亡1人，内蒙古确诊鼠疫4例，隔离共计78人，彻底消灭鼠疫仍有很长的路要走。关于开封大疫，现代学术界也多有讨论，提出了肺鼠疫、流行性胃肠病、流感、肠伤寒、钩端螺旋体病、传染性肝炎等各种假说。

三、王好古：总结、集成、发扬易水前人学说

《四库全书总目提要》载："好古受业于洁古，而讲肄于东垣。故于二家用药，尤多征引焉。"王好古师承张、李二家，在《此事难知》中说"伤寒之源，非天之伤人，乃人自伤也"，提出伤寒瘟疫的原因主要在内因，强调从"内已伏阴"和"本虚感寒"的角度论述疫疾，完善伤寒三阴证的研究，治疗上尤为重视温养脾肾。王氏总结李东垣对"大头天行"的论治经验，剖析该病乃"天地四时非节瘟疫之气"，"大头痛"经"溃裂脓出"而传染他人符合疫疠的条件，归经于"少阳或在阳明，甚则逆传太阳"，根据肿势所在的经络辨治，在前人的基础上完善了"大头天行"的临床证型及随症加减用药。王好古还对斑疹有独到见解，论述于《癍论萃英》。病因上，他赞同钱乙胎毒之说，指出脏腑内伤亦可致癍证发生；治法上效法钱乙未发时按症定脏，已出则安中通便解毒，不畅则速发加引经药。王好古集易水学派的成就，将头至心、心至脐、脐至足划分为上焦、中焦、下焦，明确三焦的各自范围，用药上立三焦寒热用药体例、三焦分证论治，详细阐释上、中、下焦的寒证和热证用药，亦对气分和血分用药有所阐释，启发后世温病学家的疫病用药，堪为温病两大辨证体系雏形。

四、小结

易水三家处于气候剧变、社会动荡的年代，亲历瘟疫流行肆虐，对他们的医学主张产生了深远的影响。回顾张、李、王三家，张元素以"古方今病不相能"为开端，引领易水学派在疫疾论治方向的革新；李杲为论治"大头天行"创制普济消毒饮子，因"壬辰之变"提出阴火之说和气火失调理论；王好古发扬易水学派的优势，关注内伤三阴在伤寒疫疾方向的影响，继续补充"大头天行"的理论研究，明晰三焦的定位及寒热用药，启迪明清温病学派辨证思路。随着易水学派重视脏腑用药到强调脾胃，渐至扶正祛邪、固护脾肾的一路发展，对于内伤病机的关注愈发深入，亦为后易水时代强调肾命水火埋下了伏笔。

（撰稿人：张雨菲）

参考文献

1. 张志斌.古代疫病流行的诸种因素初探[J].中华医史杂志,1990,20(1):28-35.
2. 吴昊天,张保春.易水学派医家张元素生平补正[J].浙江中医药大学学报,2014,38(3):263-265.
3. 孙文广,吴修符."古方新病不相能"辨析[J].山西中医,2012,28(11):62.
4. 张元素.医学启源[M].北京:中国中医药出版社.2019.
5. 范忠星,董尚朴,周计春.张元素"自为家法"思想探析[J].中华中医药杂志,2019,34(10):4586-4588.
6. 唐肖洪.对《金史》关于张元素评价的不同看法[J].新中医,1984(6):45-46.
7. 张元素.吴风全等校释.脏腑标本虚实寒热用药式校释[M].北京:中医古籍出版社.1994.
8. 范行准.中国医学史略[M].北京:中医古籍出版社,1986.
9. 高雅,徐世杰.王好古《海藏癍论萃英》治癍三法探析[J].中国医药导报,2019,16(12):123-125.
10. 贾云芳,董尚朴,侯仙明.从《此事难知》看王好古对易水学派思想的继承[J].河北中医药学报,2011,26(2):13-14.

第三章 理论探讨

病机兼化理论框架下的冠心病病机解析

病机是中医学的核心概念之一，是疾病发生、发展、变化的枢机，可以看作是调控疾病有序定向级联病理变化过程的关键环节。包括冠心病在内的诸多复杂疑难疾病的病理进程，常涉及痰、瘀、湿、热等病邪相兼及转化与虚实转变的复杂病机。自张仲景以后，以"阳微阴弦"概括胸痹心痛（冠心病）的基本病性得到公认。一些学者又在此基础上从"阳虚痰瘀""气虚血瘀""心脉痹阻"等角度进行了内涵阐释，但迄今为止并未有提出冠心病病机系统框架者。笔者兹此不揣浅陋，在学习理解古人对胸痹认识的基础上，结合当代冠心病研究成果及临证思考，在病机兼化的框架下系统解析和探索冠心病发生发展全程的病机演变规律，以期执简驭繁，裨益于冠心病临床辨证识机论治体系的建立。

一、病机兼化理论框架

笔者提出"病机兼化"之说是以《黄帝内经》中的审察病机和刘完素的病邪兼化等理论为基础的。"病邪兼化"源出金代刘完素，我们曾对刘完素的病邪兼化理论进行了初步研究。"兼"是指六气发病时病邪可以相兼为病，病邪相兼表现为2种或2种以上病邪兼夹致病。"化"是指六气在病变过程中病邪可以相互转化，如"六气皆从火化"。其中，六气不仅指外界六淫之气，也包括人体脏腑功能失调而产生的内风、内寒、内湿、内火、内燥、内热，内伤疾病亦有病邪兼化现象存在。病邪如何兼化不仅与病邪性质相关，亦与患者体质、病程长短、病情轻重有密切关系。病邪相兼可细分为外邪相兼、内外邪相兼、内生之邪相兼，病邪转化也有外邪转化、内外邪转化、内生之邪转化之分。有些内生之邪相兼与转化同时存在，新生之邪与原有内生之邪相互裹挟，形成复杂多变的兼化因素。

同时我们发现，六淫、七情失调，饮食失节等病因及其病理性产物如痰、瘀等病邪相兼及其化生与虚实转变是冠心病等诸多复杂疑难疾病发生发展过程中的关键病机。包括冠心病在内的当代复杂疑难疾病多见的痰、瘀，既是病理产物也是致病因素，其涉及脏腑之广泛、影响人体正常生理功能之深重、变化之复杂绝非外感六气等病邪所能相比。故而，国医大师周仲瑛在复杂疑难疾病的诊治中，提出了"复合病机"和"兼夹病机"的新观点。在疾病过程中，多种病理因素常复合、兼夹、转化为患，从而表现为复杂的病理过程，称之为"复合病机""兼夹病机"，两者均是多种内科难治病证的重要病机特征，治应复法合方。

据此，我们以刘完素的病邪兼化和《黄帝内经》中的病机辨证等理论为指导，以冠心病为例，以期构建冠心病病机兼化框架，揭示其病机演变规律。

二、阳微阴弦为冠心病病性总括

《素问·阴阳应象大论》说："阴阳更胜之变，病之形能也。"生之本，本于阴阳；病之变，由乎阴阳。阴阳失调的病机变化贯穿于疾病的全过程，因此，阴阳可作为一切疾病病机之总纲。张仲景以"阳微阴弦"概括胸痹心痛（冠心病）病性总括。《金匮要略·胸痹心痛短气病脉证并治》云："夫脉当取太过不及，阳微阴弦，即胸痹而痛，所以然者，责其极虚也。今阳虚知在上焦，所以胸痹心痛者，以其阴弦故也。""阳微阴弦"其义可以泛解为主要脉象、基本病机与病性特点。一是指主要脉象。胸痹心痛之主脉为"寸口脉沉而迟，关上小紧数"。关前为阳，关后为阴，"寸口脉沉而迟，关上小紧数"为阳微阴弦之脉象。《金匮要略浅注》认为本条"详胸痹之证脉，凡言胸痹，皆当以此概之"。亦有学者指出浮取为阳，沉取为阴，阳微是举按不足，阴弦是重按如弦，为寒为痛之象。二是指基本病机为阴寒凝滞，胸阳痹阻。《金匮要略正义》注："沉迟小紧，俱是阴脉，而数脉为阳，尚见于关部，可见上焦之微阳已为阴邪锢蔽，不能四布下焦，而止留于胸膈之间，前冲后突，不得展舒，于是胸背两面，相引作痛。"三是概括病性特点为正虚邪实。正虚包括心肾为主的五脏气血阴阳之虚，邪实不外气滞、寒凝、湿浊、水饮以及继发的痰、瘀等。在笔者看来，"阳微阴弦"作为胸痹心痛（冠心病）的"病之形能"（此处"能"当通"态"）更为准确。

三、冠心病基本病机为痰瘀互结

古代胸痹心痛多尊崇张仲景说，治以宣痹通阳散结。20世纪60年代后，中医学者逐渐认识到血瘀是冠心病发生发展的关键因素之一，活血化瘀成为共识。近年来，随着生活水平的提高和生活方式的改变，冠心病多在代谢综合征的基础上发生、发展，痰湿在冠心病发生发展过程中地位日益凸显，出现"痰瘀同源""痰瘀相关"等学说。有研究表明，痰浊和血瘀已经是冠心病最常见的标实证（二者所占比例高达77.42%），且呈逐步上升趋势。有学者对华北平原5省市的1007名冠心病患者进行中医证候要素分布及组合规律的临床横断面实地调查后发现，血瘀出现频率为82.13%，痰浊出现频率为43.89%，可见痰、瘀是冠心病发病过程中的关键因素。

冠状动脉粥样硬化斑块的形成、发展、破裂及其继发的心肌缺血缺氧、代谢障碍是冠心病的基本病理，放射性胸痛是其典型的临床表现。局部肿块、刺痛是痰瘀互结证的主症之一，冠心病之动脉斑块可认为是痰瘀相兼互结后形成的病理实体。冠状动脉粥样硬化斑块是复合斑块（类似痰瘀互结所形成的"结"），由动脉内膜、纤维帽和坏死中心组成。纤维帽包含增殖的平滑肌、细胞胶原、细胞内外的脂质和泡沫细胞4部分。坏死中心包含细胞碎片、胆固醇结晶、胆固醇脂和钙质。从中医学角度分析，痰瘀互结的病理过程是"痰""瘀"搏结，两者共同作用，在局部微环境形成多分子失衡网络且互为因果，推动脂质沉积、斑块形成、炎症活动及后续病理进程，贯穿于动脉斑块形成的整个过程。血瘀为血液凝结物，与凝血和疼痛传入相关的凝血因子、血小板活化因子、P物质（Substance P，SP）、降钙素基因相关肽（Calcitonin Gene-Related Peptide，CG R P）、5-羟色胺（5-Hydroxytryptamine，5-HT）等分子及其系统相关。痰主要成分可能是水肿、胶原、细胞内外脂质、泡沫细胞（包括平滑肌泡沫细胞和巨噬细胞泡沫细胞）、细胞碎片、胆固醇结晶、胆固醇脂和钙等。

纵观冠心病发生发展的全过程，冠状动脉系统粥样硬化斑块及其微循环弥漫病变是痰瘀相兼互结后病理变化的必然结果，痰瘀互结病机贯穿冠心病（胸痹心痛）发生发展的始终。从脂质条纹开始到冠心病早期，痰瘀表现较轻，可从血脂、血糖、凝血功能异常等微观指标中反映。随着病情迁延发展，痰瘀显现，闭阻心脉，继以慢性缺血缺氧至心肌细胞凋亡、纤维化终致心力衰竭。究其冠心病之痰，笔者认为：一来源于湿聚为湿痰；二来源于浊阴之化，浊阴本是人体正常精微，然亦可病化为浊邪是为浊痰，此即《素问·六微旨大论》之"非其位则邪，当其位则正，邪则变甚，正则微"，如脂质过剩、异常脂质成分。

在冠心病的发生发展过程中，痰、瘀既是病理产物，又是致病因素，一旦产生多"互结""转化"，致使病情缠绵难愈。痰、瘀同为阴邪，痰源于津液，瘀则本于血。生理上"津血同源"，病理上则为痰瘀同源共病。脏腑气化功能失调，水液运化失常，停聚为湿，湿聚成痰。痰凝可致血瘀，血瘀亦可致痰凝。痰、瘀互为因果，缠绵难解，互生互衍。痰瘀兼化已经成为几乎所有疑难疾病病理进程中最为常见的病邪兼化现象。

四、早期湿化、活动期热化与后期虚化是冠心病病机的基本转化规律

冠心病是复杂的慢性疾病，涵括的疾病亚型众多，合并症变化多样，且由于疾病发展的阶段不同，其临床表现不一，但病机转化基本一致，主要是早期湿化、活动期热化与后期虚化。

（一）湿化

湿化包括各种病因化湿以及湿转化为痰、热（火）及其他病邪两种情况。湿在冠心病早期较为明显，尤其是在合并代谢综合征的冠心病患者中更为突出，湿是该类患者疾病发生发展过程中的关键枢机。

从湿的成因来看，或久居湿地外感湿邪，或肥甘无度、饥饱不调、情志过激、劳逸过度等致内生湿浊，上蕴胸中，成为胸痹发作原因之一。寒也是导致湿邪内生的主要原因之

一，无论外伤于寒，还是年老体衰、阳气不足导致的阴寒内生都易因寒致湿。湿既久则聚为痰，痰瘀互结而致胸痹。在某种意义上说，湿为痰之"液相"，痰为湿之"固相"。

湿邪稽留日久常变生他邪。湿郁化热而成湿热，几乎是所有湿邪留滞的必然结果。湿邪痹阻胸阳，阻滞气机，也是导致胸痹的成因之一。当然在冠心病终末期，湿可化饮停聚成为水肿。从湿辨治冠心病已经引起学者的重视。有研究表明，祛湿对改善患者心绞痛发作、中医证候、心电图、血液流变学效果明显。湿化之关键在于脾胃功能的失调。脾胃为后天之本，气血生化之源，化气以上贯心脉，生血以充养心血，行津液以布散周身。脾胃生化乏力，一则气血亏虚，容易导致心脉灌注不足，二则运化失司而容易生湿。因此国医大师路志正认为"治疗胸痹……应追根溯源，从导致胸阳痹阻的根本——脾胃功能失调入手"，力主冠心病从脾胃与湿论治，强调时刻不忘祛湿，祛湿必先醒脾运脾。湿为无形之邪，氤氲弥漫，易阻气机，多见胸部闷痛、阴雨天加重、脘痞纳呆、口黏恶心、头晕沉重、便软不爽、小便浑浊、苔白腻、脉濡缓等象，方用三仁汤或藿朴夏苓汤加减。

（二）热化

冠心病成因过程中，热邪常常是其中的重要"催化剂"。痰因火热煎熬而成，火热劫灼亦能伤阴炼血而致瘀血。痰、湿、瘀既成，又常常化热为患，更有"脉络瘀涩，络涩则血瘀化火"，瘀热相搏而为病。

尽管胸痹多从阳微阴弦立论，但中医理论一直存在热为胸痹心痛重要病机的记载。如《素问·刺热》云："心热病者，先不乐，数日乃热。热争则卒心痛。"《周慎斋遗书·心痛》云："心痛有属心火者。"《医学入门》更明确提出："心痛，暴痛属寒，久痛属火、属虚。"临床调查表明，冠心病热化形成的证（包括郁热和痰热）所占比例为42.18%；泻心胶囊（源自《伤寒论》三黄泻心汤）是治疗火邪热结型冠心病心绞痛的有效方药，能显著降低炎症介质C反应蛋白（CRP）、IL-6的水平。西医学认为，冠心病热证与炎症反应及交感神经兴奋密切相关。

"热为火之渐""热极为毒"。冠心病中，热邪化火生毒，常为冠心病急性期或不稳定期、急性心肌梗死等变证之原因。已有越来越多的学者主张从"毒"论治急性心肌梗死，毒邪致病逐渐引起人们的关注。陈可冀院士领衔的团队提出"瘀毒致变"的理论，认为冠心病急性心血管事件发生所表现的临床表征和病理变化并非单一"血瘀"病因病机所能概括。此"瘀毒"的临床表现为高CRP及口苦等，笔者认为此毒实为热所化，与瘀共患。曹洪欣等认为苔黄对胸痹热证的诊断贡献度最大，便秘、恶心呕吐、烦躁是常见症状，脉数是常见的定性症状，咽干、咽痛具有较强的特异性和敏感性。梅国强详细区分了痰湿与痰热，痰湿（浊）痹阻心胸与痰热阻痹心胸二证颇多相同症状，如心悸、胸闷、气短、胸痛、活动后加重等，其脉迟、数、弦、滑、结代等均可出现。所异者主要在于舌质、舌苔。前者舌苔白薄、白厚、白滑、白而垢浊，舌质正常或偏淡；后者舌苔薄黄、黄厚、黄厚垢浊、灰厚而润，舌质鲜红或绛自是痰热之象。其中，舌苔白薄、白厚而舌质鲜红或绛切不可忽视。叶天士指出："白苔绛底者，湿遏热伏也。"其他如前者沉静少言、不愿活动，后者心烦意乱或心烦易怒等可作参考。前者用瓜蒌薤白半夏汤，后者用小陷胸汤。

（三）虚化

张伯礼院士认为，痰瘀不自生，生必有故殒。冠心病本虚是贯穿其发生发展过程中的关键病机。病之前期虚为肇始成因，虽存在但常不为人所察觉。痰瘀等标实之邪概由正虚而成，即《素问·评热病论》"邪之所凑，其气必虚"。清代石寿棠在《医原》中指出："外感者，实也，虽虚必先实；内伤者，虚也，虽实必先虚。"邪实日久，或医者据实肆意攻伐，又可以耗损正气，正虚邪实，互为因果，恶性循环，导致病情进一步加重，"因虚可致实，因实亦可致虚"。所以说，虚化是冠心病发生发展过程中的重要病机转化之一，尤其是终末期更是必然出现。

冠心病正虚病机的多样化是其发生发展与病情复杂多变的原因之一。正虚以心肾之虚为本。冠心病多发于中老年人，肾虚为先。《素问·阴阳应象大论》指出："年过四十，阴气自半。"肾阴不足则不能滋养其他脏器之阴液，使心阴亏虚，阴虚火旺，热灼津液而为痰，痰热上犯于心，心脉痹阻而发病。肾阳虚则不能鼓舞其他脏器之阳气，导致心气不足或心阳不振，营血虚少，脉道不充，血行不畅，心脉痹阻。再如劳逸失度、过劳则耗气伤阴，致使脉络失养；过逸则气血运行迟缓，导致脉络阻滞。心之络脉不畅，心脉瘀阻而诱发冠心病。再则，饮食失调，损伤脾胃，脾阳虚衰，运化失司，津液停聚易发痰瘀。国医大师邓铁涛认为，冠心病以气虚痰浊型多见。脾气虚在前，而后生痰致瘀，治疗应以健脾化痰为主。国医大师阮士怡认为，肝之疏泄、脾之运化能在调畅气机、祛除血瘀、痰浊等病理产物的过程中发挥至关重要的作用，主张调畅气机和滋阴养血同行。有的学者则认为，冠心病老年患者以阳衰气虚为其主要病机，初期可能为心阳气虚，中后期可见心气（阳）耗损，治疗当以温阳益气为其治疗大法。另有学者提出"郁热伤络，营阴亏虚"也是胸痹心痛的重要病机之一。气阴两虚是冠心病发生发展过程中非常重要的病机之一。一则痰瘀的形成一定伴有损气灼津的过程，同时痰瘀互结既成，一定会损耗气阴。另外，化痰消瘀的治疗过程中，如不注意顾护阴津也极易导致气阴两伤。冠心病终末期多见心力衰竭，更是虚损之极，阴阳俱损，虽有气喘、水肿等之满，然为"至虚有盛候"，预示真元将竭。

需要特别指出的是，在冠心病核心病机中，无论痰瘀相兼还是湿化、热化、虚化等病机转化，大概是互相影响的病理网络且互为因果，只不过其个体体质各异、病期不同、地域有别、运气相差而表现出不同病机之先后次序、轻重不同、潜显参差略有不同而已。再者，除了湿化、热化、虚化等病机转化之外，在冠心病的发生发展过程中，气滞、寒凝、食滞、外伤（如经皮冠状动脉介入治疗术）等诸多因素亦参与其中，本文虽未详述，但也不能忽视。

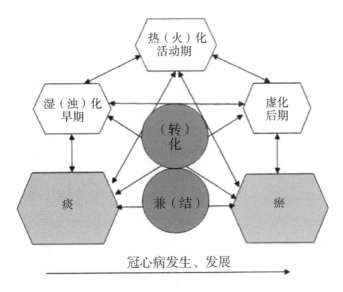

图 1　冠心病病机演变规律图

五、病机兼化理论对临床的指导意义

包括冠心病在内的慢性非传染性疾病是中国卫生领域面临的最大挑战，但这类疾病往往单一病机少见，复杂病机多见，治疗困难。我们在本文初步构建了冠心病痰瘀互结病机兼化框架，完成了对既往冠心病病机认识的重新解析。这一病机兼化框架的提出，将有助于我们从病机层面理解病证关系和把握其演变规律，增强对疾病发生发展趋势的预见性，有助于抓住复杂病证的基本病机和诊治的基本矛盾，掌握治疗的原则性、方向性和主动性。另一方面，病机兼化也充分体现了疑难病证的复杂多变性，对于中医的个体化治疗具有指导意义。同时进一步强调"病机"为疾病变化的枢机，让辨证论治"落地"，辨证识机论治，可更好地彰显中医认知疾病的原创思维模式及有效指导中医临床实践。

（撰稿人：胡镜清）

参考文献

1. 胡镜清，江丽杰. 从病机原义解析辨证识机论治[J]. 中医杂志，2015（24）：2098-2100.
2. 曹洪欣，张明雪. 试论冠心病病机与阳虚痰瘀[J]. 中医药通报，2002，1（6）：1-3.
3. 梁煜，林代华，王清. 气虚血瘀是冠心病的病机关键释义[J]. 中华中医药学刊，2003，21（4）：588.
4. 林谦. 冠心病（胸痹心痛）的病因病机及辨证论治[J]. 中国临床医生，2000，28（10）：11-14.
5. 卢红蓉. 冠心病中医病因病机学说分析——基于省部级二等奖以上科技成果的文献分析[J]. 世界中医药，2014（11）：1423-1428.

6. 卢红蓉，胡镜清.病邪兼化理论探讨［J］.中国中医基础医学杂志，2016，22（10）：1300-1301.

7. 董振华.六气兼化理论及其在风湿病中的应用［C］.北京：中华中医药学会风湿病分会学术会议论文集，2010.

8. 刘景超，赵云芳.刘完素"六气化火"析［J］.中医学报，2001，16（4）：4-5.

9. 吴勉华.传承名老中医学术思想，重视开展病机学创新性研究［J］.南京中医药大学学报，2009，25（5）：326-329.

10. 方樑，周学平，周仲瑛.国医大师周仲瑛教授论复合与兼夹病机证素［J］.中华中医药杂志，2013，28（4）：973-976.

11. 周学平，叶放，周仲瑛.中医理论传承与创新研究的思路和方法［J］.中医杂志，2009，50（2）：101-103.

12. 韩成仁.病机分类初探［J］.山东中医药大学学报，1993，17（3）：42-43.

13. 潘桂娟，金香兰.中医痰病学术的现代研究及其发展方向［J］.中国医药学报，1994，9（5）：38-40.

14. 毛静远，牛子长，张伯礼.近40年冠心病中医证候特征研究文献分析［J］.中医杂志，2011，52（11）：958-961.

15. 毕颖斐，毛静远，王贤良，等.华北平原5省市冠心病中医证候要素分布及组合规律调查［J］.中华中医药杂志，2013，28（11）：3395-3399.

16. 李经纬，余瀛鳌，区永欣，等.中医大辞典［M］.北京：人民卫生出版社，2006：1866.

17. 王生万，胡镜清，江丽杰，等.痰瘀互结形成的可能相关分子生物学机制探究［J］.世界科学技术—中医药现代化，2016，18（5）：805-812.

18. 杜松，胡镜清，卢红蓉.痰瘀互结证现代理论研究进展述评［J］.中国中医基础医学杂志，2015，21（4）：477-482.

19. 董汉良.试谈痰瘀相关［J］.中医杂志，1980（9）：7-10.

20. 罗智博，杨关林，李思琦，等.论痰瘀同源［J］.辽宁中医杂志，2009（3）：376-379.

21. 韩学杰，张印生.冠心病痰瘀互结证的渊源和创新［J］.中华中医药杂志，2004，19（10）：623-625.

22. 刘延祥，孙杰，吴鹏，等.吴立文教授从痰瘀论治眩晕的经验［J］.甘肃中医学院学报，2007，24（3）：1-3.

23. 张跃华.浅论痰瘀互结在老年病中的意义［J］.陕西中医，1998，19（7）：317-318.

24. 金磊.代谢综合征中医证候研究［D］.北京：中国中医科学院，2013.

25. 原雪，李福凤，王忆勤.湿邪与冠心病的关系［J］.中华中医药学刊，2013，31（3）：499-500.

26. 张艳，礼海，王彩玲.浅谈慢性心衰中医病名病机研究［J］.辽宁中医杂志，2011，38（1）：12-13.

27. 陈章生，兰智慧，甘桃梅，等.从湿辨治对痰浊内阻证冠心病心绞痛患者血液流变学的影响及疗效观察［J］.世界中西医结合杂志，2015，10（5）：656-658.

28. 李方洁.路志正.从脾胃论治心痹学术思想概要［J］.中医杂志，1990（6）：12-13.

29. 路志正. 路志正医林集腋［M］. 北京：人民卫生出版社，2009：166-167.

30. 于涛. 胸痹（冠心病）热证研究［D］. 哈尔滨：黑龙江中医药大学，2004.

31. 赵昕，齐文升. 冠心病中医病机探讨［J］. 北京中医药，2012，31（2）：108-109.

32. 贾振华，王永军，吴以岭，等. 基于熵的复杂系统分划方法与冠心病心绞痛证候要素提取及其分布规律［J］. 第二军医大学学报，2007，28（7）：775-777.

33. 陈新宇，唐阿芳，谢海波，等. 泻心胶囊对火邪热结型冠心病心绞痛的临床观察及对炎症因子干预作用［J］. 湖南中医药大学学报，2009，29（6）：48-50.

34. 洪永敦，黄衍寿，吴辉，等. 冠心病中医证候与炎症因子关系的临床研究［J］. 广州中医药大学学报，2005，22（2）：81-86.

35. 陈小野，屈伸，邵晶晶，等. 冠心病：一直被忽视的热证［J］. 中国中医基础医学杂志，2015，21（5）：489-490.

36. 衷敬柏. 从"痰瘀蕴毒"论治急性心肌梗死［J］. 中国中医药信息杂志，2001，8（3）：3-4.

37. 杜武勋，刘长玉，张红霞，等. 热毒病机假说与急性心肌梗死发病机制的研究［J］. 中西医结合心脑血管病杂志，2006，4（5）：434-436.

38. 刘洋，李四维，徐浩. 冠心病及其不同亚型中医证候分布特点的研究进展［J］. 中国中西医结合杂志，2011，31（5）：703-708.

39. 吴深涛，章清华，刘弘毅，等. 内毒蓄损与"生生之气"失衡——现代病证的核心机制［J］. 中医杂志，2016，57（23）：1985-1988.

40. 陈可冀，史大卓，徐浩，等. 冠心病稳定期因毒致病的辨证诊断量化标准［J］. 中国中西医结合杂志，2011，31（3）：313-314.

41. 徐浩，曲丹，郑峰，等. 冠心病稳定期"瘀毒"临床表征的研究［J］. 中国中西医结合杂志，2010（2）：125-129.

42. 于涛，曹洪欣，林晓峰. 冠心病热证证候特点的临床研究［J］. 辽宁中医杂志，2006，33（9）：1062-1064.

43. 梅国强. 经方为主治疗冠心病临证撮要［J］. 中国中医基础医学杂志，2016，22（6）：800-805.

44. 江丰，张磊. 张伯礼教授痰瘀学说及临证应用经验［J］. 天津中医药，2014，31（7）：385-387.

45. 石寿棠. 医原［M］. 王新华，点注. 南京：江苏科学技术出版社，1983：39.

46. 卢红蓉，杜松. 冠心病病因病机理论研究概述［J］. 环球中医药，2015，8（2）：186-189.

47. 林晓忠，吴焕林. 邓铁涛运用调脾护心法治疗冠心病经验［J］. 中医杂志，2002，43（6）：415-416.

48. 张伯礼. 阮士怡教授学术思想研究［M］. 北京：中国中医药出版社，2012：126.

49. 刘昭坤. 冠心病老年患者病机与治疗浅探［J］. 国医论坛，1997，12（3）：27-28.

50. 李晓，丁书文. 心和颗粒剂保护冠心病患者血管内皮损伤的临床研究［J］. 中医杂志，2000，41（11）：661-663.

51. 汤胜蓝，龙倩. 慢性非传染性疾病：中国卫生领域被忽视的最大挑战［J］. 中国卫生政策研究，2013，6（10）：6-11.

52. 童舜华. 试论把握中医疾病基本病机的意义［J］. 中医杂志，2004，45（8）：568-569.

《外经微言》命门学说发微

《外经微言》著者为陈士铎，约成书于1687年（清康熙二十六年），全书九卷，每卷九篇，共八十一篇。据《全国中医图书联合目录》记载，有清嘉庆二十年乙亥（1815年）静乐堂抄本和1984年中医古籍出版社影印本2种。20世纪50年代，天津市卫生职工医院图书馆发现陈士铎口述手抄本，1984年由中医古籍出版社发行，本文以此为蓝本，对《外经微言》的相关内容进行研究，重点阐发其中的命门学说。

一、《外经微言》题解

研究《外经微言》，首先要"正名"，对书名进行解析，进而探寻其中蕴含的深意，这对理解本书编纂的时代背景以及相关内容非常重要。《论语·子路》指出"名不正则言不顺；言不顺则事不成"，亦蕴此意。

（一）外经

何谓"外经"？《说文解字》曰："外，远也。""外"的本义是外部，与"内"相对而言。《说文解字》曰："经，织也。""经"的本义是织布机上的纵线。在《经典释文》中，陆德明于《周易·上经》下注曰："经者，常也，法也。"在中华文化中，"经"意味着永恒不变，意味着是规律与典籍的统一。

经典虽有分内、外经的传统，但二者同等重要。如《汉书·艺文志》记载："黄帝内经十八卷，外经三十七卷；扁鹊内经九卷，外经十二卷；白氏内经三十八卷，外经三十六卷；旁篇二十五卷。右医经七家"，由此可知，在西汉时《黄帝外经》已被列入"医经七家"，其地位与重要性可见一斑。

《黄帝内经》位列"四大经典"之首，为"言医之祖"，但"外经三十七卷"已佚，具体内容不得而知。但可以肯定的是，两者都是中医学理论体系的重要组成部分，可能两者研究的内容与侧重点有所不同。

《黄帝内经》重点论述五脏六腑等相关内容，陈士铎《外经微言》重点阐发命门、奇恒之腑、三焦、丹田、膻中等内容。据此推断，本书或为探赜已佚的《黄帝外经》经旨，以补《黄帝内经》言而未尽、言而未详之论的"补遗"之作，并希望与之互为羽翼，共同揭示人体生理病理奥秘，指导中医临床诊疗。这或许是陈士铎编著《外经微言》的动机与目的所在。

（二）何谓"微言"？

《说文解字》曰："微，隐行也。""微"的本义是隐蔽、隐匿，引申为精妙深奥。《易经·系辞传》有"知微知彰"之载，晋代葛洪《抱朴子·任命》"道靡远而不究，言无微而不研"之论都是此意。《说文解字》曰："直言曰言，论难曰语。"此"微言"是指精深微妙的言辞或著作。

中华文化非常重视对"微言大义"的阐发，这是研究学问的重要目标。诚如晋代葛洪《抱朴子·勖学》所言："故能究览道奥，穷测微言，观万古如同日，知八荒若户庭。"这是避免"及夫子没而微言绝，七十子卒而大义乖"（汉代刘歆《移书让太常博士》）之憾的重要举措。

本书用"微言"命名有两种含义：一是以阐发先贤的微言大义为宗旨；二是自谦，表示自己人微言轻，一己之见，微不足道。从这两个含义去理解本书，似乎更能体悟到陈士铎的一语双关，用心良苦。

（三）《外经微言》

本研究所据蓝本现藏于天津市卫生职工医学院图书馆，前无序，后无跋，封皮残缺，印章模糊难辨。卷首有"岐伯天师传，山阴陈士铎号远公又号朱华子述"字样，书末朱题"嘉庆二十年静乐堂书"，经专家鉴定为清代精抄本。嘉庆八年编纂的《山阴县志》载"陈士铎，邑诸生，治病多奇中，医药不受人谢，年八十余卒"，其中谈到所著有《外经微言》等书行世。此外，陈士铎在《辨证录·凡例》中指出："岐天师传书甚富，而《外经》一篇尤奇，篇中秘奥，皆采之《外经》，精鉴居多，非无本之学也。铎晚年尚欲笺释《外经》，以求正于大雅君子也。"

研读以上文字可知，陈士铎所言的《外经》由岐伯传授，而《外经微言》是陈士铎晚年"笺释《外经》"之作，并非凭空杜撰臆造，而是有明确的传承；其所言的"笺释"，即注释、阐发之意。《外经微言》全书分九卷，每卷分九篇，共合八十一篇之数，暗合《素问》《灵枢》之数，这也为本书系基于《黄帝内经》阐发《黄帝外经》理论的著作提供佐证。

（四）《外经微言》思考

《古代医籍考》指出，《黄帝内经》《黄帝外经》"犹《易》内外卦、《春秋》内外传、《庄子》内外篇及《韩非》内外诸说"，有内无外，即非全书。《汉书·艺文志》有《外经》书名，可见内与外只是区别相对而言。由是观之，《黄帝内经》《黄帝外经》原本一体，分则为二，合而为一。具体而言，《黄帝内经》相对直观、具体、明了，自然备受中医学者青睐；而《黄帝外经》"一编尤奇"，加上篇中多有"秘奥"，非才高识妙者难以窥其门径，故研究者少，逐渐被边缘化乃至失传也在意料之中。陈士铎晚年作《外经微言》以阐发《黄帝外经》的微言大义或源于此。从语言、文字及学术严谨性等综合考察评价，本书均与《黄帝内经》有所差异，但在补充阐发其"隐而不论"或"论而不详"之处，厥功甚伟。其中尤以"命门学说"为代表。

《黄帝外经浅释》指出："期盼当代的有心人能像王冰、史崧那样，对《外经》的研究下一番苦功，搜集更多的资料，进行鉴别、整理，使《外经》更加完善，使《内》《外》二经珠联璧合，惠及当代，造福人类。"庶几可以使《黄帝内经》《黄帝外经》合璧，造福苍生。

二、《外经微言》命门学说探骊

目前，国内学者研究《外经微言》的公开出版物有2种：《外经微言》《陈士铎医学全书》（首篇为《外经微言》）。公开发表的与《外经微言》相关的论文有16篇，其中有2篇略述"命门"。笔者尚未检索到国外有关《外经微言》研究的报道。本书的学术成就体现在以下几方面。

（一）对命门学说的阐发

"命门"一词最早见于《灵枢·根结》。在《黄帝内经》162篇中，共提及命门6次，都是指"两目"。《外经微言》81篇中有10篇提及命门，有3篇专题阐述命门，有2篇以命门为篇名，共提及命门94处。《外经微言·命门真火篇》指出："命门为十二经之主，《素问》不明言者，以主之难识耳。然不明言者，未尝不显言之也，无知世人不悟耳。经天师指示，而命门绝而不绝矣。秦火未焚之前，何故修命门者少，总由于不善读《内经》也。"《外经微言》对《黄帝内经》的"命门"做了详尽的阐述和发挥，丰富与发展了《黄帝内经》的命门学说。"总由于不善读《内经》也"，一语道破了中医治学的门径与误区，至今仍振聋发聩，回味无穷。

1."五脏皆由命门所主" 在《黄帝内经》中，五脏之中，谁主调控？有3种不同观点，即心主调控（"心者，君主之官也，神明出焉"，"心者，五脏六腑之大主"）、脾主调控（"脾者，土也，治中央，常以四时长四脏"）、胆主调控（"凡十一脏取决于胆"），以致后世医家对此众说纷纭。总体而言，历代医家大多倾向于"心主调控"。

《外经微言·命门经主篇》指出"以心为主，此主之所以不明也；主在肾之中，不在心之内"，主张肾中之命门为十二官之主，五脏六腑皆仰望于命门，倚之为根。心得命门则神明应物，肝得命门则可谋虑，胆得命门则可决断，胃得命门则可收纳，脾得命门则可转输，肺得命门则治节有序，大肠得命门则可传导，小肠得命门则可布化，肾得命门则可作强，三焦得命门则可决渎，膀胱得命门则可畜泄，认为"有此主则十二官治，而主不明则十二官危矣"，提出"五脏皆由命门所主"的新观点。

2. 命门为十二经之主　《外经微言·命门真火篇》云："命门为十二经之主，不止肾恃之为根，各脏腑无不相合也"，"十二经之火，皆后天之火也。后天之火非先天之火不化"。陈士铎提出命门为十二经之主，这是对《难经》"三十六难"与"八难"论述命门学说的传承与发挥。《难经·三十六难》云："命门者，诸神精之所舍，原气之所系也。"《难经·八难》云："诸十二经脉者，皆系于生气之原。所谓生气之原者，谓十二经之根本也，谓肾间动气也。"

命门乃生命之门，内寓真火，为人身阳气之根本，亦为生命活动的原动力。十二经之火气皆赖肾间动气，即命门真火所养，命门乃其根本。十二经之火与命门之火，有先后天之别，十二经之火得命门之真火才能生化，十二官之职能亦靠命门方能职司分明。人之康健，离不开后天十二经火气的和调，更离不开先天命门火气的濡养，恰似木秀于林，枝干繁茂，离不开根本坚固。

3. 命门为水火之府，内藏先天阴阳　陈士铎指出"命门为水火之府也，阴阳之宅也"，主张人虽生于火，却养于水。他提出肾火为无形之火，肾水为无形之水，无形之火能生无形之水。因此，"火不藏于火，转藏于水"。此外，陈士铎提出"肾脏之水火处于无形，乃先天之水火"，命门与两肾之水火互根互藏，为人身水火之源。《外经微言·小心真主篇》载有"命门水火，实藏阴阳"，后天之阴阳藏于各脏腑，先天之阴阳则藏于命门。

陈士铎认为，命门虽属火，却偏居于肾以亲水气，并与水互根互用，火非水不藏，无水则火沸，水非火不生，无火则水绝。他认为水与火两相生而两相藏，"五行得水则润，失水则损"，不再将五行之水火简单地归为相克关系。

（二）命门学说的应用

尽管《外经微言》不是研究命门学说的专著，但书中或提及命门，或专题阐述命门，或以命门名篇，应用命门理论阐发人体生理病理变化可谓无处不在。

1. 命门之火宜补不宜泻，必须于水中补之　命门水火为先天之本，源自父母之精，常患其不足，故命门病证以虚损居多。十二经得命门之火方能生化，若命门之火虚衰则供给十二经之火匮乏，生化失权，百病丛生。因此，陈士铎提出命门之火宜补不宜泄，且宜温补。由此还提出"修仙之道无非温养命门耳"，倡导应以"养命""温命门"为养生治病之关键，同时强调，对于命门火衰的治疗不可一味温补，此为变。

《外经微言·命门经主篇》指出："命门为主，供十二官之取资。其火易衰，其火亦易旺，然衰乃真衰，旺乃假旺。"先天之火非先天之水不生，补火而不济之以水则火益微。《外经微言·命门真火篇》认为，命门水火虽然不全属于肾，亦不全离乎肾。各经水火均属后天，肾中水火属于先天。后天之火容易旺，先天之火容易衰。命门火衰，必须补火，而补火必须补肾，又必兼水火补之，命门之火可旺而不可过旺。火之过旺，乃因水之过衰。水衰不能济火，则火无所制，必焚沸十二经。治疗不当，不但不能受益，反而受损，因此，补火必须于水中补之。水中补火则命门与两肾有既济之欢，分布于十二经则无未济之害。水火相济，方能生化无穷，痼疾自愈。

2. 补益命门的系列方药 陈士铎以前的本草方书对补泻命门的方药缺乏归纳，偶尔散见于部分著作中，并不系统，他通过临床实践，对此进行系统整理，形成系列补泻命门的药物与方剂，使之自成体系。这在其所著《外经微言》《本草新编》《石室秘录》《辨证录》中均有记载。

补命门的药物有淫羊藿、肉桂、补骨脂、附子、胡桃、巴戟天、人参等；泻命门的药物有山茱萸、石斛等；入命门的药物有阳起石、海马、九香虫、覆盆子、沉香等。直接温补命门的方剂有参术附桂汤、逐寒回阳汤、散寒救胎汤、直中阴脏第一方、四神丸、八味丸等；间接通过水中补火疗命门的方剂有引火汤、治下元寒极上喘方、治肾水上泛方、八味地黄汤、直中阴脏第二方、温肾汤、两生汤等。

3. 安心利精养生 在养生方面，《外经微言·顺逆探原篇》提出"绝欲而毋为邪所侵也，守神而毋为境所移也，练气而毋为物所诱也，保精而毋为妖所耗也。服药饵以生其津，慎吐纳以添其液，慎劳逸以安其髓，节饮食以益其气"，从"宜"与"忌"两方面把握，体现了其整体辨证的思想。

《外经微言·命根养生篇》篇末附"陈远公曰：精出于水，亦出于水中之火也；精动由于火动，火不动则精安能摇乎？可见精动由于心动也，心动之极，则水火俱动矣，故安心为利精之法也"，体现了其水火既济、安心利精养生原则，而命门补泻方药则为安心利精养生提供了保障。

（三）命门学说的传承与创新

自《黄帝内经》《难经》对命门的部位、功能论述始，历代医家对命门进行了多方面探索，命门学说渐趋成熟。其标志是从简单的部位描述到功能的概括，再到理论内涵的明晰与学说的构建，最终与生命本源建立联系。

1. 建"命门学说公共知识库"以体现传承 传承目前多指名老中医的经验传承。此项传承尚在探索之中，且多有争议，有人甚至认为这条路很难走通。此外还存在一种认识倾向与争鸣焦点。中医传承包括思想的传承和经验的传承，两者有区别又有联系，相辅相成。王永炎院士指出，学术思想必须有理论内涵并能指导临床实践，提高临床防治水平，这样的学术思想才存持久的生命力。它不是单纯的临床经验，但源于一病、一证、一法、一方、一药的诊治经验与心得体会，又在此基础上进行高度的抽象概括和理性提升。

以此衡量，陈士铎《外经微言》既包括命门学说学术思想的传承，又有命门诊疗经验的传承，其将历代医家命门学说的主要研究成果综合集成，融入自己的论著中，形成"命门学说公共知识库"，体现的是学术思想的传承；陈士铎把命门学说运用于临床实践与养生之中，并专列补泻命门系列方药，使"命门"这个相对抽象的概念落到实处，与具体应用紧密结合，体现了命门学说指导下的诊疗经验传承。此举堪称中医理论与经验传承的典范，亦可为中医学研究的龟鉴。

2. 融"命门学说"百家之长以体现创新 在《辞海》中，"创"有首创、创始之义；

"新"指初次出现，与旧相对，有才、刚之义。创新有3层含义：其一是抛开旧的，创造新的；其二是在现有的基础上改进更新；其三是创造性、新意。陈士铎在《外经微言》中对命门学说的创新，属于第2种类型，他融"命门学说"百家之长以体现创新，这符合中医药创新的特点，是在充分传承基础上的创新。

古代医家将命门与人体相火、三焦、心包络、肝、胆、肾、膀胱、奇经八脉等形成协调统一的生理系统。这些观点都是基于个人的体悟与临床经验对命门学说在某一点上的发挥。陈士铎站得更高，他从整体上对命门学说加以把握，从五脏六腑、四肢百骸相互联系、相互为用的角度，提出了"五脏皆由命门所主"及"命门为十二经之主"的创新性观点，使其从既往的部位之争、功能之别、属性之辨，上升到命门学说的理性高度，消弭诸家之争，构建了完整的命门学说"理、法、方、药、用"体系。

近现代医家则从中医整体论角度理解和指导临床，将命门学说融入现代人体遗传、生殖、衰老以及代谢等生命过程，对生命现象和生命本质进行解析，使其更加系统化、综合化、实用化。从某种意义上说，命门学说有望成为中医学传承、创新的突破口与新的知识增长点。

三、万物生长靠太阳，人类健康守命门

在《外经微言》中，《命门经主篇》以"命门"为篇名，指出命门内寓真火，乃人身阳气根本，生命活动之原动力。十二经之火得命门之真火方能生化，十二官之职能亦靠命门方能司职，命门为十二经之主。本篇强调"命门属火，宜与火相亲……所谓一阳陷于二阴之间也"，"命门为主，供十二官之取资。其火易衰，其火亦易旺，然衰乃真衰，旺乃假旺"。"一阳陷于二阴"，此乃《易经》坎卦之象。命门属火，其火易衰，火神派鼻祖郑钦安指出"坎中一点真阳，乃人身立命之根"。国医大师陆广莘也认为，命门学说包含了自张仲景以来所发展的"助阳"治疗成就。

（一）万物生长靠太阳

众所周知，太阳与地球万物关系密切，地球之光与热大部分来自太阳，如果太阳不再向地球提供能量，万物生命活动将会停止。太阳维系地球万物之生存及发展，太阳活动之强弱，对万物各系统或功能影响甚大。从某种意义上说，万物生长靠太阳。随着空间科学技术之不断发展，边缘学科——日地物理学应运而生。

太阳黑子（sunspot，SS）系太阳表面炽热气体之巨大漩涡，温度大约为4500℃，其比太阳光球层表面温度低，故呈深暗色斑点，然SS较少单独出现，而是成群活动，周期大约为11.2年。SS呈周期性变化，此起彼伏，直接反映太阳活动之强弱。自1755年开始，天文学家对黑子"ê"活动标号统计，以SS最少年为"开始年"，称为"太阳黑子活动极小年"，SS最多年则称为"太阳黑子活动极大年"。太阳活动周期，乃SS数及其他现象之周期变化，其会导致空中气体、地面物质及地球气候之变化。天文工作者将SS观测结果

进行合理统计，确定每年及每月 SS 之相对数，并定期公布。中国近代地理学和气象学奠基人竺可桢立足考古资料及历史记载，系统论证了我国近 5000 年之气候变迁，得出结论：太阳变动制约地球气象变化，许多长期气候要素亦存在 11 年循环周期。美国国家大气研究中心亦指出：太阳活动周期与全球气候密切相关，太阳活动高峰期和活动余波均可导致类似"拉尼娜"或"厄尔尼诺"等现象。

随着现代天文学研究水平之不断提升，预测太阳活动已取得长足进展，全世界有 15 个中心 24 小时预报太阳活动、收集地球物理参数并及时共享数据，我国北京、南京及云南等地天文台皆参与其中。目前，参与太阳活动研究之团队不断壮大，汇集太阳物理、地球物理、空间物理、气象、水文、通信、农业、生物及医学等科学工作者，以期早日揭开太阳活动之神秘面纱。

（二）人类健康守命门

《灵枢·岁露论》指出："人与天地相参也，与日月相应也。"太阳活动与人类健康息息相关。由于人类生殖细胞对太阳辐射极其敏感，男性精原细胞尤为显著，因而，处于太阳活动异常期受孕之胎儿极易畸形；若孕妇处于太阳活动高峰期，发生早产及流产的概率显著提高。此时出生之婴儿，体质相对虚弱，生长发育迟缓。有研究表明：当太阳活动处于高峰期，尤其是太阳大耀斑磁爆后第 1 天，发生冠心病或猝死人数显著增加。因此，这一天亦有心血管系统疾病"致命日"之称。

《道德经》指出："有物混成，先天地生。寂兮寥兮，独立而不改，周行而不殆，可以为天下母……故道大，天大，地大，人亦大。域中有四大，而人居其一焉。人法地，地法天，天法道，道法自然。"经文指出，最原始的物质是处于混沌状态的，浑然一体，最先分离产生出的是宇宙天地。伏羲的先天八卦有"天地定位，山泽通气，雷风相薄，水火不相射，八卦相错"之论，这是对宇宙天地本质的表达，以"乾坤"两卦为主。文王的后天八卦则是对宇宙天地自然的认识方法，以"坎离"为主。"坎离"为"乾坤"所生六子之二。"乾卦"降于"坤卦"，则为"坎卦"；"坤卦"升于"乾卦"，则为"离卦"。"离卦"为日，为火，"坎卦"为月，为水，坎离交合，水火既济，生命随之产生，生命之长、壮、老、已亦因其变化。

《素问·宝命全形论》指出："人以天地之气生，四时之法成。"《素问·四气调神大论》进一步阐释："夫四时阴阳者，万物之根本也，所以圣人春夏养阳，秋冬养阴，以从其根，故与万物沉浮于生长之门。"如果说万物生长靠太阳，那么人类健康守命门。命门是人体的生、长、壮、老、已之门。命门是人体生命的根本，先天之气所在，气化的本源，从某种意义上说，命门是人体的"生命之门"。世界卫生组织在《迎接 21 世纪的挑战》报告中明确指出："21 世纪的医学，不应该再继续以疾病为主要研究对象了，而应当以人类的健康，作为医学研究的主要方向。"国医大师陆广莘认为：万物并育而不相害，与万物沉浮于生长之门，这是中医学的人类健康生态目标模式。

（三）命门为人体生命的调控中枢

国医大师陆广莘认为命门学说探索了基本生命过程及其功能调节枢纽，是体内生理和抗病功能调节枢纽的理论概括。命门禀之于先天，是人类长期种族发展的产物，它保证了各器官执行其正常功能和抵御疾病的能力，故为"守邪之神"和"生生之本"。余晓琪等认为命门对卫气的运行有被动调节、主动调节和合气嗣续3种基本调节方式，从而使卫气在周身的运行随昼夜变化而有相应的侧重与差异，其合气嗣续的功能又使卫气在不断被消耗的过程中能及时地得到补充和给养，它对于保证机体生理活动适应外环境的变化有相当重要的意义。

任艳玲等从中医学角度探究命门之源流，提出生命的调控中心不在心而在命门，认为人体十二官的功能活动受命门调控，五脏乃至全身阴阳受控于命门的阴阳，命门之火是人体生命动力系统。从西医学"神经－内分泌－免疫"网络角度看，调节命门阴阳可能改善了紊乱的"神经－内分泌－免疫"网络而对各系统疾病发挥治疗作用。明代赵献可在其著作《医贯》中提出命门（太极）水火五行调控学说，把这种调控思想深入到人体发生学领域。

亦有学者指出，命门学说不仅从人体系统的有序、稳定来认识人体和疾病，还把人体五脏系统的有序、稳定理解为生命体"自组织"的状态和结果，非常深刻地表达了人体系统自组织原理的基本思想。

四、"医易一体"、命门学说与"4P医学模式"

《易经》为"群经之首"。《四库全书总目提要》指出："易道广大，无所不包，旁及天文、地理、乐律、兵法、韵学、算术，以逮方外炉火，皆可援易以为说。"在《外经微言》中，《考订经脉篇》《脾土篇》《胃土篇》《命门真火篇》《命门经主篇》《小心真主篇》《三关升降篇》7篇均强调"水火既济"的重要性。在《命门经主篇》中更是有"一阳陷于二阴之间"的论述，用《易经》"坎卦""既济卦""未济卦"重点阐述"水火既济"的重要性。

其实，在《黄帝内经》中已有"医易一体"思维。如《素问·金匮真言论》中用"其数八""其数七""其数五""其数九""其数六"来说明"五脏应四时，各有收受"的相互关系，这正是基于《易经》河图的"成数"。《伤寒论》中青龙汤（大青龙汤及小青龙汤，东方青龙）、白虎汤（西方白虎）、黄连阿胶汤（朱雀汤，南方朱雀）、真武汤（玄武汤，北方玄武）都给我们提供了"医易一体"的应用示范。

当代医学的发展，正在经历从传统的"生物医学模式"到"生物－心理－社会医学模式"的转变，而以预防性（Preventive）、预测性（Predictive）、个体化（Personalized）和参与性（Participatory）为核心的"4P医学模式"正成为人类健康和医学变革的转折点。

（一）预测与预防

《易经·豫卦》指出："豫顺以动，故天地如之……天地以顺动，故日月不过而四时不忒。"中国留学生刘子华在英国留学期间，曾运用"八卦宇宙理论"结合现代的天文参数进行研究，提出了太阳系存在第 10 颗行星的假说，而这一假说，已在 1987 年美国宇航局的"先驱者号"宇宙飞船探测证实。

进入 21 世纪以来，由于环境的破坏、人口的增长、交流的增多、药物的滥用，导致各种新型传染病高发而且危害大。我们可以在"医易一体"思维的指导下，结合中医五运六气学说，顺应天地之理、自然之气而动，拓展其在新型传染病的应用，做到早预测、早预防、早干预、早解除，将传染病对全人类的健康威胁降到最低。

（二）个体化与群体化

辨证论治是中医学理论体系的主要特点，因时、因地、因人制宜是中医学防治的主要原则之一，不管内伤杂病，还是外感热病，制定的理、法、方、药都讲究"个体化"治疗。辨证论治是中医个体化治疗的集中体现，几千年来一直有效指导中医临床诊疗实践。

与中医讲究个体化治疗形成鲜明对比的是，直到 1956 年美国的 Williams Roger J 教授才在《生化学个体性》提出个体化治疗，他大力提倡个体化医学，但未引起医学界的重视。直到人类基因组计划的实施，个体化治疗才得到认可。

群体化离不开对个体的把握，是对个体特征的高度凝练。群体化是个体特征的提炼与共性规律的提升。康德说："经验和理性都不能独立地提供知识，前者提供没有形式的内容，后者则提供没有内容的形式。"从"个体化"到"群体化"再到"个体化"，既是认识的飞跃，也是知识的形成，更是医学诊疗体系的螺旋上升过程。群体化治疗会随着个体化诊疗活动的发展而不断得到完善。

（三）指导性与参与性

中医学具备完善的理论体系、独特的认知方法和先进的诊疗理念，其中蕴含的整体观、辨证观和恒动观对中医认识生命、辨识疾病、防治疾病都具有重要的指导作用。落实到具体的参与手段上，方法更是多种多样。

中医有针、灸、药、砭、导引、按跷等丰富多彩的特色疗法，在临床治疗和养生保健中发挥着重要作用。由于其认可度高，普及范围广，这些治疗手段和方法可全方位服务于患者，更是中医医生临床治疗的重要手段，用于指导预防、养生、保健与康复；同时，由于中医疗法具有简单化、实用化、生活化的特点，也提高了患者的参与性。

指导性与参与性的有机结合，在现代科学领域也结出硕果。有专家指出，由于易理之启示，获得诺贝尔奖者已有 4 人，分别为汉森堡（《测不准定律》）、宝雅（《相生相克原理》）、杨振宁、李政道（《不对等定律》）。尤其是杨振宁和李政道明确指出，他们能获得诺贝尔奖，是受到《易经》的启发。今后，由《易经》而获得诺贝尔奖者，当犹有其人。

医易一体指导下的中医科研，有望再续屠呦呦获得诺贝尔奖的辉煌，再度取得举世瞩目的科研成果，为人类的健康保驾护航。

五、小结

"凡事预则立，不预则废。"《外经微言》一书提示我们，无论《黄帝内经》还是《黄帝外经》，都是中医学的组成部分，同等重要，不可偏废。中医学人要有大局观和忧患意识，完整、准确、全面传承研究经典文献，努力发掘，加以提高，是时代赋予我们的责任。

（撰稿人：林明欣）

参考文献

1. 陈士铎.外经微言［M］.北京：中医古籍出版社，1984：1-2，177-184，191-195.
2. 张岫峰，冯明清，刘淑华.黄帝外经浅释［M］.上海：第二军医大学出版社，2006：3.
3. 刘璐.陈士铎脏腑理论特色及其临床运用的研究［D］.北京：北京中医药大学，2015.
4. 胡镜清，路洁，刘喜明，等.名老中医经验传承研究内容与方法的思考［J］.中华中医药杂志，2009，24（10）：1346-1348.
5. 王阶，熊兴江.名医经验传承探索之路［J］.中医杂志，2011，52（7）：545-549.
6. 于智敏，王永炎.对中医学术思想传承的思考［J］.中国中医基础医学杂志，2009，15（5）：321.
7. 陆广莘.命门学说源流考［J］.中国中医基础医学杂志，1997，3（3）：3-7.
8. 沈海璋.万物生长靠太阳——太阳活动对地球和人类的影响［J］.世界科学技术（科学论坛），1997（1）：3-4.
9. 白思胜.太阳黑子活动周期成因探讨［J］.固原师专学报（自然科学），2004，25（6）：33-35.
10. 徐俊培.太阳黑子：了解太阳状态的窗口［J］.世界科学，2004（10）：5-7.
11. 李可军，冯雯，梁红飞.异常的第24太阳活动周——千年的第一个完整的太阳活动周［J］.中国科学：物理学力学天文学，2010，40（10）：1293-1301.
12. 褚哲，聂清香，张军.太阳黑子的世纪周期及对24、25活动周的预报［J］.天文学进展，2010，28（4）：179-187.
13. 王亚敏，郭勃，张玲霞，等.地磁Ap指数与太阳黑子数的交叉小波分析及R/S分析［J］.地理科学，2011，31（6）：747-752.
14. 陆广莘.中医学的人类健康生态目标模式——万物并育而不相害，与万物沉浮于生长之门［J］.山西中医，2004，20（6）：37-39.
15. 余晓琪，胡永胜，李济仁.目命门对卫气运行的调节［J］.山西中医，1997，13（4）：38-39.
16. 任艳玲，郑洪新.试论命门与人体生命调控系统［J］.辽宁中医杂志，2002，29（10）：580.

17. 张敬文, 侯少静, 章文春, 等. 命门学说机理探析之一——命门学说与自组织[J]. 中医学报, 2015, 30 (4): 531-532.

18. Mcleod H L, Evans W E.Pharmacogenomics:Unlocking the human genome for better drug therapy [J]. Ann Rev PharmacolToxico, 2001, 41 (1): 101.

19. 德勒兹（法）. 康德与柏格森解读[M]. 张宇凌, 关群德, 译. 北京: 社会科学文献出版社, 2002: 27.

20. 陈立夫. 中医之理论基础[J]. 福建中医药, 1989, 20 (1): 2-3.

以"脉生痰核"理论指导动脉粥样硬化研究

心脑血管疾病是导致人类死亡的首位原因，动脉粥样硬化（atherosclerosis，AS）是大多数心脑血管疾病发生的前期病理基础。在 AS 病理机制及其防治研究方面，学术界一直不懈努力，但仍有许多重大科学问题亟待解决。临床研究显示，AS 斑块可以在一定程度上消退，如强化他汀药物降脂治疗 6 个月可使斑块缩小约 10%，血管紧张素Ⅱ受体阻滞剂治疗 6 个月可使斑块缩小约 4.7%，吡格列酮治疗 6 个月可使斑块缩小约 7.2% 等。但是目前所有消退 AS 斑块的药物治疗都存在着效果不显著、疗程长、不良反应较多等问题。AS 斑块治疗需要更为安全有效的药物。

一、动脉粥样硬化应属中医"痰核"范畴

中医文献中没有动脉粥样硬化的概念，据病因、临床表现、并发症等特征，散见于中医"偏枯""胸痹""中风""眩晕""头痛""痰证""痛证"等病的记载中。现代中医药治疗 AS 多从瘀、痰、毒、虚论治，但疗效并不满意。AS 斑块的中医治疗需要"理、法、方、药"创新，进一步提高临床疗效。纵观中医发展史，理论创新一直是提高临床疗效的原动力。从秦汉时期《伤寒杂病论》的六经辨证，到金元四大家的脏腑辨证，再到明清时期的卫气营血辨证，通过理论创新，研发出独具特色的方药，如桂枝汤、白虎汤、补中益气汤、防风通圣散、银翘散、犀角地黄汤等，为解决当时的关键性医学问题做出了巨大贡献。进入 21 世纪，慢性非传染性疾病成为人类的主要健康问题，时代呼唤中医新的理论创新。

《丹溪心法》曰："结核或在项、在颈、在臂、在身皮里膜外，不红不肿不硬不作痛，多是痰注作核不散。"AS 斑块从各个角度讲，都符合这个说法。朱丹溪认为："人身上中下有块者，皆痰也。"《仙传外科集验方》曰："人身有痰，润滑一身，犹鱼之有涎。痰居胃中，不动则无病，动则百病生……其常道，则自胃脘达肺脘而出；其失道，自胃脘而流散于肌肉皮毛之间。"宿痰失道，结于颈部为"颈生痰核"，结于上臂为"臂生痰核"，结于舌上为"舌生痰核"，结于眼睑为"胞生痰核"，结于乳房为"乳生痰核"，结于阴茎为"茎生痰核"。如果结于血脉，则为"脉生痰核"，即动脉粥样硬化。正如沈金鳌《杂病源

流犀烛》所云:"而其(痰)为物,流动不测,故其为害,上至巅顶,下至涌泉,随气升降,周身内外皆到,五脏六腑俱有。"

二、"痰核"源流

从现存文献资料来看,《黄帝内经》有"饮"无"痰",至汉代张仲景《伤寒杂病论》首论"痰饮",隋代巢元方在《诸病源候论》中把痰、饮分离。金元时期,朱丹溪辨治杂病多以气、血、痰、郁立论,尤善辨治痰证。《丹溪心法》提出"痰注作核",曰:"结核或在项、在颈、在臂、在身皮里膜外,不红不肿不硬不痛,多是痰注作核不散。"又曰:"人身上中下有块者,皆痰也。"明代李梴在《医学入门》中明确提出"痰核",曰"痰核在颈全不痛,在臂或痛亦不红"。清代何梦瑶《医碥》曰:"头面颈项身之中,下有结核,不红不痛,不硬不作脓,皆痰核。"

明清至今,对痰核的认识逐渐深入,有颈生痰核、臂生痰核、舌生痰核、胞生痰核、乳生痰核、茎生痰核等;化痰散结法的应用也越来越多,许多疾病如脂肪瘤、乳腺增生、甲状腺结节、声带结节、前列腺增生、痛风、肿瘤等,应用化痰散结法均取得显著疗效。

三、痰核病机

历代中医对痰核病机的认识,可归纳为4个方面。①痰为核心。李梴《医学入门》曰:"无痰不成核。"朱丹溪《丹溪心法》中提道:"百病多有夹痰者,世所不知,人身中有结核,不痛不红,不作脓,痰注也。"②宿痰失道。杨清叟《仙传外科集验方》曰:"宿痰失道,非惟人不识,自仙授以来,惟余一派知之。人身有痰,润滑一身,犹鱼之有涎。痰居胃中,不动则无病,动则百病生……其常道,则自胃脘达肺脘而出;其失道,自胃脘而流散于肌肉皮毛之间。"③兼有血瘀。痰聚日久,未有不及血者,《丹溪心法》云:"痰挟瘀血,遂成囊橐。"④脾肾两虚。《黄帝内经》曰:"脾为生痰之源。"张景岳认为:"盖痰即水也,其本在肾,其标在脾。在肾者,以水不归源,水泛为痰也。"中医对痰和痰核病机的认识独具特色,有效地指导着临床实践。

四、痰核治法方药

痰核治法的核心是化痰散结法。化痰散结法是中医广泛运用的治法,是中医痰证治疗中独具特色的组成部分。化痰散结法自秦汉以来,以其应用普遍、疗效独特的实用价值而受到临床医家的广泛重视,经不断充实与进步,到清末已具有丰富的学术内涵。化痰散结法可以细分为理气化痰散结、清热化痰散结、温阳化痰散结、燥湿化痰散结、逐瘀化痰散结。其中理气化痰散结法的代表方剂有:通气散坚丸、四海舒郁丸、开郁散、香棱丸、消瘰五海饮、荣卫返魂汤、舒肝溃坚汤等。清热化痰散结法的代表方剂有:消瘰丸、内消瘰病丸、化瘿丹、消核丸、芩连二陈汤、昆布散、四妙勇安汤、仙方活命饮、五香连翘散、痰核丸、痰核酒等。温阳化痰散结法的代表方剂有：阳和汤、小金丹、中九丸、五积散、万灵丹、桂枝茯苓丸、海藻溃坚丸等。燥湿化痰散结法的代表方剂有：和中丸、散聚汤、化坚二陈丸、顺气归脾丸、海龙丸等。逐瘀化痰散结法的代表方剂有：海藻玉壶汤、橘核丸、消核丸、破血散聚汤、活血散瘀汤、散肿溃坚汤、大黄䗪虫丸、复元活血汤、鳖甲煎丸、消核散、神效消核散等。

化痰散结治法和方药历史积淀深厚，对于临床治疗多种疑难病症，特别是有形痰核留结证显示出独特疗效。

五、"脉生痰核"理论框架

我们课题组从2000年开始系统开展了中医药防治动脉粥样硬化研究，逐渐形成了"脉生痰核"理论，构建了理法方药、分期论治框架，指导临床实践和科学研究。"脉生痰核"基本理论框架如下。①动脉内中膜增厚期。核心病机是气血失和，宿痰失道。核心治法为顺气匀血。基本方药以顺气匀血汤为主加减。治疗目标达到3个月动脉粥样硬化斑块缩小10%。②稳定小斑块期。核心病机是宿痰失道，兼有血瘀。核心治法为顺气匀血，化痰散结。基本方药以内消软脉汤为主加减。治疗目标达到3个月动脉粥样硬化斑块缩小10%。③易损斑块期。核心病机是宿痰失道，兼有瘀毒。核心治法为解毒活血，化痰散结。基本方药以四妙勇安汤为主加减。治疗目标达到3个月动脉粥样硬化斑块易损程度缩小10%。④支架或搭桥术后期。核心病机是外伤血瘀。核心治法为活血化瘀。基本方药以加味复原汤为主加减，3个月后改用内消软脉汤。治疗目标达到术后1年再狭窄率减少30%。

综上所述，中医"痰核"相关学术思想和实践经验，由于历代医家和学者的研究与应用，在理论与实践方面不断充实与进步，具备了丰富的学术内涵和广泛的应用前景。在中医药文献中，蕴藏着许多历经反复实践卓有成效的化痰散结类方剂，它们适应证广泛，具有较好的临床疗效，是治疗现代"痰核"相关难治病的有力武器。我们创立"脉生痰核"理论，采用顺气匀血、化痰散结法为主，治疗动脉粥样硬化，获得了肯定的临床疗效，大多数患者斑块发展被阻止，一般服药3个月可使斑块消退10%左右，有些小的斑块会彻底消退。动脉粥样硬化是复杂难治性疾病，也是当代影响人类健康最重要的疾病之一，我们课题组10余年的研究证实，"脉生痰核"理论指导中医药防治AS，其临床疗效是肯定的，值得开展更加深入的研究。

（撰稿人：吴圣贤）

参考文献

1.LIBBY P，RIDKER PM，HANSSON GK. Progress and challenges in translating the biology of atherosclerosis[J]. Nature, 2011, 473 (7347): 317-325.

2.MASERI A, AMMIRATI E, PRATI F. A natural-history study of coronary disease[J]. N Eng J Med, 2011, 364 (15): 1469.author reply 1471-1462.

3.OTAGIRI K, TSUTSUI H, KUMAZAKI S, et al. Early intervention with rosuvastatin decreases the lipid components of the plaque in acute coronary syndrome:analysis using integrated backscatter IVUS (ELAN study)[J].Circ J, 2011, 75 (3): 633-641.

4.LEE CW, KANG SJ, AHN JM, et al. Comparison of effects of atorvastatin (20 mg) versus rosuvastatin (10 mg) therapy on mild coronary atherosclerotic plaques (from the ARTMAP trial)[J].Am J Cardiol, 2012, 109 (12): 1700-1704.

5.LAW MR, WALD NJ, RUDNICKA AR.Quantifying effect of statins on low density lipoprotein cholesterol,ischemic heart disease,and stroke:systematic review and meta-analysis[J].BMJ,2003,326 (7404): 1423.

6.YUNOKI K, NAKAMURA K, MIYOSHI T, et al. Impact of hypertriglyceridemia on endothelial dysfunction during statin+/-ezetimibe therapy in patients with coronary heart disease[J]. Am J Cardiol, 2011, 108 (3): 333-339.

7.ISHII H, KOBAYASHI M, KUREBAYASHI N, et al. Impact of angiotensin II receptor blocker therapy (olmesartan or valsartan) on coronary atherosclerotic plaque volume measured by intravascular ultrasound in patients with stable anginapectoris[J]. Am J Cardiol, 2013, 112 (3): 363-368.

8.NAKAYAMA T, KOMIYAMA N, YOKOYAMA M, et al.Pioglitazone induces regression of coronary atherosclerotic plaques in patients with type 2 diabetes mellitus or impaired glucose tolerance:a randomized prospective study using intravascular ultrasound[J]. Int J Cardiol, 2010, 138 (2): 157-165.

9.王亚红，郭维琴．动脉粥样硬化中医研究的现状和思路［J］．中国医药学报，2002，17（10）：624-626.

10.范秀珍．清热解毒中药抗动脉粥样硬化作用机制的研究进展［J］．中国动脉硬化杂志，2004，12（2）：246-248.

11.张京春，陈可冀，张文高，等．不稳定斑块的中西医结合认识现状及研究思路［J］．中国中西医结合杂志，2005，25（10）：869-871.

12.于俊生，陈兆昌．动脉粥样硬化从痰瘀毒论治探讨［J］．山东中医杂志，2002，21（8）：451-454.

《黄帝内经》病机理论特点研究

《黄帝内经》大约成书于西汉中后期即公元前1世纪，出自多人之手，对其之前的医学知识、医疗经验进行了全面而系统的收集、整理和总结，是一部大型的医学论文汇编。《黄帝内经》的内容十分丰富，对阴阳五行、藏象、经络、病机、病证、诊法、治则、针灸、摄生等方面进行全面阐释，确立了中医学独特的理论体系。病机理论是中医学基础理论的重要组成部分，在《黄帝内经》中也占有显著的地位。"病机"一词首见于《素问·至真要大论》，明确提出"审察病机，无失气宜"和"谨守病机，各司其属"的观点，并对临床常见症状的病机进行了归类、总结，即我们奉为圭臬的"病机十九条"。在《黄帝内经》中明确提出"病机"的仅此一篇，病机在《黄帝内经》中还被称为疾病之"本"、之"因"、之"主"、之"属"等。《黄帝内经》其他篇章中还有大量关于病机理论的阐述，可谓《黄帝内经》处处皆病机。以往对《黄帝内经》病机理论的研究，多侧重于对《黄帝内经》病机理论的应用与分类整理研究，对《黄帝内经》病机特点的研究较少。本文试从病机理论论述方法、思维方式、病机理论内容的共同点等几方面研究《黄帝内经》病机理论特点。

一、人文医学相互渗透

《黄帝内经》病机理论的形成受中国古代哲学思想的影响深刻。其中天地四时影响病机的天人观和阴阳五行观对病机理论的形成尤为重要。

（一）天地四时影响病机的天人观

人体生命活动与自然规律相应。人体阴阳气血应时而变，随天地四时节律、日节律、月节律而进行自我调节。人体疾病与自然因素息息相关。人处于天地气交之中，运气改变不仅影响人体自我阴阳调节，影响人体生理，还影响人体疾病。根据运气学说，不仅疾病的发生有一定的规律可循，还可以推测疾病的发生与流行，甚至可以精确到具体的脏腑。

（二）阴阳五行观

阴阳家的阴阳五行观在病机理论的建构中起到纲目性作用。阴阳五行合论的观点被《黄帝内经》完全采纳，并将其思维方式溶入医学理论构建之中。四时五脏阴阳功能系统结构模型便是阴阳五行合论观点在中医学理论运用中较好的体现。此模型将四时、五脏、天地、阴阳紧密联系起来，《黄帝内经》在此模型的基础上，形成了以阴阳不和为总纲，五行（包括脏腑在内）病变为目的病机理论系统。以五运六气而言，《素问》运气七篇勾画了一个气候、物候、病候变化节律的模式，揭示了疾病发病规律与气候、物候的关系，正是阴阳五行学说在医学中运用的典范。

二、以证论机开阖有度

病机十九条是在运气学说的基础上高度概括疾病规律而得出的。从病机原义来看，"机"就是一个点，如《素问·六元正纪大论》曰："凡此定期之纪，胜复正化，皆有常数，不可不察。故知其要者，一言而终，不知其要，流散无穷，此之谓也。"要言不烦，病机就是病之根本，病起于风、寒、湿、火、热，对应于人身，则为肝、心、肺、脾、肾。《黄帝内经》中病机原义即为此。故《素问·至真要大论》反复说"审查病机，无失气宜""谨候气宜，无失病机"。《素问·至真要大论》病机十九条之后接着说"有者求之，无者求之，盛者责之，虚者责之"，是指导进一步对病机进行细化。如何细化？则要深入判断五脏之虚实，六气之盛衰。

《黄帝内经》的病机理论非常丰富，除了《素问·至真要大论》明确提到病机外，其他篇章虽没有明言病机，但蕴含了丰富的病机理论。《黄帝内经》可谓处处皆病机。以证为论证基础是《黄帝内经》病机理论阐述的主要方法。如《素问·热论》以六经分类代表了6种不同证候，反映出不同的病机。《黄帝内经》在论述具体疾病病机时同样采用了以证候为论证基础的阐述方法。如《素问·举痛论》阐述了近8种疼痛类型，各有不同病机。就病机十九条而言，病机十九条中"诸风掉眩，皆属于肝"，其中的"风""掉眩"也可以看作是一组症状群中的主要症状。此症状便能反映出病机，即常说的"但见一症便是"。

综观《黄帝内经》，运气七篇与《黄帝内经》其他篇章阐发的病机理论结合起来，形成了总分结合、开阖有度的病机理论体系。

三、揣度奇恒以象测机

象思维这种基本的思维方法在中国传统科技发展中发挥了重要作用，在古代化学、天文学、古代工程技术领域都得以广泛运用。象思维来自《周易》，《周易·系辞传下》云："象者，像也。"象是《周易》的本质特点，《周易》用象来表达思想。象，是形象、征象。

象思维就是以事物表现于外的形象、征象为依据，通过广泛联系，来探究事物内在本质和事物运动变化规律的思维方法。《黄帝内经》曰"天地阴阳者，不以数推，以象之谓也"，"援物比类，化之冥冥"，"不引比类，是知不明"。这就是中医学中的唯象理论，也就是常说的"取象比类"。"取象比类"是一种不同于西方抽象逻辑思维的特殊抽象过程，"取象比类"具有感性成分与理性成分相互渗透的特点，在直观体验活动中起着重要的作用。象思维是《黄帝内经》构架理论体系的基本思维方式，在《黄帝内经》中得以普遍运用。中医审查病机，是一个以象测机的过程。

中医通过"审证求因"来推测病因。即根据临床表现，通过分析证候和体征，结合病史来推求病因，在此过程中取象比类发挥了重要作用。以认识风为例，自然界的"风"有善行、数变、主动等特性，故具有发病快、游移不定等特点。如荨麻疹之骤起、剧痒、消退快，行痹之关节游走性疼痛，都可以认为是由风邪所致，治疗要祛风。

取象比类的思维方法在《黄帝内经》病机理论阐述中多处可见，如通过人体外观标志，推测人体脏腑的大小、厚薄、长短，从而推测人体发病的倾向性。《灵枢·本脏》指出："五脏者，固有小大、高下、坚脆、端正、偏倾者，六腑亦有小大、长短、厚薄、结直、缓急。"司外揣内，可以通过皮肤的颜色、纹理推测心之大小、高下。皮肤色赤、纹理细者心小，心小者神志安定收敛，外邪难以为害，但易伤于忧患；皮肤纹理粗则心大，心大者心情开朗，不易伤于忧患，但易为外邪所伤。无鸠尾骨的属心高之象，心偏高，上迫于肺，易使肺气壅滞，多见烦闷不舒、气郁、神呆、善忘，遇事难以言语开导，比较固执。鸠尾骨短小的属心下之象，心偏下则心阳常不振，易于涣散，神气怯弱，易感寒邪为病，经不起言语的恫吓。另外，如对后世影响至深的病机十九条亦是取象比类思维方法运用的典范，如头目眩晕、四肢抽搐、振掉、猝然昏倒、半身不遂等证，虽与外界的风邪无关，但病变表现有类似风动数变之象，都具有动摇的特征，故归为"风"。寒、暑、湿、燥等病机均同样通过取象比类的思维方法推理得出。对病机十九条中"属于风""属于寒""属于火（热）""属于湿"的风、寒、湿、火、热均是一类事物的形象信息的抽象、概括，其意义已经超出了风、寒、湿、火、热代表的自然气候现象，更大程度上是一类病变类型的性质的抽象概括。

中医之象有阴阳之象、五行之象、藏象、经络之象、六淫之象、脉象、色象等。中医审查病机，即是综合各种表现于人体外的征象，全面考虑致病因素、临床表现、天时气候等各种因素并进行分析、逻辑推理的过程，是一个以象测机的过程。

四、注重功能兼顾形质

形神统一是《黄帝内经》阐述的重要观点之一。形，指形体，包括人体各脏腑、血脉、筋骨、肌肉等组织器官。神志、神明或精神，则统称为神。在《黄帝内经》中神有时与机字相连，《素问·五常政大论》曰："根于中者，命曰神机，神去则机息。"神、机相连，即造化之机，乃万物生命过程的内部主宰，对于生命而言尤为重要。气机维系形神合一。《灵枢·平人绝谷》曰:"气得上下,五脏安定,血脉和利,精神乃居。"西汉《淮南子·原道训》曰:"夫形者,生之舍也;气者,生之充也;神者,生之制也。一失位,则三者伤矣。"《黄帝内经》中虽然没有同时论及形、神、气三者,但几者之间的密切联系在《黄帝内经》中已有明确体现。形、气、神三者相互依存,一损俱损,一荣俱荣。形、气、神在生理上密不可分,发病时则形体、气机、神机俱受影响。疾病发生时形、神、气三者均伤,形体受损,神机衰减,气机失常,从而产生疾病,影响生机。因此,《黄帝内经》病机理论注重从邪伤形体、衰减神机、阻碍气机等方面加以综合考虑,全面把握神机的健旺与衰减、气机的和调与失常、形体的健壮与虚羸,从而从整体上把握病机。

五、提纲挈领偏重原则

《黄帝内经》病机理论十分丰富,有具体的病证病机,但更多的是概括性很强的偏于原则性的病机理论,适用于临床多学科多种疾病,因而对后世病机理论发展有很强的指导作用,给后人留下无限的发挥空间。病机十九条虽然文字不多,但语言精练,概括性很强,涉及面很广,涉及多种疾病,后世很多医家在此基础上深入,卓有创见。

(撰稿人:卢红蓉)

基于"脾主涎"理论探索脾气虚证本质研究的启示

证候是中医辨证论治的核心内容，其研究牵动中医药基础理论和临床实践现代化发展的全局，一直受到高度重视。脾藏象理论是中医基础理论的重要组成部分，脾虚证是临床最常见的中医证候之一。60多年来，广大研究人员从脾虚证的理论、临床和实验研究方面开展了大量研究工作，取得了不少研究成果。笔者所在单位（广州中医药大学脾胃研究所）从1975年起在脾虚证本质研究方面做了大量工作。根据"脾开窍于口""脾主涎"等中医理论，本单位率先发现脾（气）虚证患者唾液淀粉酶活性比值（酸刺激后/酸刺激前）较健康人明显下降，该结果在国内10多家单位（如北京中医医院、解放军第211医院等）的研究中得到重复，并在不同疾病（慢性胃炎、心血管系统疾病、重症肌无力等）脾气虚证中得到重复。为此，1993年卫生部颁布的《中药新药临床研究指导原则》将该指标列入脾虚证疗效评价的参考指标，是为数不多的得到政府认可的证候微观指标。从"脾主涎"理论探讨脾气虚证本质的研究是脾虚证客观指标研究的代表性内容，将唾液淀粉酶活性负荷试验应用于脾虚证客观指标探索是脾虚证研究的重要创新点之一，其研究结果得到了国内同领域学者的广泛认可，成为中医证候研究的范例。

数十年来的证候本质研究工作尽管取得了长足进步，但迄今为止，尚未取得实质性的突破，相关研究成果对临床诊疗的指导意义有限。为此，学者们一直在思考，既往证候本质研究的思路与方法存在什么问题？证候本质的研究方向该何去何从？这成为中医基础理论发展的重大科学问题。当前中医药发展正处于"天时、地利、人和"的大好时机，基于"脾主涎"理论探索脾气虚证本质的研究模式是证候研究值得珍视的宝贵历史经验，进行研究思路梳理与反思对今后开展证候研究具有重要的理论价值和临床实际意义。

一、研究启示

唾液淀粉酶活性比值指标只是一项普通的生化指标，并非"高精尖"的先进指标。但基于"脾主涎"理论，创新性地将唾液淀粉酶酸负荷试验的"负荷"理论运用于脾虚证客观指标研究，之后的数十年，几代研究人员围绕这一专题在中医理论指导下，进行系统、深入的科学研究，实践证明选择唾液淀粉酶活性作为反映脾气虚证指标是有效和可行的。

这种研究模式和协作精神在证候研究领域难能可贵，对今后开展证候研究具有重要的指导意义，尤其在以下四方面提供了借鉴经验。

（一）科学选取能反映证候本质的客观指标

在开展证候本质研究的前期，由于既往对该证候的科学内涵了解较少，研究从何入手，选取哪些指标，怎样研究，难免带有一定的盲目性。选取指标应满足以下基本要求。

1. 须根据中医理论内涵、患者的临床表现和所选疾病的西医学发病机制　依据"脾开窍于口""脾主涎""脾在液为涎"的中医理论，结合脾虚患者常伴有口泛清涎、纳呆症状；脾的主要功能是"主运化"，其内涵类似于西医学消化系统对食物的消化与吸收；消化吸收障碍是消化系统疾病的主要病理生理机制之一；唾液消化酶对食物有消化作用，且唾液淀粉酶是最主要的一种唾液消化酶。据此，我单位推测脾气虚证可能存在消化功能障碍和唾液分泌改变，并初次对消化系统疾病脾气虚证患者观察唾液淀粉酶活性改变，后续实践证实该思路是正确可行的，也由此开启了脾虚证本质研究的新篇章。

2. 充分考虑所选指标的有效性及代表意义　选定一个新指标之后，必须加以证实和巩固，才能使之具有代表意义并真正反映证候本质的内涵。我单位脾虚研究团队开展了系统研究，以确定所选指标可作为脾虚证本质研究的有效性指标：①严格标准化唾液标本收集（包括柠檬酸滤纸面积及浓度、唾液采集方法）与淀粉酶活性检测方法。②分析发现便秘和腹痛是唾液淀粉酶活性比值的干扰因素，而便溏和口淡是该指标的增强因素。③采用"病证结合"模式不断扩展研究病种类型，进行虚实证型对照，观察该指标随着脾气虚证好转发生相应的改变。④观察并发现指标的动态变化规律。如上消化道出血处于出血"火热"状态时唾液淀粉酶活性比值上升；而血止2周后"火热"病机消失，呈现脾气虚状态，该指标则显著下降。

3. 选择指标应紧扣研究目的　不能"撒网式"指标的多少或先进性，并不能直接反映研究水平的高低。确定指标的首要条件是必须与研究目的有本质联系。一个指标无论怎样"高尖新"，若不具备此条件，则对研究毫无用处，只是指标的堆砌而已；相反，即使是"经典"的指标，若与研究目的紧密关联，研究结果及意义照样可居领先地位。根据"脾主涎"、脾与消化系统、唾液淀粉酶与消化功能的联系，研究人员始终围绕如何运用唾液淀粉酶活性比值反映脾本质的这个研究目的，在中医理论指导下从不同方向开展系统深入的科学研究，较好地反映出脾虚证的规律。该模式是证候研究指标选择的参考范例。

（二）合理运用负荷试验，充分"暴露"证候的本质

研究人员起初认为脾气虚患者唾液淀粉酶活性应该低下，但基础状态下大部分患者该指标反而高于健康人，考虑此现象可能是脾虚证患者的唾液腺分泌功能呈现代偿性兴奋状态，于是运用负荷理论，给予柠檬酸刺激负荷后脾气虚患者淀粉酶活性才呈现下降趋势，后又以唾液流率为观察指标，获得相似结论，即脾气虚患者基础状态的唾液流率高于健康人，但酸负荷后健康人流率的增加明显超过脾气虚患者。上述结果提示：在有效负荷下，

充分暴露脾气虚的"虚象",研究结果才能很好地反映出脾气虚证的特征。负荷试验能对虚证病理机制的某个环节起作用,能充分暴露虚证患者已显露的或潜在的有关系统、器官、组织功能低下状态,从而能有效区分出虚证、实证及正常状态的不同反应,这对证候研究,尤其虚证研究,具有重要价值。

(三)开展多方面对照观察以提高证候指标的特异性

"对照"是科学研究最重要的原则之一,在中医证候本质研究中必不可少。为此,在与健康人对照的基础上,采用多方面对照观察并最终证明唾液淀粉酶活性比值指标的特异性和严谨性。①治疗前后对照:重症肌无力脾气虚患者淀粉酶活性比值显著低于健康人,经益气健脾治疗后脾气虚患者的指标显著提升。②同证异病对照:在不同疾病(慢性浅表性胃炎、消化性溃疡、重症肌无力、心血管系统疾病等)脾气虚证中均得到淀粉酶活性比值下降现象,且在消化系统疾病与非消化系统疾病之间指标无统计学差异。③同病异证对照:消化系统疾病脾气虚患者淀粉酶活性比值下降,而健康人、肝胃不和及痰热证患者反而上升。④不同脏腑辨证对照:脾气虚、心气虚、肺气虚患者较健康人淀粉酶活性比值均显著下降,其中脾气虚患者指标下降最明显。

(四)进行多指标合参以更全面深入地揭示证候本质

"脾"的生理功能很广泛,脾虚证的表现也是多方面的。某一指标仅说明某一个方面的实质性问题,难以全面展示脾虚证的本质。鉴于唾液分泌直接受自主神经调控,结合脾虚患者多伴有腹胀、纳差及口流清涎等自主神经功能失调症状,我单位研究并初步发现脾气虚证唾液淀粉酶活性改变与自主神经功能紊乱有关,但尚难以明确脾虚证自主神经功能的变化特征。为此,研究人员在脾气虚证唾液淀粉酶活性特征改变的基础上,选取皮肤电位、体表胃电、尿3-甲氧基-4羟基-苦杏仁酸及血浆环核苷酸等反映自主神经功能的指标,进行同步观察并多指标合参,最终较清晰地展示出了脾气虚证自主神经功能状态特征,即在有效负荷下,脾气虚证交感神经与副交感神经应激能力低下,健脾方药可提高脾虚证自主神经的应激能力。这提示,即使选择了一个较好的指标作为研究突破口,如果未能围绕该研究方向进行多指标同步考察并合参分析,往往难以得到预期结果,不能全面或更全面地认识到证候的本质特征,这样的研究也失去了原有的价值。

二、研究思路的反思与展望

运用唾液淀粉酶活性比值反映脾气虚证特征是证候本质研究的范例,其成果有目共睹,但在脾气虚证研究思路上面临着瓶颈问题。除了脾虚证诊断标准规范统一、脾气虚证唾液淀粉酶活性改变机制揭示、脾气虚证"病证结合"动物模型构建等有待解决的问题,还需对以下问题梳理思考。

（一）片面强调"证候微观化"可能导致证候本质研究失去中医特色

在研究初期，研究人员将视角放在脾虚证与唾液理化指标的相关性，发现唾液淀粉酶活性比值可以较客观地展示脾气虚证的部分特征，这给早期脾虚证乃至整个证候研究领域的学者们带来极大的鼓舞和信心。随后，大量研究人员投入到寻找反映脾气虚证特异性微观指标的研究热潮中，不断引入新的指标与方法，有学者还提出"微观辨证"，希望实现"证候微观化"并以此突破辨证论治过程中"识证"的模糊性和经验性。然而，随着研究范围的扩大和深入，此前被寄予厚望能反映证候本质的所谓"金指标"呈现特异性弱化，甚至同一指标在不同观察者出现矛盾结果。例如，唾液淀粉酶活性比值在脾气虚、心气虚、肺气虚患者均较健康人明显下降，但三者间无统计学差异，提示该指标改变并非单一脾气虚证所特有。肾阳虚证的特异性指标（尿17-羟皮质类固醇）在脾阳虚证和胃阴虚证同样普遍低于正常人，致使该指标的特异性大打折扣。究其原因，主要是证候本质研究"还原论"思路的局限。中医证候是指人体对疾病某一阶段的整体反应状态的概括，具有宏观特征，涉及多个系统及多个层面的指标改变。脾虚证常涉及消化吸收、免疫、呼吸及心血管等系统功能的改变，脾气虚证可以纳差或久泻甚至肌肉无力为主要表现。如果简单机械地将某一项或某一些微观指标改变联系甚至归纳为脾气虚证的本质，这显然与中医的整体、恒动等理念相悖，背离了脾气虚证本质研究的初衷，所获得的研究结果也必定难以反映脾气虚证的本质。以"还原论"和"线性思维"为主导的病因观是西医学的基本特征，这与中医重视整体状态和动态变化甚至带有思辨特色的思维方式完全不同。过分强调"证候微观化"的理念本质上属于还原论思维，企望用简单的"线性"思维揭示中医证候复杂的"非线性"特征，这明显脱离了中医理论指导。此外，如果证候微观指标的选择总是跟在西医学研究之后亦步亦趋，随着研究的越深入越会发现其实早已迷失自我，其研究也会不由自主地失去中医原本的特色。

大量实践业已证明，寻找单项生化指标作为证候的"金指标"是不现实的，也不可能实现。先贤王建华教授一直担心研究人员进入这个"研究误区"，不断强调运用整体观研究脾虚证本质，从不同病理、生理角度组合分析，多指标合参，促进脾气虚证本质研究的深入。但该方面研究尚未有成功的案例报道。因为在中医视角下，不论是表现于外的临床证候特征还是机体内部微观的器官、组织、细胞及分子生理病理信息都属证候的表征，只是不同方面而已，均可按阴阳、寒热、虚实进行分类，并非"一种表征是另一种表征的本质"。因此，即便是发现某个微观指标或指标群与某一证候有高度关联性，也不能就此认定前者是后者的本质。

（二）重拾中医证候的"整体观"

人的认识过程是螺旋式上升的过程。纵观数十年来的证候本质研究，其工作假说大多是基于证候表现都有一定的物质基础，必定有具体的解剖结构或实体成分作为支撑。然而，物质的存在形式并非都是实物的、质量的，还有场的、能量的表现形式。因此，某一生理功能的物质基础可以是实体的也可以是非实体的形式,这种仅把"实体物质"作为世界物质性的认识,仍然属于"还原论"的思维范畴。目前大多数研究者仍然沿用还原分析的研究思路,试图将多因素、多变量相互作用而集成的中医证候还原为某种或某些致病物质。事实上,证候不是通过解剖、实验等实证方法形成的,而是通过观察人体对致病因素反映的表征,运用中医理论分析并最终形成对疾病某一阶段病理状态特征的整体性概括。因此,"实体论"和"还原论"的思维模式因背离中医理论本身的特色而陷入瓶颈,其结果容易导致中医证候本质研究走向寻求物质基础实体的误区。"整体论"认为,意识和智能是复杂物质系统的高级产物,体现该物质系统的功能性。它们在粒子中不存在,在蛋白质中也不存在,甚至在细胞中也不存在,但是却可存在于由这些东西组成的复杂系统里面。例如,"五脏藏五志""脾主思",证候常含有诸多心理方面的因素(如心慌、烦躁、焦虑等)。因此,证候本质研究须注意证候的"整体性"和"功能性"特征,充分重视证候整体功能的改变。既往脾虚证研究主要围绕"脾主运化"功能,很少涉及"脾主思"方面。其实,我单位早期研究已提供了这方面研究的苗头,即基于自主神经系统调控唾液分泌观察并发现脾气虚证自主神经系统紊乱,由于当时研究条件及知识水平的限制,未能就此进行深入研究。现研究发现,唾液淀粉酶能较客观地反映心理状态及情绪压力,并已作为运动员心理状况的检测指标。在前期基于"脾主涎"理论探索脾气虚证本质的研究基础上,开展基于"脾主思"理论探讨唾液淀粉酶在脾气虚证的变化特征及其意义,在脾虚证整体观理念的指导下,相互合参以更深入探知脾气虚证的本质。

众所周知,系统生物学的灵魂在于"整合"理念,这与中医学"整体观"异曲同工。为此,有学者基于系统生物学挖掘中医证候的本质,尝试构建"证候基因组谱""证候转录组谱""证候蛋白质组谱"及"证候代谢组谱"以精确且可量化地预测证候类型,已获得不少可喜的新进展。不可否认,该研究方法较既往绝大多数实验采用单一组学技术的研究手段有明显进步。实践已表明,规范的证候诊断标准和客观的中医疗效评价方法是证候本质研究的关键基础,否则,不论采用何种先进指标,其结果都难以准确、有效地反映出证候本质特征。至今,同一证候的诊断标准在不同版本诊疗指南及不同研究机构中仍存在诸多不同内容,中医疗效的客观评价仍是目前中医尚未被攻克的关键科学问题,这直接限制了运用系统生物学探索证候本质的成效。此外,由于各组学在研究目的、内容及手段上不尽相同,导致难以充分反映系统生物学在思路和技术上的整合性,导致该研究仍未能取得实质性的突破。为此,如何综合各大组学技术、系统整合数据及精确构建证候诊断模型已成为该领域亟需优先解决的关键科学问题。

(三)证候本质研究与"病机辨识"研究的转换

中医先贤对辨证有着深刻的认识,张仲景所倡导"随证治之"中的"随证"就充分表明"证"具有动态变化的特征,临证用药大多依据"病机辨识"而选定,并非固守证候。中医临床贵在临证思辨,即进行病机辨识。这是保证疗效的关键所在。事实上,辨证的过程就是对病机进行推演、分析及归纳的过程,病机是辨证的核心。周仲瑛教授认为病机是证候发生及变化的根本原因，更直接提出"证候不是病的源头，病机才是疾病的实质"。毋庸置疑，证候的辨识及分类对中医临床具有很好的规范效应及促进作用，通过证候分型可以大致掌握疾病表现的类型及其演变的规律，否则难以示人以规矩，更难以总结诊疗经验。但不能因此将辨证的过程变成一种僵化的模式，反观数十年来的大部分证候研究工作均不同程度地嫁接新技术、新方法获得僵化了的数据，未能提升到对中医病机的研究层面，与临床实际工作基本处于"脱节"状态，其研究结果自然不能切实指导临床诊疗。为此，相较于中医证候本质研究，开展"病机辨识"的方法学及内涵研究对临床更具有实际指导意义。可在开展证候本质研究之前，先立足于病机的研究层面，引入复杂性科学、人工智能及大数据分析等新技术、新方法整理并挖掘出目标证候的辨证论治特征，经临床验证后形成系统化的病机认识体系，而不急于用各类指标去证明它的存在或它的合理性。当然在这个过程中，如果发现一些微观指标能够辅助该研究，使之更加客观化，其研究也更具价值。

事实上，已有学者尝试用微观指标展示病机的变化特征。如我们的早期研究发现唾液淀粉酶活性比值在上消化道出血处于出血"火热"状态上升，血止2周后"火热"病机消失，转为脾气虚病机后该指标却显著下降。该研究对揭示"病机辨识"的科学内涵富有启发意义，但它仍属于初步探讨，被观察患者仅为24例，尚需扩大研究范围以验证研究结论；可惜的是，后续鲜有类似研究报道。不可否认，"病机辨识"的客观阐释是一项挑战性很强的研究工作。例如，对于"见肝之病，知肝传脾，当先实脾"的病机认识，如果根据脾虚证诊断标准或脾气虚证唾液淀粉酶活性比值改变，难以提供"当先实脾"的用药依据，但在"病机辨识"临证思维范畴里则很容易被理解。由此提示，临证应充分运用"病机辨识"认识疾病的动态变化，在变化中找出"不变"的规律并加以归纳运用，最终提高中医诊疗效果，避免误入"求证式"的研究模式，更不可因为结合或借用其他学科的思路、方法和技术而迷失自我。

三、结语

唾液淀粉酶活性比值开启了脾气虚证本质的研究工作。历经数十年、几代研究人员的研究证明该指标可较客观地展示脾气虚证的部分特征，为脾气虚证乃至整个证候本质研究带来极大的鼓舞和启发，尤其是在证候客观指标选择、负荷试验理论运用、多方面对照观察及多指标合参等研究思路方面提供了宝贵经验。针对证候本质研究尚未取得实质性突破、对临床诊疗指导意义仍有限的现状，结合基于"脾主涎"理论以唾液淀粉酶活性比值为指标探索脾气虚证的研究启示，笔者认为脾气虚证的研究：应理性评价证候微观指标，切勿在"还原论"思维局限下走向探寻证候"金指标"的研究误区；充分重视并运用中医"整体观"，从不同病理生理角度组合分析，多指标合参，冲破认知瓶颈而更全面深入地揭示中医证候本质；此外，研究重心优先拓展至"病机辨识"研究，运用"病机辨识"认识疾病的动态变化，并找出"不变"的规律并加以归纳运用，最终提高中医诊疗效果；避免误入"求证式"研究模式,盲目嫁接新技术、新方法而迷失自我。

(撰稿人:林传权)

参考文献

1. 广州中医学院脾胃研究组.脾虚患者唾液淀粉酶活性初步研究[J].中华医学杂志,1980,60(5):290.

2. 张伯礼,李振吉.中国中医药重大理论传承创新典藏[M].北京:中国中医药出版社,2018:74-87.

3. 孙静云,顾赛红,周仲瑛,等."证"的研究中几个重要问题的反思与展望[J].中医杂志,2014,55(14):1171-1175.

4. 陈龙辉,杨泽民,李茹柳,等.柠檬酸滤纸面积及浓度对刺激健康人唾液分泌和唾液淀粉酶活性改变的影响[J].广州中医药大学学报,2013,30(2):186-190.

5. 王丽辉,林传权,杨龙,等.3种唾液采集方法对唾液分泌的影响[J].上海口腔医学,2015,24(5):563-568.

6. 王丽辉,杨龙,林传权,等.慢性胃炎脾气虚证及脾虚湿热患者唾液分析[J].中华中医药杂志,2017,32(3):1324-1327.

7. 陈志雄,丘和明,邱健行,等.上消化道出血"火热"病机之临床研究[J].广州中医学院学报,1990(1):8-12.

8. 李顺民,邓铁涛.重症肌无力脾虚证唾液淀粉酶活性及D-木糖排泄率分析[J].广州中医学院学报,1991(4):270-272.

9. 郭姣,程锡箴,李丽霞,等.心、肺、脾气虚证的唾液淀粉酶测定[J].广州中医学院学报,1990(2):87-90.

10. 张祥德.脾虚证尿17-酮和17-羟的初步观察[J].中医杂志,1986(5):9.

11. 黄欣荣.复杂性科学与中医[J].中医杂志,2013,54(19):1621-1626.

12. 杜武勋,朱明丹,姜民,等.生物系统论指导下的中医证候实质研究及其问题[J].中国中西医结合杂志,2011,31(3):419-423.

13. MikaeFukasawa, Shimomura Y, Takeda K.Evaluation of Stress related to Invasive Medical Procedures in Children With Cancer using Salivary α-Amylase Activity[J].Journal of Special Education Research,2014,2(2):53-61.

14. 卢冬雪,刘峰,严晶,等.基于系统生物学的中医证候研究进展[J].中国中医药信息杂志,2020,27(6):131-135.

15. 周学平,叶放,郭立中,等.中医病机辨证新体系的构建[J].南京中医药大学学报,2016,32(4):301-304.

基于蒙医学、中医学理论探讨安神补心六味丸治疗冠心病心绞痛的组方原理及特色

冠心病心绞痛是临床常见病、多发病，也是冠心病最主要和最常见的类型，主要临床表现为发作性胸闷痛、胸骨后压榨性疼痛。此病严重危害着人类健康。蒙医学和中医学在治疗心系疾病上积累了丰富的理论和实践经验，从"整体观"角度出发，采用辨证论治的方法，能有效改善冠心病心绞痛的症状，具有独特的治疗优势。安神补心六味丸是蒙医治疗"赫依病"的经典制剂，临床上长期用于冠心病心绞痛的治疗。本方由牛心、木香、枫香脂、丁香、肉豆蔻、广枣六味药物组成，具有镇赫依、镇静的功效，主治心慌、气短。

目前有多项临床研究表明安神补心六味丸治疗冠心病心绞痛疗效确切，但缺乏该制剂的方药配伍分析及治疗原理的研究报告。本方中除广枣外，其余五味药物均为中蒙药交叉品种。故本文在蒙医学、中医药理论的指导下，基于蒙医学、中医对冠心病心绞痛的认识，阐释安神补心六味丸治疗冠心病心绞痛的原理及其组方特色，旨在为冠心病心绞痛的临床用药和该制剂的临床研究、实验研究提供参考和思路，并为蒙医学、中医药治疗冠心病心绞痛提供借鉴。

一、蒙医学、中医学对冠心病心绞痛的认识

（一）蒙医学对冠心病心绞痛的认识

在蒙医传统理论中无冠心病心绞痛这一病名，但是根据"胸骨后部压榨性疼痛"的症状特点并结合长期的临床实践经验，蒙医临床普遍认为冠心病心绞痛属于"心刺痛"范畴，并以"心刺痛"来辨证论治。

心刺痛属蒙医心病的一种，以心前区突发剧烈性疼痛为特征。本病的发生多与饮食起居、精神情志、劳逸失当和年龄季节等因素有关，病机为三根七素功能失调，普行赫依受损，赫依血运行不畅，堵塞心脉。在蒙医学中，三根即赫依、希拉、巴达干，是人体所需的三种能量，七素即构成人体的七种基本物质，若三根七素失衡就会导致疾病发生。普行赫依有主司心脏张缩及推动血液循环的功能。受外界因素影响，人体内三根七素功能失调，精华与糟粕分解紊乱，普行赫依与血液运行不畅，最终使得浑浊之血液瘀阻心脉，而

成此病。本病病位在心，涉及肺、胃及白脉。

心刺痛有血性刺痛和赫依性刺痛两种基本证型，随着西医学对冠心病心绞痛认识的不断深入，蒙医学也在不断深化冠心病心绞痛辨证论治的内涵。因此，现蒙医临床将冠心病心绞痛分为血性心刺痛、赫依性心刺痛、黏性心刺痛和乎疡性心刺痛四种证型辨证施治。治疗以调节三根，促进清浊分化、改善赫依血运行为基本原则。

（二）中医学对冠心病心绞痛的认识

中医传统理论中并无冠心病心绞痛病名，现代根据冠心病心绞痛病象及临床实践，将此病归属于中医"胸痹""心痛"范畴。

胸痹是指以胸部闷痛，甚则胸痛彻背、喘息不得卧为主症的一种疾病。病因多与寒邪内侵、饮食失调、情志失节、劳倦内伤和年迈体虚等因素相关。胸痹病机张仲景概括为"阳微阴弦"，正如《金匮要略·胸痹心痛短气病脉证治》云："夫脉当取太过不及，阳微阴弦，即胸痹而痛，所以然者，责其极虚也。"现代认为冠心病心绞痛属本虚标实之证，"阳微阴弦"为基本病机，病位在心，涉及肝、肺、脾、肾等脏。

目前，冠心病心绞痛的中医辨证分型尚无统一规范，但已有多项冠心病心绞痛中医证候要素分布特点和组合规律研究。例如，周景想等研究发现，血瘀和气虚是冠心病心绞痛最主要的证素，气虚血瘀是最主要的证型。邓冬等分析411例冠心病不稳定型心绞痛患者中医证候要素发现，该病病机以血瘀为核心，气虚和痰浊是重要致病因素。

二、安神补心六味丸治疗冠心病心绞痛的蒙医学、中医学组方原理分析

（一）安神补心六味丸治疗冠心病心绞痛的蒙医药组方原理分析

从药物功效分析，安神补心六味丸方中，牛心有镇赫依、止痛、镇静之功效，主治心赫依、心律不齐、心绞痛等病。以牛心为君，不仅可纠正赫依偏盛，而且能止心刺痛之心前区疼痛，标本兼治，一举两得。丁香和肉豆蔻皆有较强的镇赫依功效，主治心赫依、主脉赫依等病。此二味药为臣，可助牛心进一步纠正赫依偏盛的病理状态，使三根恢复动态平衡，三根平衡才是人体健康的关键。广枣强心，尤善治心刺痛，亦为臣药。再佐以枫香脂以增强止痛之功。木香善解赫依血相讧，方中以木香为使，可促进赫依及血液运行，祛除瘀积之浑浊血液，畅通心脉，心脉通则不痛。全方六药相伍，既可调理赫依、平衡三根以治本，又能强心行血止痛以治标。六药合而用之，为治赫依性心刺痛之良方。

从药性（药物的性能）上看，本方可调节三根的偏盛偏衰，使三根保持相对平衡和协调，牛心、丁香、肉豆蔻、广枣药性均为重、腻，木香性腻、糙、轻，枫香脂性轻、锐。全方药性以重、腻二性为主，再辅以腻、糙、轻、锐四性。从药味（即药物所具有的、能使舌得到某种味觉）的特性分析：牛心味甘，涩；丁香味辛，微苦；肉豆蔻味辛；木香味

辛，苦；广枣味甘，酸；枫香脂味苦，辛。六味药物以辛、甘二味为主，再辅以酸、苦、涩三味。一般来说，辛、甘二味及重、腻二性皆有镇赫依的作用。故从药性和药味两个药物特点分析，安神补心六味丸全方以镇赫依为主要功效，再辅以其他药性和药味，避免赫依镇抑太过，维持三根的平衡。各药药性及药味见表1。

表1 安神补心六味丸药性及药味表

药名	牛心	木香	枫香脂	丁香	肉豆蔻	广枣
药性	重，腻	腻，糙	轻，锐	重，腻	重，腻	重，腻
药味	甘，涩	辛，苦	辛，苦	辛，微苦	辛	甘，酸

（二）安神补心六味丸治疗冠心病心绞痛的中医药组方原理分析

方中牛心是蒙医习用药材，中医虽不常用牛心入药，但也使用其他动物心脏入药。如猪心，入心经，可养心安神、镇惊，主惊悸怔忡等；羊心，入心经，可养心、解郁、安神，主心气郁结等。动物心脏属血肉有情之品，血肉有情之品的概念首见于唐·孙思邈《备急千金要方·卷七·风毒脚气》之"龙骨酒"条。后世认为血肉有情之品有滋补强壮和填精益血之功，可治疗多种虚损病证。故牛心有补益之效。方中枫香脂、广枣能活血止痛，肉豆蔻、丁香、木香可行气，气行则血行，疏通血脉，通则不痛。故安神补心六味丸是补心活血、行气止痛之方。以方测证，初步分析本方通过益气活血来治疗冠心病心绞痛，适用于气虚血瘀证。

冠心病心绞痛之气虚血瘀证，以心气不足为本，血瘀为标，即王清任《医林改错》中总结的"因虚致瘀"，"元气既虚，必不能达于血管，血管无气，必停留而瘀"，瘀血阻滞，气机不畅，不通则痛。治当益气活血，通脉止痛。故方中用牛心补益元气，气旺则血行，血行则瘀自去，为君药。气虚导致的血瘀，若纯用补气药则难以祛瘀，故加入肉豆蔻、丁香二味以行气，气行则血行，增强祛瘀之力，为臣药。再加入广枣强心，亦为臣药。枫香脂活血祛瘀兼止痛为佐药。李时珍言木香是"三焦气分之药"，可"升降诸气"，故用木香既能载诸药上行直达病所，又能增强行气止痛之功，为使药。方中补气药与诸多行气活血止痛药相伍，使气旺血行以治本，瘀祛脉通以治标，标本兼顾，且补气而不壅滞，活血而不伤正。合而用之，则气旺、瘀消、脉通、痛止，诸症可愈。

三、安神补心六味丸治疗冠心病心绞痛的组方特色分析

蒙医学和中医学虽然是两种不同的医学体系，但对比发现，蒙医学和中医学都认为冠心病心绞痛病位在心，病因都与饮食、情志、劳倦、年龄、环境这几大因素有关，说明蒙医学、中医学都认识到冠心病心绞痛的发生与自然和人体自身息息相关。所以，蒙医学、中医学治疗冠心病心绞痛都是从整体观念出发，将人与自然、人体自身视为整体来辨证论治。同时，虽然蒙医学、中医学解释冠心病心绞痛的术语不同，但归根究底两者都重视

冠心病心绞痛的本证和标证。在蒙医三根失衡是冠心病心绞痛的本证，中医则是气、血、阴、阳亏虚，所以治疗上都注重标本同治。安神补心六味丸不论从蒙医还是中医理论解释，都符合这个治疗原则，在蒙医以调节三根为治本，在中医则是益气。

从中医角度看，安神补心六味丸有益气活血、通脉止痛的功效。益气活血法历来是中医治疗胸痹的重要方法。王清任《医林改错》中提出"补气活血"法，其创立的补阳还五汤现被用于治疗冠心病心绞痛颇为有效。名老中医如颜德馨、邵念方等，治疗冠心病心绞痛时也十分注重益气活血。临床研究也证实益气活血方药治疗冠心病心绞痛有确切疗效。但有统计显示，主要用于治疗冠心病心绞痛的补气药为甘草、党参、黄芪等植物药，动物药特别是动物脏器极少入药用于补气。取用动物内脏来疗养人体同名内脏虚损的"脏器疗法"是中医重要的传统治疗方法。正式提出"脏器疗法"这一名称的是张锡纯，但该疗法早在约成书于战国时期的《五十二病方》中就已初见端倪，至孙思邈《备急千金要方》被具体运用与泛化。"脏器疗法"的理论基础是"以脏养脏"学说，而"以脏养脏"正是中医传统思维方式"同气相求"思想的具体应用，同时也是中医逻辑思维的基石——"取象比类"思想的外延。虽然中医"脏器疗法"有很长的使用历史，但现代临床上却逐渐将其弱化，鲜少使用。孕育于祖国边疆的蒙医学，蕴含着丰富的动物类药材使用经验，现今仍有多个含动物脏器的蒙药经典制剂在临床上使用，本文所讨论的安神补心六味丸即是一例。再如，收录于《中华人民共和国药典》的七味广枣丸（含牛心粉），有养心益气、安神的功效，用于胸闷疼痛、心悸气短、心神不安、失眠健忘。《内蒙古蒙成药标准》中的阿嘎日-35（含兔心），主治心悸失眠、神昏谵语等症。临床研究证实含动物脏器的蒙药制剂确有疗效。例如，韩氏用阿敏额尔敦治疗赫依性失眠症 50 例，结果显效 22 例占 44%，证明阿敏额尔敦治疗赫依性失眠症确有疗效。

安神补心六味丸的组方特色除了用动物脏器——牛心入药以补气之外，另一大特色就是大量配伍丁香、木香、肉豆蔻此类辛温芳香之品。陈氏等研究蒙医镇赫依方剂处方用药规律发现，蒙医习用辛温芳香药镇赫依。蒙医镇赫依方剂中的高频药物就有本方中的丁香、木香、肉豆蔻，肉豆蔻更是镇赫依的核心药物。因此，安神补心六味丸配伍辛温芳香药物符合蒙医镇赫依方剂处方用药一般规律，故能有效调节冠心病心绞痛之赫依性心刺痛的赫依偏盛状态。同时，芳香温通法也是中医治疗冠心病心绞痛的重要方法之一，该法与蒙医用辛温芳香药镇赫依有异曲同工之妙。芳香温通法是选用芳香走窜、温经止痛的药物组成方剂来治疗胸痹心痛之寒凝心脉证。该法古已有之，例如《伤寒论》的当归四逆汤，宋金元时期开始广泛使用此法。在宋官修方书《太平圣惠方》中多选高良姜、附子等辛温药物与麝香、木香等芳香药物治卒心痛。中医认为冠心病心绞痛发病的主要外邪是寒邪，因此，安神补心六味丸方中大量使用辛温芳香之品，正契合了冠心病心绞痛的病因以及芳香温通的治疗法则。

蒙医学、中医学虽然是两种医学体系，但都有使用动物脏器以及辛温芳香药物的治疗传统。冠心病心绞痛本质上是本虚标实之证，因此在治疗冠心病心绞痛时，中医可以借鉴蒙医使用动物脏器的治疗经验——安神补心六味丸方中的牛心，"以形补形"，起到补益虚损的作用，再配伍丁香、木香、肉豆蔻以芳香温通，则"标实"可除。

四、结论

综上所述，蒙医学、中医学对冠心病心绞痛的认识不同，对安神补心六味丸的功效及治疗原理认识也有异。蒙医学将冠心病心绞痛纳入"心刺痛"范畴辨证论治，基本病机为三根七素功能失调，普行赫依受损，赫依血运行不畅。中医学将冠心病心绞痛纳入"胸痹""心痛"范畴辨证论治，为本虚标实之证，阳微阴弦是基本病机。蒙医学认为安神补心六味丸有镇赫依，止痛，促赫依、血运行的功效，本质上是通过调理赫依，平衡三根治疗冠心病心绞痛之赫依性心刺痛。从中医药理论分析，安神补心六味丸有益气活血、通脉止痛之功，通过补气化瘀治疗冠心病心绞痛之气虚血瘀证。蒙医学、中医学虽是不同的医学体系，但一些治疗方法确有相似之处。因此，蒙中医相互借鉴、相互交流、互为补充，治疗时因时、因人、因地制宜，必然能提高疗效，为患者提供更好的医疗服务。

（撰稿人：陈路遥）

参考文献

1. 李艳娟，王凤荣，张明雪，等.冠心病心绞痛中医证候的文献研究[J].世界中医药,2016,11(3):558-564.

2. 葛均波，徐永健.内科学[M].北京：人民卫生出版社，2015：227-228.

3. 中国民族医药学会.少数民族药临床用药指南[M].北京：中国中医药出版社，2019：31.

4. 纳顺达来，乌日汉，陈晓春.蒙医学辨证论治冠心病心绞痛的过去、现在和未来[J].中国心血管杂志，2019，24（2）：112-114.

5. 韩非，王二慧，陈保忠，等.蒙西医结合治疗赫依型心刺痛120例疗效观察[J].中国民族医药杂志，2017，23（6）：29-30.

6. 蒙医学编辑委员会.中国医学百科全书·蒙医学[M].上海：上海科学技术出版社，1992：73.

7. 温都苏毕力格，其木格.蒙医对冠心病的认识与治疗研究[J].中国民族医药杂志,2013,19(11):29-30.

8. 布仁达来，乌仁图雅.蒙医对冠心病诊治的探讨[J].中国民族医药杂志，1996，2（2）：7-8.

9. 中华中医药学会心血管病分会.冠心病稳定型心绞痛中医诊疗指南[J].中医杂志,2019,60（21）：1880-1890.

10. 王阶，陈光.冠心病稳定型心绞痛中医诊疗专家共识[J].中医杂志，2018，59（5）：447-450.

11. 周仲瑛.中医内科学[M].北京：中国中医药出版社，2007：135.

12. 郭霭春，王玉兴.金匮要略方论校注语译[M].北京：中国中医药出版社，1999：99.

13. 周景想，唐明，李洁，等.2029例冠心病心绞痛中医证候特点及组合规律分析[J].中国中西医结合杂志，2011，31（6）：753-755.

14. 邓冬，李雪丽，赵慧辉，等.411例冠心病不稳定性心绞痛患者中医证候要素分布特征探讨［J］.中华中医药杂志，2017，32（11）：4889-4892.

15. 孙思邈.备急千金药方［M］.鲁兆麟，点校.沈阳：辽宁科学技术出版社，1997：124.

16. 何绍奇."血肉有情"考略［J］.中医杂志，1992，33（10）：58.

17. 黄进，包克义.对中医药"血肉有情之品"的几点认识［J］.中医药研究，2000，16（1）：52，62.

18. 王清任.医林改错［M］.李占永，岳雪莲校注.北京：中国中医药出版社，1995：44.

19. 李柳骥.冠心病心绞痛古今中医文献整理与研究［D］.北京：北京中医药大学，2007.

20. 汪强，谷惠敏，朱建中，等.补阳还五汤治疗气虚血瘀型冠心病心绞痛的临床回顾性研究［J］.南京中医药大学学报，2017，33（6）：579-582.

21. 严夏，李际强，颜德馨.颜德馨教授益气活血法治疗胸痹经验介绍［J］.新中医，2005，37（8）：7-8.

22. 车方远，陈卓，徐浩.近现代13位名老中医冠心病诊疗特色探析［J］.中华中医药杂志，2016，31（6）：2068-2071.

23. 殷沈华，唐德才.益气活血类中药在冠心病治疗中的运用［J］.时珍国医国药，2013，24（2）：500-501.

24. 王建芳，年莉.古代胸痹心痛方配伍规律探析［J］.山西中医，2011，27（2）：39-40.

25. 陈以国，成泽东，矫承媛.以脏补脏与中药归经［J］.中医杂志，2004，45（12）：943-944.

26. 汪文娟.《千金方》五脏病治法初探［J］.上海中医药杂志，1991，25（8）：31-33.

27. 刘明，李宁，贾成祥，等.取象比类法在中医学中的运用［J］.中医学报，2010，25（5）：891-893.

28. 韩玉宝.蒙药阿敏额尔敦治疗赫依性失眠症50例临床观察［J］.北方药学，2014，11（2）：45.

29. 陈潮光，佟海英，陈路遥，等.蒙医镇赫依方剂处方用药规律研究［J］.北京中医药大学学报，2019，42（12）：1030.

30. 马骏.胸痹心痛病证的古代文献研究与学术源流探讨［D］.北京：北京中医药大学，2003.

中医学与西医学整体论的差别

医学模式的发展，从神灵主义医学模式、古代自然哲学医学模式，到机械医学模式、传统生物医学模式，再到生物-心理-社会医学模式，经历了两次大的转变。医学思维方法经历了从"整体"到"部分"，再到"整体"的过程。古代自然哲学医学模式的整体观属于朴素的辩证整体医学观，而20世纪的医学整体论已不能简单地理解为"整体大于部分之和"，此两种整体观的认知原点和基本内涵当然有别。

一、厘清概念和关系

（一）整体论

整体论（Holism）一词由斯穆茨（J.Smuts）于1926年创立，用以指宇宙事物的整体性特征（Holism is the term here coined for this fundamental feature of wholeness in the world）。斯穆茨把宇宙中的整体看作是一个不断上升的"动态趋向"，由低层的物体、化合物上升到有机体、心灵，最高层为个性。《柯林斯英语大词典》对Holism的解释是：自然界中的每个事物都通过某种方式相互联系（Holism is the belief that everything in nature is connected in some way）。可见，整体论强调的是万物不可分割，相互联系的特征，整体不能归结为组成部分的简单相加。这与中医学天人合一、万物一体、主客混沌等哲学思想相一致。笔者较为认同郝氏对整体论的定义，即客体及其性质，若是脱离该客体所处的整体外部环境，就无法存在，或是无法被定义，因而也就无法被理解。

（二）还原论

还原论（Reductionism）首见于1951年奎因（Quine）的《经验论的两个教条》一文，是认识论的概念，主张"每个具有意义的陈述都与某种以指称直接经验的名词为基础的逻辑构造相等值"，现多指把物质的高级运动形式归结为低级运动形式或用低级运动形式的规律去替代高级运动形式的规律的理论。18世纪到20世纪中期，实验研究结果成为检验真理的标准，还原论的价值观日渐盛兴，但由于还原论把系统分解成部分（基本单元），故其并不能完全适用于人和其他生物的非线性复杂系统。温伯格（S. Weinberg）将我们平常听说的头痛医头、脚痛医脚的还原论称为庸俗或狭隘的还原论，而将具有梯级结构关系的还原论（层次论）定义为宏伟的还原论。

（三）整体论与还原论的关系

从郝氏对整体论的定义可知，整体论与还原论并非完全对立矛盾。还原论并非不考虑对象整体性，只是期望用部分说明整体，用低层次说明高层次。马氏认为系统包括结构、信息、功能三个核心要素，还原论通过分析空间结构来认识系统，而整体论则通过掌握时间信息来了解系统。还原论的微观精确性与自身宏观准确性结合，可以实现整体论对系统的全面认识；而整体论的信息机制可以帮助还原论解决复杂性问题，完成对系统的深刻把握。

有学者将还原论分为强还原论和弱还原论，整体论分为相对整体论和绝对整体论，相对整体论又分为弱整体论和强整体论；并认为，强整体论与强还原论是对立的，而弱整体论与弱还原论则可相互兼容。这里所说的强整体论反对分割，强还原论则否认高层次与低层次之间的沟通。此两种观点显然都是不全面的，现代科学尽管承认宇宙间一切事物相互联系，但也并不否认相对独立物理系统的存在。我们认为，中医学和西医学整体论都把整体视为更大整体的一部分，属于有边界的相对整体论范畴，但两者的认知原点和基本内涵有别。

值得注意的是，整体不可与系统相互混用。路德维希·冯·贝塔朗菲（Von. L. Bertalanffy）将系统定义为相互关系的元素的集。集就是集合，仍然是一种构成。实际上，系统论作为一种分析工具/方法，面临着无法穷尽宇宙的难题。我们关注的是整体而不是系统，着眼系统的实质和目的在于整体。

二、中医学与西医学整体论差异的原点

医学模式属哲学范畴，目的是为指导医学发展与医疗实践，与中医《黄帝内经》中的"医道"意义相近。现代生物医学模式主要包含社会、心理、生物三大因素，而"医道"涵盖范围更广，它不仅包含社会、心理、生物因素，还包括四时经纪和天地阴阳等"时""空"因素。

（一）中医学整体论——生成论基础上的整体论

生成论思维方式是现代哲学家在重新审视科学世界观的思维方式基础上产生的。拉尔·海因里希·马克思（Karl Heinrich Marx）指出"整个世界历史是通过人类的劳动而诞生的过程，是自然界对人来说的生成过程"，明确了世界是生生不息，变动不已的生成性存在。亨利·柏格森（Henri Bergson）认为人的生命是意识之流，是一个整体，不可分割成因果关系的小单位，同时，"对有意识的存在者而言，存在就是变易，变易就是成熟，

成熟就是无限的自我创造"。马克思、柏格森等现代哲学家反对传统的二元论，主张人与世界的融合统一，实现了哲学思维方式从现成论向生成论的范式转换。

中医学的生成论思想起源于古代道家对宇宙和生命的认识。《道德经》四十二章"道生一，一生二，二生三，三生万物。万物负阴而抱阳，冲气以为和"，阐述了宇宙的生成秩序以及化生关系。《庄子·田子方》云："至阴肃肃，至阳赫赫，肃肃出乎天，赫赫出乎地，两者交通成和而万物生。"道家以"无"或者"道"设定真实世界的本源，同时又不排斥"有"的层面，认为世间万物为天地两气交感而生成。而"道"本身是一个整体，没有割裂、畛域、封界，通贯万物。"夫道未始有封，言未始有常，为是而有畛也。"中医学朴素的辨证整体医学观，包括《黄帝内经》的万物生成论正是在融汇吸收大量道家思想的基础上发展起来的，属于生成整体论。如《素问·四气调神大论》云："天地气交，万物华实……天枢之上，天气主之；天枢之下，地气主之；气交之分，人气从之，万物由之。"《素问·上古天真论》王冰注云："明阴阳气和，乃能生成其形体。"天为阳，地为阴，天气下降，地气上升，两相交感则万物遂生。

中医学生成整体论是"天人合一"的理论基础。"天人合一"即天道与人道、自然与人为相通、相类和统一。作为中国传统哲学思想的主流，"天人合一"的自然整体观与道家、儒家的思想密切相关。《周易》中的卦象和爻辞，以及两者之间的关系都可追溯到天人合一的思想源头。"夫大人者，与天地合其德，与日月合其明，与四时合其序，与鬼神合其吉凶。"道家将圣人与天道紧密联系起来。《孟子·尽心上》云："尽其心者，知其性也。知其性，则知天矣。"儒家追求与义理之天相合，同时也强调与自然保持和谐。正是道儒两家对人与自然和谐统一的整体认识为中医学生成整体论奠定了理论基础。如《素问·宝命全形论》云："人生于地，悬命于天，天地合气，命之曰人。"

中医学生成整体论把一切看作是在流动变化中生成发展的，而非现成的。生成即生命之诞生、生长、完成，其中流动变化的正是"时""空"因素。其实早在先秦时期，人们就已经把时间、空间视为宇宙的整体。如《尸子》云："天地四方曰宇，往古来今曰宙。"中医学继承了古代时空观，认为人与自然是统一的整体，天、地、人皆是元气所化，人体生命节律与天地相应，且不断与之交换信息，强调了天人相应的生理病理时空论。如《素问·宝命全形论》"人以天地之气生，四时之法成"，《灵枢·岁露论》云"人与天地相参也，与日月相应也"，指出了人的生成与时间、空间息息相关。《素问·天元纪大论》《素问·五运行大论》《素问·气交变大论》《素问·六微旨大论》等篇章则详细阐述了时令、星辰、岁月、季节、地域、方位、风雨、晦明、昼夜等"时""空"因素对人体疾病的影响。脏气法时，人体有四时、日、月、年节律，脉有石、毛、钩、弦不同，包括人们常说的生物钟现象实际上也与"时""空"因素的作用密切相关。

（二）西医学整体论——构成论基础上的整体论

西方本体论奠基人巴门尼德（Parmenides）提出"存在"的概念，认为"存在"是唯一、不变、不生不灭的。之后，西方自然哲学把事物看出是组合物，并深入探索物质内部的结构。再后来，德谟克利特（Demokritos）和他的导师留基伯（Leucippus）提出原子论，主张世界是"构成"的，而非"生成"的。西方学者根据这种原子构成论思维模式，逐渐形成了理性分析方法，产生了牛顿的物质观念、绝对时空观念以及整个近代力学体系，为近代科学研究的发展做出了不可磨灭的贡献。

西医学同样是在这种构成论思维模式下发展起来的。在19世纪建立的生物医学模式认为"人体是可被分成部件的机器，疾病是生物装置在功能上出了毛病，可以从细胞或分子水平上加以研究，而医生的职责则是通过物理或化学的手段来纠正这种装置的功能故障"。西方医学在这个时期的认识手段完全依赖仪器设备等物化手段，认为人体整体以细胞为基本单元，是解剖单位的有机综合，关注重点在人体结构及构成人体的实体方面。这种还原论（Reductionism）观点和微观逻辑实证法，使得西方医学研究在一定程度上轻整体而重局部，轻综合而重分析，轻相互关联而重微细结构，促进了解剖学、生理学、病理学、生物化学、细胞生物学，以及分子生物学的形成与发展。

西医学模式则是在近代生物医学模式基础上发展起来的。恩格尔（G. L. Engel）认为，对于疾病以及健康问题而言，无论是预防、治病还是康复，都应当将人体视为一个整体，充分考虑到人的心理和社会因素的特点，以及各因素之间的交互作用，不可机械地分割看待。西医学模式认识到人具有生物、心理、社会三大属性，并在此基础上形成了以人的整体属性为服务对象的科学模式——生物-心理-社会医学模式。可以说，西医学正逐渐突破传统解剖分析方法（构成论），进入既重分析，也重综合，既看到局部，也关注整体的新水平，属于构成整体论。

三、中医学生成整体论与西医学构成整体论差异的内涵

中医学生成整体论与西医学构成整体论的最根本区别在于生成整体论更加强调整体的时空流动性、变易性，而构成整体论则更关注整体的空间结构。笔者试从病因、诊断、治疗三方面，进一步辨析中医学与西医学整体论差异的具体内涵。

（一）病因

中医学生成整体论的人体由大自然生成，也时刻受到大自然时间和空间的影响。无论是外感六淫、内伤七情、饮食、劳倦等原始致病因素，还是瘀血及痰饮等继发致病因素，无不与时令、季节、气候、地域等因素息息相关。这种"天人合一"的整体观思想，决定了古人在认识和推测疾病发生的原因时，不可能排除自身与外界的联系而进行思考。如《灵枢·四时气》云："四时之气，各不同形，百病之起，皆有所生。"四时之气又有风、寒、暑、湿、燥、火之分，故《素问·至真要大论》云："夫百病之生也，皆生于风、寒、暑、湿、燥、火，以之化之变也。"中医学的"六淫"病因学理论从疾病发生后的临床表征出发，与外界气象因素进行类比，在此基础上寻找二者的区别与联系，进而推测疾病产生的原因。如《素问·阴阳应象大论》云"东方生风，风生木，木生酸，酸生肝，肝生

筋，筋生心，肝主目。其在天为玄，在人为道，在地为化"，阐述了五方与生理的对应关系。《素问·异法方宜论》则系统分析了五方地域（空间因素）对病理的影响（表1）。

表1　五方地域对病理的影响

五方	属性	地域特点	饮食特点	生理病理特点
东	天地之所始生	鱼盐之地，海滨傍水	食鱼而嗜咸	鱼者使人热中，盐者胜血；皆黑色疏理；其病皆为痈疡
西	天地之所收引	金玉之域，砂石之处，其民陵居而多风，水土刚强	华食	脂肥；邪不能伤其形体；其病生于内
北	天地之所闭藏	其地高陵居，风寒冰冽	乳食	脏寒，生满病
南	天地之所长养	阳之所盛处，其地下，水土弱，雾露之所聚	嗜酸而食胕	致理而赤色，其病挛痹
中	天地之所生	其地平以湿	食杂而不劳	其病多痿厥寒热

西医学的病因学说则立足于还原论观点和逻辑实证法，以分析的视角指导临床实践。其在解剖学、微生物学及近现代科学技术的帮助下逐步走进微观世界，尤其注重生物性因子致病（主要指微生物感染），如病毒、立克次体、支原体、螺旋体、细菌、真菌以及原虫、钩虫、蠕虫等寄生虫都是常见的生物性致病因子。病原微生物理论使人类在认识和治疗疾病，尤其是控制传染病方面取得了重大成就。但实际上，大多数传染病还与气候环境等时空因素的变化有关，包括病原微生物自身的变易以及空间的位移。随着时代发展，现代生物医学模式认识到人的整体属性，将致病因素分为机体内在致病因素、外界环境致病因素以及心理因素三大部分，进一步拓展了病因学说。

（二）诊断

中医学生成整体论认为，人体是一个有机的整体，各脏腑之间在功能上相互协调，在病理上相互影响，这种系统联系的整体观同样贯穿于中医诊断的各个环节。司外揣内、以表知里的诊察原理，审察内外、整体察病的诊察原则，以及四诊合参、病证结合、综合判断的诊断方法都是中医诊断过程中整体观的具体体现。如四诊中的舌诊，舌尖属心肺，舌中属脾胃，舌根属肾，舌边属肝胆。脉诊中左寸脉属心、膻中，右寸脉属肺、胸中；左关脉属肝、胆膈，右关脉属脾胃；左尺脉属肾、膀胱小肠，右尺脉属肾、大肠等。这些都体现了舌位、脉位对病位诊断的整体空间维度。而如《素问·平人气象论》云"春脉微弦，夏脉微钩，秋脉微毛，冬脉微石"，则体现了脉形随四季发生节律性变化。《周礼·天官》记载"四时皆有疠疾，春时有痟首疾，夏时有痒疥疾，秋时有疟寒疾，冬时有嗽上气疾病"，同样说明时间对疾病诊断具有指导性作用。总体而言，中医诊断注重从整体上把握病变过程邪正斗争的状况，并对疾病某一阶段病因、病位、病性、病势进行辨析和综合。其特点在于通过对生命混沌现象的直觉和灵性观测，结合时间、空间因素的影响，从生命的精神层面、动态层面、整体层面对全身脏腑病变进行总体辨识，其中还包括全息思想观，如五色诊、俞穴诊等。

西医学构成整体论则认为，疾病的发生与细胞组织功能的异常有关，其对疾病的诊断主要是通过体格检查和理化检查获得患者具体的局部病变信息，从而对疾病类属、病理阶段和（或）病理类型做出判断。如一个以咳嗽为主症的患者，因病理上的不同，可能被诊断为肺炎、上呼吸道感染或喘息性支气管炎。其中，肺炎又可根据病理累及的部位分为大叶性肺炎、支气管肺炎以及间质性肺炎。西医学诊断的专指性强，重视病因对病变部位所造成的病理结构和定量指标改变，更具客观性。

（三）治疗

中医学注重天、地、人三者之间的联系，其治疗疾病是"赞天地之化育"（《中庸·至诚可参天地》），不只是针对病之所在，而是帮助人恢复和提高人体自身调节能力，调动激发人体生命潜能，从而达到治病养生的目的，使人类行为与自然规律和谐平衡、生生不息，即穷理、尽性，以至于命。

首先，因时制宜体现了人体生成的时间特性，包括因治疗之时、因时代之时，以及因季节之时等来制定适宜的治法与方药。《素问·玉机真脏论》"凡治病，察其形气色泽，脉之盛衰，病之新故，乃治之，无后其时。形气相得，谓之可治；色泽以浮，谓之易已；脉从四时，谓之可治；脉弱以滑，是有胃气，命曰易治，取之以时"，指出治病要取之以时（治疗的时机）。

其次，中医学根据不同气运出现相应疾病的特点，讲究因时代之时制宜。如东汉末年张仲景作《伤寒论》，金元时期李东垣创立"脾胃学说"等，皆是历代医家审时病，明气运而制定的应对之策。而因时令之时制宜的例子更是比比皆是，目前临床应用较为广泛的是在特定时令节气进行艾灸以防病保健的"节气灸"。

"上病下取""左病右治"等则体现了人体生成的整体空间特性。《灵枢·官针》"远道刺者，病在上取之下，刺腑腧也"，指出根据十二经脉的循行部位及其与脏腑功能的联系，可通过针刺下肢穴位的方法，治疗头面、躯干的疾病。"左病右治"法则遵循了"巨刺"和"缪刺"的理论依据，以左右为分界，在健侧皮肤、穴位等处采用药物或非药物疗法治疗疾病。总之，中医学生成整体论主张治疗疾病应遵从天地阴阳的时空流动对人体的影响，"若夫法天则地，随应而动，和之者若响，随之者若影"。

此外，中华民族的"中和"思想，也是基于整体协调的生理病理观的，体现在中医学"以和为治"的治疗观上。《礼记·中庸》曰："喜、怒、哀、乐之未发，谓之中；发而皆中节，谓之和……致中和，天地位焉，万物育焉。""中"乃恪守中道，不偏不倚；"和"即和谐、调和之义。中医学"以和为治"的整体治疗观通过"纠偏致和"实现人的整体协调平衡状态；强调适度治疗，无太过或不及；遣方用药力求寒温、升降、润燥、开阖、刚柔等方面和谐平衡。

与中医治疗疾病强调因势利导不同，西医学擅长攻击排除与替代补充。如使用降压药治疗高血压、使用抗生素治疗肺炎、使用细胞毒性药物抑制肿瘤细胞增殖、行胃大部切除术治疗溃疡病、通过血液透析治疗肾功能衰竭、利用雌激素替代疗法治疗更年期综合征等。这可能与西方征服文化背景下的对抗思维，以及构成论的"还原"思想有关。中医学着眼于"调整阴阳，扶正祛邪，治病求本"；而西医学以其部分构成整体的人体观，尤其注重患者生理、生化、病理等指标水平的恢复。

四、结语

生成论和构成论是系统研究中的两条道路。中医学和西医学虽然都属于有边界的相对整体论范畴，但前者是生成论基础上的整体论，后者是构成论基础上的整体论。现代科学的发展表明，生成论和构成论不是相互排斥的，而是相互接近和渗透的。从物理学角度看，"物质是否无限可分"这个话题已经不再适当。一个 γ 光子在外场影响下转化为一对电子——正电子对（$\gamma \rightarrow e^- + e^+$），这一电子并不是之前 γ 光子的构成成分，而是生成的。我们相信，中医学生成整体论和西医学构成整体论虽然原点及内涵有别，但终将会有越来越多的交集。

（撰稿人：王传池）

参考文献

1. 冯龙飞，欧阳学平，彭庆星."整体论"指导下建设美容医学整体学科［J］.宜春学院学报，2013，35（12）：13-14.

2. J.C. Smuts. Holism and Evolution［M］. New York: The Macmillan Company，1926：85.

3. 郝刘祥.现代科学中的还原论与整体论［J］.科学文化评论，2008，5（6）：84-91.

4. Quine W V. Main trends in recent philosophy: Two dogmas of empiricism［J］. Philosophical Review，1951，60（1）：20-43.

5. 石磊，崔晓天，王忠编著.哲学新概念词典［M］.哈尔滨：黑龙江人民出版社，1988：142-143.

6. 沈自尹，黄建华，林伟，等.从整体论到系统生物学进行肾虚和衰老的研究［J］.中国中西医结合杂志，2009，29（6）：548-550.

7. 史蒂文·温伯格.仰望苍穹——科学反击文化敌手［M］.黄艳华，江向东，译.上海：上海科技教育出版社，2004：87-99.

8. 赵光武.用还原论与整体论相结合的方法探索复杂性［J］.系统科学学报，2003，11（1）：1-6.

9. 马晓彤.融合整体论与还原论的构想［J］.清华大学学报：哲学社会科学版，2006，2（21）：125-128.

10. 刘劲杨.论整体论与还原论之争［J］.中国人民大学学报，2014，28（3）：63-71.

11. 冯·贝塔朗菲.一般系统论［M］.北京：社会科学文献出版社，1987：46.

12. 舒也."系统哲学"与价值困境［J］.浙江社会科学，2015（11）：78-84.

13. 金吾伦，蔡仑.对整体论的新认识［J］.中国人民大学学报，2007，21（3）：1-9.

14. 薛崇成，杨秋莉.中医的医学模式与中医学心理学［J］.亚太传统医药，2006（1）：31-33.

15. 马志生，敬海新.哲学思维方式的嬗变：从预成论到生成论［J］.北方论丛，2003（6）：81-84.

16. 柏格森.创造进化论［M］.长沙：湖南人民出版社，1989：10-11.

17. 冯契.中国哲学大辞典.上海：上海辞书出版社，1992：132.

18. 张菊生，鲁传华.中医整体论与西医还原论的哲学根源［J］.安徽中医药大学学报，1999（1）：1-3.

19. 弗·卡普拉.转折点［M］.北京：中国人民大学出版社，1989：90.

20. 孟庆云.生成论人体观的蕴义与机遇——2014年刊头语［J］.中国中医基础医学杂志，2014，20（1）：1.

21. Engel G L. 1 – The Need for a New Medical Model: A Challenge for Biomedicine［J］. Science，1978，196（3）：3-21.

22. 张维骏.生态医学思想下的中西医病因学比较研究［D］.湖北中医药大学，2011：62.

23. 张光霁，李如辉.病因研究的现状与思路［J］.中华中医药杂志，2001，16（5）：59-63.

24. 刘实，韩丽萍.试论中医诊断的整体观［J］.陕西中医函授，1999（2）：25-26.

25. 于建江.浅谈天人合一对中医整体观的体现［J］.新疆中医药，2004，22（3）：4-4.

26. 韩红伟，张德英.因时制宜，其义有三［J］.四川中医，2008，26（1）：43-44.

27. 温长路.中医药文化与中医学的中和观［J］.环球中医药，2010，3（1）：58-61.

28. 陈慧娟，陈丽云，严世芸.略论"中和"思想对中医治疗观的影响［J］.中医杂志，2015，56（23）：2067-2068.

29. 关洪.从现代物理学看构成论到生成论的转变［J］.自然辩证法研究，2002，18（11）：10-12.

30. 李曙华.系统科学——从构成论走向生成论［J］.系统科学学报，2004，12（2）：5-9.

论白虎汤之"四禁"

白虎汤是张仲景《伤寒论》首创治疗阳明热证的经典方剂，验之临床，累试不爽，仲景原有表证不解不得用白虎汤之禁例，至清代医家吴鞠通明确提出白虎汤之"四禁"。原文见于《温病条辨》上焦篇第7条白虎汤、第8条白虎加人参汤后的第9条，谓："白虎本为达热出表，若其人脉浮弦而细者，不可与也；脉沉者，不可与也；不渴者，不可与也；汗不出者，不可与也。常须识此，勿令误也。"因吴鞠通在本条自注中谓"此白虎之禁也"，故后世称此"四不可与"为"白虎四禁"。从原书的前后文关系看，白虎四禁的范围包括了白虎汤和白虎加人参汤两首方剂，是吴鞠通为临床正确应用白虎汤及白虎加人参汤，防止误用两方产生不良后果，以两种脉象、两种症状所代表的病机为例，反向强调应用白虎汤应恪守里热（阳明、太阴）炽盛的病机，不得妄用。因后世颇有从字面意义理解白虎四禁者，一方面造成了以脉浮弦而细、脉沉、不渴、汗不出四个症状为白虎汤应用的禁区，见一症而必不敢用；另一方面造成了必待大热、大渴、大汗、脉洪大"四大症"必备，才能应用白虎汤的局面，导致白虎汤的临床应用受到了局限。因此有必要对吴鞠通提出的"白虎四禁"重新认识、正确理解。

一、吴鞠通对白虎汤、白虎加人参汤的认识与应用

白虎汤、白虎加人参汤两方均源于张仲景《伤寒论》。白虎汤见于《伤寒论》第176、第219、第350条。仲景原治证：一为阳明无形热盛证，如烦热，自汗出，脉滑数；二为三阳合病，"腹满身重，难以转侧，口不仁，面垢，谵语遗尿"。吴鞠通拓展了白虎汤的应用范围，将其作为温病初起，邪在上焦手太阴肺的开首三法之一，不仅用其治疗阳明热证，更为重要的是将该方用于治疗太阴肺热证。如《温病条辨》上焦篇第7条："太阴温病，脉浮洪，舌黄，渴甚，大汗，面赤，恶热者，辛凉重剂白虎汤主之。"

白虎加人参汤见于《伤寒论》第26、第168、第169、第170、第222条，以及《金匮要略·痉湿暍病脉证治》第26条。仲景原治证为阳明无形热盛伤津，在白虎汤证基础上又出现口燥、心烦、大烦渴不解、渴欲饮水、脉洪大者。吴鞠通拓展了白虎加人参汤的应用范围，用治白虎汤证兼气虚，见"脉浮大而芤、脉虚大而芤或脉洪大而芤的虚证，甚

至汗涌、鼻扇、脉散化源欲绝者。

此外，吴鞠通还将白虎汤、白虎加人参汤作为暑温主方，用于治疗暑温、伏暑之肺胃热盛证。如《温病条辨》上焦篇第22条："形似伤寒，但右脉洪大而数，左脉反小于右，口渴甚，面赤，汗大出者，名曰暑温，在手太阴，白虎汤主之；脉芤甚者，白虎加人参汤主之。"上焦篇第26条："手太阴暑温，或已经发汗，或未发汗，而汗不止，烦渴而喘，脉洪大有力者，白虎汤主之；脉洪大而芤者，白虎加人参汤主之。"上焦篇第40条："太阴伏暑，舌白口渴，有汗，或大汗不止者，银翘散去牛蒡子、玄参、芥穗，加杏仁、石膏、黄芩主之。脉洪大，渴甚汗多者，仍用白虎法；脉虚大而芤者，仍用人参白虎法"。

从用法上看，吴鞠通认为白虎汤的功用为"达热出表"，其病机为肺胃无形热盛，可兼有津亏见口大渴，但是没有明显的气虚证，脉多为洪大而有力。若兼有气虚，表现为浮大而芤、脉虚大而芤或脉洪大而芤者，用白虎加人参汤；汗涌，鼻扇，脉散，化源欲绝者倍人参。

二、"白虎四禁"的提出源于对《伤寒论》学术思想的继承

吴鞠通虽被后世称为温病大家，但吴氏擅用、喜用《伤寒论》经方为大家所公认，这可从《温病条辨》和《吴鞠通医案》两书中找到诸多证据。张仲景对《伤寒论》中的治疗大法和主要方剂每从正反两方面进行论述，示人以规矩。如对辛温发汗的麻黄汤，既有第46条"太阳病，脉浮紧，无汗，发热，身疼痛，八九日不解，表证仍在，此当发其汗……麻黄汤主之"，第51条"脉浮者，病在表，可发汗，宜麻黄汤"的正面论述；又有第83条"咽喉干燥者，不可发汗"，第84条"淋家，不可发汗"等相关的9条条文，反复论述不可发汗之症，后世总结为"麻黄九禁"。

针对白虎汤，张仲景采用了同样的论述方法，《伤寒论》第170条"伤寒脉浮，发热无汗，其表不解，不可与白虎汤。渴欲饮水，无表证者，白虎加人参汤主之"，明确指出了虽脉浮、发热，但无汗、表证仍在的不可与白虎汤。此即为张仲景明确提出的不能应用白虎汤的禁例，从症状来说是无汗，从病机上来说是表证未解。

吴鞠通继承了张仲景的学术思想和写作手法，以"四不可与"的形式提出了白虎四禁，目的是强调应用白虎汤要掌握其病机和适应证，以便临床正确应用白虎汤，防止误用白虎汤产生不良后果。这一观点在第9条的自注中表达得非常明确。原文谓："此白虎之禁也。按白虎慓悍，邪重非其力不举，用之得当，原有立竿见影之妙。若用之不当，祸不旋踵。懦者多不敢用，未免坐误事机；孟浪者，不问其脉证之若何，一概用之，甚至石膏用至斤余之多，应手而效者固多，应手而毙者亦复不少。皆未真知确见其所以然之故，故手下无准的也。"吴氏认为，白虎是慓悍之剂，可担重任，当用不用则坐误事机，然而正因为其慓悍力重，用之不当，祸不旋踵，甚至应手而毙。所以，用白虎汤要真知确见其所以然。吴氏所谓"其所以然"，是指应用白虎汤的病机，不能把"白虎四禁"理解为几个症状。

三、"白虎四禁"的含义

白虎"四禁"是吴鞠通以两种脉象、两种症状所代表的病机为例,反向强调应用白虎汤应恪守里热(阳明、太阴)炽盛的病机,对临床正确应用白虎汤具有一定的指导意义。

"脉浮弦而细者,不可与也。"细主阴血亏少,阴血虚筋不得养,脉道拘挛可见弦象,脉浮可能为阴血虚基础上又感受外邪,也可能是阴虚而阴不敛阳导致的阳气浮越。此两种情况,一为邪袭肺卫,阴血不足,治疗应从滋阴透表入手,误用白虎,容易闭遏热邪更伤阴血;二为阴不敛阳而阳气浮越,其治应大剂滋阴潜阳、回阳救逆,误用白虎病必危笃不治,故虽有身热汗出口渴之证,因病机不符,皆不可与也。

"脉沉者,不可与也。"沉脉主里,身热、汗出、口渴,但其脉非洪大反而沉者,可能有两种病机:其一,沉而有力说明内有实邪阻结,多为阳明腑实证,治宜攻下实热,通导大便,用"釜底抽薪"法以退实热,若用白虎汤辛寒清气不过是"扬汤止沸",必贻误病机;其二,沉而无力,多为肾阳衰微,浮阳外越,此时必察舌象,往往舌淡、苔白滑,其身热、汗出、口渴皆阳虚浮越之象,宜大辛大热之剂温壮肾阳,若用白虎,必折杀已惫之肾阳,险象立生。

"不渴者,不可与也。"口渴是津伤之象,热病过程中多提示热盛。若阳明热盛,迫津外泄,汗出伤津,必有口渴。这里说不渴即示里热未盛,津液未伤,若无表证,用一般轻清之品即可,不能使用白虎汤峻猛之剂,以免损伤中阳。不渴者还有一种可能即湿热相兼,蕴蒸中焦,此时湿热俱盛,身热汗出,脉洪大往往兼滑,伴见胸闷、脘痞、苔腻等症,宜清热祛湿并用,单以白虎汤治疗,徒清热则湿愈盛,病深不解。

"汗不出者,不可与也。"此论主要示人表未解不可攻里之意,是对《伤寒论》第170条的直接继承。患者虽有发热,甚至是高热,也可能是表卫为邪气所遏。其辨认之点,主要是看其有汗无汗。汗大出,则表明热在里,里热炽盛蒸迫津液外泄;无汗者往往是病位在表,且风寒在表之证为多,虽有高热,亦无用白虎之理。

四、后世医家对白虎四禁的认识

吴鞠通"白虎四禁"提出后,后世医家多有从字面意思理解者,因"未真知确见其所以然之故",歧义百出。

一是把"脉浮弦而细者,不可与;脉沉者,不可与;汗不出者,不可与;不渴者,不可与"和上焦篇第7条吴鞠通所列白虎汤的症状表现相结合(脉浮洪,渴甚,大汗,面赤,恶热),认为白虎汤的适应证是大热、大渴、大汗、脉洪大的"四大"症,且"四大"症并见才可用白虎汤,这是对白虎四禁错误的认识。从临床实际看,因汗出蒸发是人体调节高体温最有效的方式,所以除"热射病"可见四大症并见的情况,多数情况下,大热和大汗不能同见,如果要"四大症"同见才能应用白虎汤,则白虎汤的应用范围大大缩小。如张锡纯所言,"近世用石膏者,恒恪守吴氏四禁","遂视石膏为畏途。即有放胆用者亦不过七八钱而止",使"此救颠扶危挽回人命之良方,几将置之无用之地也"。

二是拘泥于"白虎四禁"的字面意思,以脉浮弦而细、脉沉、不渴、汗不出四个症状为白虎汤应用的禁区,临床但见其中一症而必不敢用。实际上单一的症状可由多种病机引起,在某些复杂的情况下,里热炽盛也可以出现"四禁"中的症状表现。如《温病条辨》中焦篇第13条:"下后无汗脉浮者,银翘汤主之;脉浮洪者,白虎汤主之;脉洪而芤者,白虎加人参汤主之。"此无汗为津液亏虚所致,银翘汤中以生地、麦冬"兼增液为作汗之具","若浮而且洪,热气炽甚,津液立见消亡,则非白虎不可"。

还有素体气血亏虚而感邪生实热者,亦可见虚弱之脉。如赵绍琴先生治重症肌无力感染案。胡某,女,52岁,1964年5月6日初诊:患者因重症肌无力,住院已将半年,每日服用八珍汤、十全大补汤等剂,4天前陡然发烧38.5℃,病情恶化,体温逐增,遂请全院老大夫会诊。病人面色萎黄,形体消瘦,精神不振,舌胖苔白糙老且干,两脉虚濡而数,按之细弦且数,自述心烦梦多,小溲色黄,大便2日未行,身热颇壮,体温39.4℃。诸医皆曰:气血大虚,必须甘温以除大热。赵老曰:本属虚人,也能生实病,病人素体气血不足,用甘温补中,本属对证,但目前非本虚为主,乃标热为主,根据其舌胖苔白糙老且干、心烦梦多、溲黄便秘,断定是阳明气分之热故改用白虎汤。生石膏25g,生甘草10g,知母10g,粳米60g,煎100mL,分2次服。1964年5月7日二诊:昨服白虎汤后,夜间汗出而身热已退,体温37℃,两脉虚濡而滑,按之细弱,弦数之象已无。病人今日精神甚佳,食欲亦增,心烦减而夜寐甚安,大便已通,小溲甚畅,舌胖苔已滑润,改用甘寒生津益气方法,以善其后。生石膏12g,沙参10g,麦门冬10g,生甘草10g,知母3g。1964年5月8日三诊:病人热退一切如常。此例虽见两脉虚濡而数按之细弦的白虎禁脉,但是病机为虚人生实病,当前以阳明气分之热为主,故仍用白虎汤取效。

三是强调针对病机应用白虎汤,因同样把白虎四禁理解为"四个症状",而对吴鞠通多有诘难。如清代名医张锡纯谓:吴氏所设四禁中,"至其第三条,谓不渴者不可与也。夫白虎汤之定例,渴者加人参,其不渴者即服白虎汤原方,无事加参知矣。吴氏以为不渴者不可与,显与经旨相背矣",又"至其第四条,谓汗不出者,不可与也。夫白虎汤三见于《伤寒论》。唯阳明篇中所主之三阳合病有汗,其太阳篇所主之病及厥阴篇所主之病,皆未见有汗也。仲圣当日未见有汗即用白虎汤,而吴氏则未见有汗者禁用白虎汤,此不又显与经旨相背乎?""石膏原有发表之性,其汗不出者,不正可借以发其汗乎?"张氏之说,皆从实践中来,也是强调针对里热炽盛的病机应用白虎汤,与吴氏观点相似,只是没有理解"白虎四禁"的本义。

五、白虎四禁的临床指导意义

在明了白虎四禁的本义,真知确见用白虎汤其所以然的病机基础上,只要见到肺胃无形热盛的病机,就可以应用白虎汤,大胆应用石膏。如《吴鞠通医案·痰饮》中赵案,吴氏治伏暑痰饮,发则大喘,以脉洪大与否为增减石膏用量的依据,脉洪大者每剂用石膏必以半斤、一斤之多，而后喘得少减，连用七八剂或十数剂，而后喘定；迟数日又发，脉洪大则重用石膏；期年之间，用石膏至一百七八十斤之多，而后大愈。

后世医家在认识白虎汤病机的基础上，更是发展出了很多白虎汤加减方，以治疗肺胃无形热盛兼有其他病机者。如《重订广温热论·验方》所载葱豉白虎汤，组成为鲜葱白三枚、淡香豉三钱、生石膏四钱、知母三钱、北细辛三分、生甘草五分、生粳米三钱（荷叶包），用于伏温兼寒，发热重恶寒轻，烦躁、口臭证多，无汗恶寒证少等。《通俗伤寒论·六经方药》清凉剂，载新加白虎汤。组成为：苏薄荷五分，拌研生石膏八钱，鲜荷叶一角，包陈仓米三钱，白知母四钱，益元散三钱（包煎），鲜竹叶三十片，嫩桑枝二尺（切寸）。先用活水芦笋二两，灯芯五分，同石膏粉先煎代水，治疗白虎汤证兼有暑湿者。柴胡白虎汤，出自《通俗伤寒论·六经方药》和解剂。组成为：川柴胡一钱、生石膏八钱（研）、天花粉三钱、生粳米三钱、青子芩钱半、知母四钱、生甘草八分、鲜荷叶一片。治疗伤寒兼疟中之暑湿疟。《重订广温热论》记载白虎加生地黄汤。组成为：生石膏四钱、白知母钱半、生甘草八分、粳米三钱、鲜生地一两、热童便一杯（冲）。用于妇人温热，热入血室，因邪热传营，逼血妄行，致经未当期而至，必有身热、烦躁、不卧等证，治白虎汤证兼津伤营热者。这些白虎汤类方扩大了白虎汤应用的范围。

笔者在跟师吕仁和、熊继柏二位国医大师过程中，亦见将白虎汤用于内伤杂病，如用治糖尿病、三叉神经痛、皮肤病等，以病机为核心，不拘于"四大症"并见，不限于"四禁症"，有是证用是方，均取得了良好疗效。笔者有感于此，证之临床，多有验者。如治同乡张某，男，50岁，体壮，诉汗多7年，尤以吃饭、饮酒后为重，头汗涔涔，汗流不止，夏日则衣衫尽湿，食欲好，二便正常。查舌淡红，苔薄白，脉滑。辨为阳明热盛。处以：石膏60g，知母15g，葛根15g，山药15g，甘草10g，桑叶15g。7剂出汗减，14剂愈。另治同事冯某，女，45岁，诉面红2年，偶有烘热汗出，无口渴，无便秘，食纳正常，月经正常。查面色红，两颧可见毛细血管扩张，舌淡红，苔薄白，脉洪有力，略浮。辨为阳明热盛。处以：石膏60g，知母15g，山药15g，女贞子15g，甘草10g，菊花10g，桑叶15g，旱莲草15g，怀牛膝15g。前后进60余剂愈。

综上所述，吴鞠通提出的"白虎四禁"，即脉弦而细者、脉沉者、不渴者、汗不出者"四不可与"，是吴鞠通为临床正确应用白虎汤，防止误用该方产生不良后果，以两种脉象、两种症状所代表的病机为例，反向强调应用白虎汤应恪守里热（阳明、太阴）炽盛的病机，不得妄用。笔者认为不能把"四不可与"理解为字面上的四个症状。"白虎四禁"是以"四不可与"的形式示人以规矩，强调不能一见发热就用白虎汤，要仔细辨别有无肺胃无形热盛的病机，但凡里热未盛者或病非肺胃实热者当在禁用之列，而且要视具体证候加减化裁之，既不可生硬套用，也不可生硬禁用。针对病机用方是临床正确应用白虎汤，乃至所有成方的准绳。《存存斋医话稿》有言："医犹学弈也，医书犹弈谱也。世之善弈者，未有不专心致志于弈谱，而后有得心应手之一候。然对局之际，检谱以应敌，则胶柱鼓瑟，必败之道也。医何独不然？执死方以治活病，人命其何堪哉？故先哲有言曰：'检谱对弈弈必败，拘方治病病必殆'。"

（撰稿人：吴范武）

中医"治未病"思想在中风病患者康复治疗过程中的运用浅析

一、中风病简述

中风病名首见于《金匮要略》，曰："夫风之为病，当半身不遂，或但臂不遂者，此为痹，脉微而数，中风使然。"中风病多发于老年人，具有发病率高、致残率高、复发率高及致死率高等特点。中风病所造成的健康危机以及经济压力，已经成为世界性难题。根据我国全国居民死亡原因第三次调查结果，我国第一位死亡原因的疾病为脑血管疾病。

二、治未病思想简述

中医治未病的理论框架形成于《黄帝内经》。中医学中的"治未病"理论主要包括有三个方面：①未病先防，即平时注重养生保健，防止病邪入侵。②既病防变，生病以后，及时治疗，防止疾病加重。③病后防复，病愈后注意调理，防止疾病复发。

三、"治未病"思想在中风病康复治疗过程中的运用

2020年，中共福建省委、福建省人民政府印发《福建省促进中医药传承创新发展若干措施》中提出：要积极发挥中医药在疾病康复中的核心作用；实施中医药康复服务能力提升工程，开展中医医师康复知识和技能培训，积极推进中医药技术方法融入现代康复医学体系；加强中医康复服务规范化建设；培训推广中医康复适宜技术，发挥中医在社区康复中的作用；促进中医药特色康复、传统体育运动与现代康复的技术融合。

治未病思想在中风康复治疗过程中主要体现在以下三个方面：①未病先防，重视病因治疗及中风先兆的识别，预防中风病的发生。②中风后积极预防并发症的出现。③中风后，仍需稳定原有基础疾病，防止二次中风。

（一）重视病因治疗及中风先兆的识别，做到未病先防

中风病的高危因素主要有心脏病、高血压、高脂血症、糖尿病，因此注意平时控制好心脏病、血压、血糖、血脂对于预防中风病的发生具有重要作用。

中风先兆被认为是中风发病的预警信号，其早期表现主要有一过性偏瘫、头痛、眩晕、视物昏花，或伴有短暂性肢体麻木、语言謇涩等，容易被医生、病人忽视。中风先兆发生后及早重视与防治，是降低中风发病的关键。对中风先兆症状的识别与治疗体现了中医"治未病"思想，中风"防"重于"治"。对于中风先兆的识别方面，康复医师可以通过开展健康教育讲座来普及中风知识，引导患者在出现中风先兆时及时就医，防止中风的出现以及减轻中风后功能障碍的严重程度。《金匮要略·脏腑经络先后病脉证》中提出："若人能养慎，不令邪风干忤经络；适中经络，未流传脏腑，即医治之。四肢才觉重滞、即导引、吐纳、针灸、膏摩，勿令九窍闭塞……"可见我们的先贤对于疾病预防方面的重视，我们中医在防病方面也有诸多方法，如导引、吐纳、针灸、膏摩等。

（二）中风后积极预防并发症的出现

患者中风后多有肢体活动功能障碍，急性期治疗多以卧床为主，因此容易产生多种并发症，特别是下肢深静脉血栓的形成、肺部感染的发生以及直立性低血压的出现。其中下肢深静脉血栓一旦形成，容易出现再次血栓栓塞，病情可能随时转危；肺部感染一旦出现，有基础心脏疾病的患者，容易再次诱发心脏疾病的发作，导致病情加重；病后卧床一段时间后直立性低血压的出现必不可少，而直立性低血压的出现也会影响患者的康复进程。

1. 预防肩关节脱位以及髋外旋、足下垂等发生 中风患者早期肢体瘫痪以软瘫为主，表现为肌力降低、肌张力减低、腱反射减弱等，此时由于患者肌力无法抵抗重力的作用，容易导致瘫痪上肢受重力作用下垂，牵拉肩关节，最终引起肩关节脱位，甚则引起肩手综合征的出现。而在下肢主要造成髋外旋以及足下垂等，影响患者日后的行走姿势。因此在中风早期，我们需要对患者及其家属、护工进行良肢位摆放的教育，以防肩关节脱位的出现。良肢位的摆放主要有以下几个方面：①患侧卧位摆放：背部垫软枕，60°～80°倾斜为佳；患手屈曲90°位放于枕边，患侧下肢伸直，两下肢间垫软枕。健手放于胸前或身上，健侧下肢屈曲，呈迈步状。②健侧卧位摆放：患侧在上，患手置于胸前并垫软枕，手心向下，肘关节、腕关节伸直位；患侧下肢置于软枕上，膝关节稍屈位（20°～30°），健手屈曲外展，健侧下肢屈曲，背部垫软枕。③仰卧体位摆放：患侧肩关节屈45°，外展60°，肘关节伸展位，腕关节背伸位，手心向上；髋关节伸直中立位；膝下垫软枕屈曲20°～30°；踝关节于中间位，防止足下垂，健侧取舒适体位。

2. 预防下肢深静脉血栓的形成 第4版《外科学》提出静脉血栓形成的三大致病因素为血流缓慢、静脉壁损伤和高凝状态。中风后患者多数以卧床为主，血流缓慢，容易造成下肢静脉血栓的形成。有文献报道，偏瘫性卒中患者下肢静脉血栓的发生率很高，且与瘫

痪的严重程度呈正比。下肢深静脉血栓一旦形成，具有高致残率及高死亡率等特点，严重威胁患者的生命及健康。既往研究发现，早期运动护理干预可以通过改善患者下肢功能及下肢血液状态及流速有效降低偏瘫脑梗死患者下肢深静脉血栓的发生率，预防脑卒中后肢体深静脉血栓形成的有效方法包括良肢位摆放、定时翻身、肢体按摩、穿弹力袜等。

3. 预防肺部感染的发生 1999年，中华医学会呼吸病学分会制定的医院感染治疗指南，凡发病后出现下述3项以上者可确定肺部感染诊断：①出现咳嗽、咳痰、胸闷、气喘等呼吸系统症状。②双肺可闻及干、湿性啰音，呼吸音减弱和（或）不同程度肺实变体征。③体温≥37.5℃，伴有白细胞计数≥10×10^9/L。④胸部X线呈炎性改变。⑤痰培养有致病菌生长。脑卒中住院患者由于长期卧床，肺部感染发生率明显增加，且其具有临床表现多样、感染病原多样、病情易反复的特点，一旦肺部感染发生，将严重影响了患者的康复及愈后。既往报道，呼吸康复训练可以有效预防脑卒中后肺部感染的发生。

（三）中风后仍需稳定原有基础疾病，预防二次中风

中风病患者在发病前通常有基础疾病，如心脏疾病、糖尿病、高血压病等等，而发病后仍需重视对其基础疾病的控制，其对中风后的康复以及二次中风的预防具有重要作用。

四、小结

喻嘉言在其所著《医门法律》中提出："中风之证，动关生死安危，病之大而且重，莫有过于此者。"全球中风病每年新发患者超过2000000人，平均病死率为10%～15%，发病后存活患者中有50%～70%遗留有后遗症。中风病急性期病情凶险，但经抢救后多遗留有认知、语言、吞咽、运动等各项功能障碍，给家庭和社会带来诸多负担，因此，对于中风病的预防及治疗至关重要。"治未病"思想在中风病的预防及治疗过程中具有重要的意义。

（撰稿人：叶宝叶）

参考文献

1.CORBYN Z. Statistics:a growing global burden［J］. Nature，2014，510（7506）：S2-S3.

2.陈竺.全国第三次死因回顾抽样调查报告［M］.北京：中国协和医科大学出版社，2008.

3.金光亮.《内经》未病概念与"治未病"理论探讨［J］.北京中医药大学学报，2006，29（12）：804-806.

4.齐佳龙，齐昌菊，杨睿，等.中医治未病理论的古代文献梳理及内涵浅析［J］.中医文献杂志，2021，39（1）：34-36.

5.裘法祖.外科学［M］.第4版，北京：人民卫生出版社，1998：603.

6.Kelly J, Rudd A, Lewis R. Venous thromboembolism after acute stroke [J]. Stroke, 2000, 32（1）: 262-267.

7.Langhorne P, Stott DJ, Robertson L, et al. Medical complications after stroke: A multicenter study [J]. Stroke, 2000, 31（6）: 1223-1229.

8.Jinyao L, Huaming X, Xiaoming F, et al.Low Molecular Weight Heparin Calcium combined with Xueshuantong in treatment of acute deep venous thrombosis of lower extremities [J]. Chinese Archives of Traditional Chinese Medicine, 2019, 37（5）: 1193-1196.

9.郭蓉蓉, 王若云.早期运动护理对脑梗死偏瘫患者下肢深静脉血栓形成的效果[J].血栓与止血学, 2021, 27（3）: 494-495.

10.赵娅, 卢姗姗.脑卒中后肢体偏瘫患者深静脉血栓的风险防范与管理措施效果评价[J].中西医结合心血管病电子杂志, 2020, 33（8）, 27-29.

11.中华医学会呼吸病学分会.医院获得性肺炎诊断和治疗指南（草案）[J].现代实用医学, 2002（3）: 160-161.

12.王金娟, 张卫卫.呼吸锻炼预防脑卒中后肺部感染的可行性研究[J].临床肺科杂志, 2019, 24（2）: 308-311, 316.

13.何燚, 白定群.呼吸肌训练在脑卒中相关性肺炎中的临床应用进展[J].中国康复医学杂志, 2019, 34（6）: 113-116.

14.张彬, 胡浩.浅析化瘀通络法在缺血性中风二级预防中的临床意义[J].中国中医基础医学杂志, 2013, 19（3）: 286-287.

15.张璐, 赵瑞成, 奚剑敏, 等.中医药治疗缺血性中风后麻木研究进展[J].湖南中医杂志, 2015, 31（3）: 167-168.

16.张茁, 张微微.缺血性卒中二级预防循证医学证据[M].北京: 人民卫生出版, 2007.

从补脾益肾和化痰祛瘀论治儿童孤独症心悟

孤独症，是儿童常见神经精神类疾病，是以社会交往障碍和重复刻板行为为核心症状，伴随认知和感情障碍及感觉异常等症状的一系列疾病，包括典型孤独症、非典型孤独症、阿斯伯格综合征、Rett 综合征和 Heller 综合征。我国孤独症患儿现有干预措施以行为疗法为主，配合使用益生菌等改善患儿相关症状。中医方面，针刺疗法在孤独症治疗中应用广泛，常见靳三针、林氏头皮针等结合大脑皮层功能区定位的头针疗法，具有确切的临床疗效；此外，也有配合推拿和五行音乐疗法治疗孤独症的报道。近年来，越来越多的医者开始尝试使用中药汤剂治疗，并积累了一定经验。笔者通过研习文献及临床体会，发现本病辨证多为虚实夹杂，遣方用药常从脾肾两脏入手，兼顾心肝以调整脏腑功能，同时根据患儿的不同临床表现加入化痰祛瘀之品标本同治，改善患儿的生活质量，促进生长发育。现略述如下。

一、先后天不足

肾为先天之本，主骨藏精生髓。小儿脏腑未全，肾常虚。"人之血气精神者，所以奉生而周于性命者也。"先天肾精是气血精神的物质基础，是推动小儿生长发育的原动力。结合现代研究，孤独症与多基因遗传及母孕期吸烟、感染、用药、患病等具有相关性，说明妊娠过程中，本应封藏以供生命初始的肾精未得到足够的积累，使患儿较正常儿童而言，先天精气不足，出现沟通交流发育障碍、语言重复不清、智力落后或发育倒退等表现。

脾为后天之本，气血生化之源。《灵枢·决气》云"五谷与胃为大海也"，出生前婴儿从父母之处汲取先天之精，出生后脾胃运化水谷，后天获得的水谷精微以补养先天精气。"谷入气满，淖泽注于骨，骨属屈伸，泄泽补益脑髓。"因此，补脾运脾在促进生长发育的过程中尤为重要，水谷精微的转化和吸收推动小儿五脏六腑功能的完善，进而促进智力、沟通交流等能力的提升。现代研究从肠道菌群入手，提出"胃肠道-大脑反应轴"，将神经、消化、免疫和内分泌系统联系起来，认为通过肠道菌群的合成代谢作用，可以影响五羟色胺、乙酰胆碱等神经递质在胃肠道的释放，调节神经传导，进而影响大脑的发育，改善患儿的行为问题。因此，许多患儿在接受行为疗法的同时，也会同时口服一种或多种益生菌以达到调节肠道菌群的目的。中药经口服进入胃肠道后同样会与肠道菌群发生相互作用，通过影响胃肠道菌群数量和种类，或代谢后产生次生产物进入机体发挥作用。

孤独症患儿除具有沟通障碍和刻板行为等典型症状之外，常共患胃肠道疾病，如腹痛、腹泻、便秘、呕吐等。这些症状虽短期内不致命，但却极大程度的影响患儿的情绪和生活质量，并可能发展为非常严重的终身疾病。中医诊疗疾病的核心在于辨证论治，并将辨证与辨病相结合。小儿脏腑清灵，治疗相关并发症时关键在于运脾而不在补脾；同时，脾胃互为表里，主司中焦气机升降，胃属阳明，阳明多气多血，可濡养脑络而与元神关系密切。因此，通过恢复脾胃的生理功能，运化水谷，升清降浊，可以间接达到补益脏腑的功效。

此外，孤独症是多脏腑功能异常，除脾肾外，心肝两脏亦对疾病的发生发展产生影响。小儿"心肝有余"，易致火亢木旺，热扰心神，发为躁扰狂越，不易管教。肝失疏泄，气机不得调达，而见情绪不宁，行为孤僻。心主藏神，可接受外界的刺激并做出相应的反应，心不想看或听，则目无所见，耳无所听。孤独症患儿对外界反应淡漠，听而不闻，目不视人，也是心神失养或邪扰心神的表现。患儿易激惹，兴奋激越，是阳盛阴衰的表现。小儿肝常有余，肝失疏泄则肝气郁滞，精神抑郁，表情淡漠，闷闷不乐；病程日久，情志不遂，肝郁化火则性情急躁易怒；火热内扰心神则失眠甚则狂躁。因此在治疗中，尤其是面对兼夹情绪、睡眠问题的患儿，可在补脾益肾的同时适当加入疏肝清肝及潜阳之品。

二、痰瘀互结致病

脏腑功能异常会产生病理产物，同时病理产物反过来会加重疾病，使治疗更加棘手。孤独症患儿脾肾亏虚，后天不足造成水谷精微来源不足，严重影响患儿的生长发育，脾运化水湿功能异常会滋生痰湿。许多孤独症患儿可能受到代谢、肠道菌群、神经递质等多种原因影响，喜食甜食。甘入脾，过多摄入糖类损伤脾胃，聚湿生痰。痰浊随气机升降，无所不达。痰入于脑，蒙蔽清窍，气机运行异常，水谷精微进出受阻，无法充养脑髓，使脑的生长发育跟不上年龄，接受和处理外界事物的能力下降，出现兴趣狭隘、对刺激无反应、眼神交流少等症状。痰邪扰心，不能发挥"任物"作用，表现为患儿学习模仿能力差，认知能力低。痰入于心，心神失养，患儿还会出现睡眠障碍、紧张恐惧、注意力不集中等。因此，在调整脏腑功能的同时，不能忽视痰饮的存在。脏腑失调和痰饮内阻互相影响，治疗时应根据患儿具体情况综合判断。

痰浊进一步阻滞气机，会影响到血行，造成血瘀，尤其是对于合并肝郁证的患儿更应注意瘀血的存在。瘀为血所生，瘀之所存，心之所塞，窍之所堵，神明逆乱，思维涣散。儿童的模仿学习能力促进认知功能的发展，而这种模仿学习的能力是外界事物作用于五官诸窍，在脑的调控下，由心发挥任物作用而形成的后天"识神"。脑为元神之府，五官诸窍与之相通，只有当道路通畅时才能发挥正常作用。而对于孤独症儿童，痰瘀内阻，道路不通，门户不开，精气不达，脑和心无法完成思维全过程，患儿表现为兴趣狭隘、重复刻板行为、智力低下、睡眠障碍、语言发育迟缓、沟通障碍等。

痰瘀互结是脏腑失调所致的病理产物，但在病程中会加重患儿相关症状，因此，在辨证时也应注意实邪的存在。

三、治疗

患儿先后天不足，脾肾两虚，在补益时应脾肾双补，同时注重以后天补先天；合并睡眠障碍，易激惹等情志问题者，可加入养心安神、疏肝理气或清肝降逆之品。近年来，许多学者从脾、肾、心、肝四脏入手尝试治疗此病。如汪受传教授认为：孤独症患儿先天禀赋异常，宿痰内伏，心脾虚弱，气机升降失调，津液输布障碍，伏痰易蒙蔽心窍，导致智能迟缓，不能识人，交往能力差，治以益气养心、豁痰开窍，自拟方以生晒参、太子参、茯苓、炒白术为主，加石菖蒲、远志、益智仁、郁金、橘红、珍珠母等化痰开窍、镇静宁神。王素梅教授认为：此病病机为先天禀赋不足，肾精亏虚，脑髓失养，智窍未开，在此基础上，痰瘀内闭，神明蒙蔽，心窍不通，肝失条达，升发不利，致神失所养，治疗重在补肾填精，配合化痰、活血、疏肝，根据虚实程度，和兼夹实邪种类的不同，方用左归饮、二陈汤或柴胡加龙骨牡蛎汤加减。吕英教授借鉴李可教授气一元论的思想，通过设计随机对照实验探讨引火汤加味配合干预训练治疗孤独症的疗效，结论为采用加味引火汤壮水敛火、引火归原的同时，配合行为治疗等干预训练有更好的临床效果。马丙祥教授着重探讨孤独症合并睡眠障碍的治疗方法，在痰瘀互结、凝滞脑络、痹阻心窍的病因病机基础上，提出以化痰活血、益智安神为主的治疗原则，方用二陈汤加减。

在针刺治疗中，体针常用穴位有合谷、曲池、足三里、三阴交、长强、百会等。头针常用主穴有脑中穴、脑枢穴、脑源穴、襞中穴、心穴等，配穴可随症配取肝穴、肾穴，多动、情绪不稳加刺传统针灸的内关穴等。从取穴可以看出调补脾胃、化痰祛瘀、开窍醒神同样适用于针灸治疗。

综上，儿童孤独症的基本病机为先天不足，脾胃亏虚，痰瘀互结，可合并心神失养、邪扰心神或肝郁化火等。治疗上应先后天并补，以运脾益气为主，兼顾化痰祛瘀、醒神开窍，并可配合行为疗法等共同促进患儿症状改善。

（撰稿人：周丛笑）

参考文献

1. 傅萍，阮灵秀，张学君.针刺治疗自闭症的临床应用概述［J］.中华中医药学刊，2017，35（8）：2088-2090.

2. 黄凌一.五行音乐联合针刺推拿干预儿童自闭症随机平行对照研究［J］.实用中医内科杂志，

2018, 32 (6): 66-68.

3. 刘建邦, 张雅菁, 罗桂青, 等. 小儿推拿结合针刺治疗自闭症临床研究 [J]. 新中医, 2017, 49 (8): 122-125.

4. 王庆其. 内经选读 [M]. 北京: 中国中医药出版社, 2007.

5. 张嵘, 张晨. 孤独证谱系障碍 [M]. 北京: 北京大学医学出版社, 2018.

6. 白茂飞, 王霞. 肠道微生物与儿童孤独症谱系障碍的研究进展 [J]. 中国儿童保健杂志, 2019, 27 (9): 986-989.

7. 吴美平, 魏庆双, 陈婷等. 肠道微生态在中医药研究中的现状与展望 [J]. 中国中医基础医学杂志, 2019, 25 (3): 406-409.

8. 张作美, 程婉, 冯克久, 等. 从"气一元论"探讨自闭症社交障碍与阳明的关系 [J]. 时珍国医国药, 2017, 28 (5): 1177-1179.

9. 王雷, 丁玉蓉, 汪受传. 汪受传辨治孤独症心脾两虚证的经验 [J]. 中华中医药杂志, 2018, 33 (8): 3393-3395.

10. 曲丽芳. 论儿童自闭症与《黄帝内经》"使道不通""心主任物"之关系 [J]. 中华中医药杂志, 2012, 27 (10): 2727-2729.

11. 韩笑, 林成仁, 任钧国, 等. 中医对孤独症儿童三大核心障碍的认识 [J]. 中国中医基础医学杂志, 2016, 22 (3): 431-433.

12. 程培培, 禹顺英. 孤独症患者小脑中有氧糖酵解酶的表达 [J]. 中国神经精神疾病杂志, 2017, 43 (5): 284-288.

13. 程培培, 傅迎美, 禹顺英, 等. 孤独症患者前额叶皮层中有氧糖酵解酶的表达改变 [J]. 上海交通大学学报 (医学版), 2015, 35 (5): 653-660.

14. 常克. 儿童多动症中医认识与病因病机进展 [J]. 中国中西医结合儿科学, 2016, 8 (5): 468-469.

15. 郝宏文, 刘奕, 卫利, 等. 王素梅治疗儿童自闭症经验 [J]. 中医杂志, 2016, 57 (1): 19-21.

16. 江晓宇, 蔡在欣, 张作美, 等. 引火汤加味结合干预训练治疗儿童自闭症的疗效观察 [J]. 中华中医药杂志, 2016, 31 (10): 4322-4324.

17. 李团结, 姜娴荷, 马丙祥. 马丙祥教授治疗自闭症谱系障碍儿童睡眠障碍的经验 [J]. 中医儿科杂志, 2018, 14 (4): 14-16.

第四章 临证经验

国医大师王琦治疗少弱精子症病例系列分析

少弱精子症是一种常见的男科疾病，据统计，10%～15%的育龄人群面临不孕不育问题，其中40%的原因来自男方，而少、弱、畸形精子等问题，占男性不育人群的10%～20%，且往往病因不明。临床上以左卡尼汀联合他莫昔芬、十一酸睾酮等西药，或生精胶囊、右归胶囊等中成药为主要疗法；维生素E、辅酶Q_{10}、枸橼酸托瑞米芬、己酮可可碱等药物也在临床中使用。同时，多种中成药如还少胶囊、乌鸡白凤丸、五子衍宗丸、复方玄驹胶囊、麒麟丸等也常见于中医临床应用，其治疗作用机制也已有较多阐发。有学者曾就2014年1月～2017年3月间中药与西药对照治疗少弱精子症RCT试验进行Meta分析，发现中医药疗法能够有效提高精子数量及质量，相较西药疗效更加确切。另外，辅助生殖技术也被作为重度少弱精子症患者完成生育过程的临床手段，但其成功率仍然有待考察。

中国工程院院士、国医大师王琦教授从事中医男科临床数十年，建立了系统的中医男科理论体系。针对少弱精子症，王琦教授提出"肾虚夹湿、热、瘀、毒、虫"为其根本病机，并据此开发了中成药黄精赞育胶囊，常在门诊中与汤剂协同使用。本研究筛选王琦教授门诊治疗少弱精子症患者病例13则，对患者的基本情况，病情的发展转归，以及王琦教授的处方用药进行分析，以初步总结王琦教授临床诊疗少弱精子症的情况，发现其中规律，为少弱精子症的中医诊疗提供参考。

一、病例系列分析

本研究选取国医大师王琦治疗少弱精子症病例13例，其中7例疗效确切，5例病情反复，1例疗效不佳。现从病例基本情况、病症和处方三个方面进行分析。

（一）病例基本情况

患者年龄分布情况为（33.85±4.85）岁，最小28岁，最大44岁，均处于生育能力的高峰期。生活习惯方面，4人有饮酒史，其中1人表示已经戒除。居住环境方面，3人在备孕期居住于新装修的房屋内。其他患者未报告相关情况。详细职业信息未录，但无在高温环境或化学污染环境中工作者。基本信息详情见表 1。

表 1 患者基本信息表

序号	患者姓氏	首诊年月	年龄（岁）	生活习惯和环境
1	毕某	2018.6	31	饮酒；泡温泉
2	池某	2018.5	34	饮酒史 6 年，现已戒
3	骆某	2018.4	33	2016 装修
4	王某	2018.4	30	青春期有频繁手淫史
5	郑某	2013.11	28	-
6	夏某	2012.3	44	-
7	章某	2010.10	41	-
8	陈某	2019.1	39	饮酒史 1 次 / 月
9	宫某	2018.4	32	2013 装修
10	李某	2018.3	29	房屋装修 1 年；偶饮酒
11	李某	2019.3	36	-
12	祝某	2018.4	32	-
13	熊某	2018.10	31	-

（二）病情及症状分析

13 位患者从发现不育（在其他医院确诊或发生流产等）到前来就诊的时间为（3.30±2.06）年，最短小于 1 年，最长达 7 年。其中 1 位患者存在染色体平衡易位情况；2 位患者曾尝试试管婴儿，未能成功生育；1 例患者经精索静脉曲张手术后恢复不佳，仍然不育；其他患者未报告相关信息。除少弱精子症外，2 位患者尚有失眠，2 位患者高血压，2 位患者患有口腔溃疡，1 位患者有腰部外伤史，1 位患者过敏性鼻炎史 10 年；1 位患者查有双侧精索静脉曲张（非前述手术治疗患者；以上均为不同患者报告情况）。具体情况见表 2。

表 2 13 位患者症状及兼证情况

序号	少弱精子症病史	确诊至就诊时间（年）	其他疾病
1	2017 年查染色体平衡易位	1	失眠；呃逆
2	结婚 1 年未育；2017 查少弱精子症	1	-
3	2013—2018 年未育；试管婴儿胎停 2 次	5	高血压
4	2016 年左侧精索静脉曲张手术，恢复差	2	-
5	结婚 1 年，怀孕 45 天后自然流产	1	腰部外伤史
6	-	-	口腔溃疡
7	2008 年查出畸形率高；结婚 12 年，2006—2010 年未育	4	口腔溃疡
8	2012—2019 年不育	7	高血压
9	2013 年确诊，5 年来夫妻房事不佳	5	2014- 双侧精索静脉曲张
10	-	-	-
11	2015—2019 年未育；2017—2019 年试管不成功	4	早泄；失眠；多汗；尿频
12	-	-	-
13	已婚 3 年，2017 年查出无精子 - 生精细胞减少	3	过敏性鼻炎 10 年；便溏

在少弱精子症改善方面，1～7 号患者为疗效显著案例；8～12 号患者病情反复，疗效不确切；而 13 号患者的无精子症状较难改善。其中 1 号、7 号和 12 号患者还检出精子

畸形率较高，经过治疗，畸形率也有所改善。详细精子检测数据见表3。

表3 13位患者精子指标变化情况

序号	第1诊	第2诊	第3诊	第4诊	第5诊
1	a级精子率3.72%；b级精子率2.33%	a级精子率4%；畸形率96%	(a+b)级精子率62%；畸形率84%	/	/
2	a级精子率0%；b级精子率25%	a级精子率25.12%；b级精子率33.33%			
3	未见指标报告	a级精子率22.22%；b级精子率24.02%	/		
4	a级精子率3.23%；b级精子率19.25%；无性欲，同房时间＜1min	同房时间5～6min	/	/	/
5	a级精子率10.4%；b级精子率22.12%	a级精子率15.37%；b级精子率16.69%	/	/	/
6	a级精子率0%；b级精子率7.14%	精子质量略降低（未见报告）	精子质量提高（未见报告）	a级精子率9.68%；b级精子率0%	/
7	a级精子率45.59%；b级精子率12%；畸形率97.5%	a级精子率11.16%；b级精子率3.07%；畸形率84%	a级精子率13.95%；b级精子率35.35%；畸形率86%	/	/
8	a级精子率3.37%；b级精子率3.69%	改善不明显（未见报告）	精液液化时间＜60min	/	/
9	a级精子率6.91%；a+b级精子率17.97%	a级精子率11.76%；b级精子率18.63%	(a+b)级精子率0%	a级精子率7.21%；b级精子率27.40%	
10	a级精子率0%；b级精子率30%	a级精子率10%	a级精子率10%；b级精子率30%	a级精子率5%；b级精子率25%	a级精子率5%；b级精子率25%
11	a级精子率7.49%；b级精子率14.71%	精子质量改善（未见报告）	/	/	/
12	a级精子率25.19%；b级精子率1.94%	a级精子率3.21%；b级精子率1.28%；畸形率99%	b级精子率1.21%	/	/
13	双侧睾丸未见确切精子	b级精子率33.33%	无精子	/	/

（三）处方用药分析

在13个病例共计38张处方中，共计出现50种中药饮片，2种中成药。中药处方药味数为（9.97±2.34）味，中位数为9味药。药味最少的处方4张，包含7味中药；药味最多的1张处方包含16味中药。有5位患者，共计13张（6号、7号、8号患者各3张，5号、10号、11号、12号患者各1张）处方中包含中成药黄精赞育胶囊，其中5号患者的1张处方中还包含金匮肾气丸。

中药饮片方面，王琦教授最常用的药物为巴戟天，出现30次，其余使用超过20次的药物有菟丝子（27次）、枸杞子（25次）、桑椹（25次）、水蛭（24次）、当归（22次）。

另外，黄芪和鱼鳔分别使用了 18 次和 17 次。使用人数最多的药物同样为巴戟天，13 人中有 12 人应用了该药物，其他使用人数在 10 人及以上的药物还有水蛭（11 人）、桑椹（11 人）、枸杞子（10 人）、菟丝子（10 人）。药物种类及其详细使用情况见表 4，所有患者在就诊期间均未服用任何其他少弱精子症治疗药物。

表 4　药物种类及使用情况（按使用频次降序排列）

中药	使用频次（总计 38）	应用病例数（总计 13）
巴戟天	30	12
菟丝子	27	10
枸杞子	25	10
桑椹	25	11
水蛭	24	11
当归	22	9
黄芪	18	9
鱼鳔	17	7
鸡内金	13	6
车前子	13	6
金钱草	13	7
香附	12	7
麦芽	11	6
豆豉	11	6
山楂	9	5
紫河车	9	4
黄精	8	5
千里光	8	4
土茯苓	6	2
橘红	5	3
浙贝	5	3
萆薢	5	3
泽泻	4	2
海马	3	3
山药	3	1
山茱萸	3	1
熟地黄	3	1
竹茹	3	1
泽兰	2	1
白花蛇舌草	2	1
白芍	2	1
陈皮	2	1
茯苓	2	2
鸡血藤	2	2
肉桂	2	1
生地黄	2	2
蜈蚣	2	1
淫羊藿	2	1
茵陈	2	2
枳壳	2	1
苍术	1	1
牡蛎	1	1
蚕沙	1	1

续表

中药	使用频次（总计38）	应用病例数（总计13）
柴胡	1	1
赤芍	1	1
肉苁蓉	1	1
丹参	1	1
覆盆子	1	1
生晒参	1	1
远志	1	1

二、讨论

（一）"肾虚夹湿、热、瘀、毒、虫"病机理论的临床应用

"肾虚夹湿、热、瘀、毒、虫"高度概括了少弱精子症的根本病机。其中，"肾虚"是由于青春期曾有手淫史，或房事不节，或先天禀赋不足，导致肾精亏损，是为内因。后五项则涵盖各类引起少弱精子症的直接诱因。"湿"指生活环境潮湿，或饮食偏嗜导致体内湿邪困阻，引发肥胖，进而导致体内自噬调节紊乱，引起精子数量和质量下降。"热"指高温环境，如特定工种，或温泉汗蒸等。饮酒会造成体内湿热蕴结，所以王琦教授临床中特别关注饮酒史，且每每叮嘱患者忌酒。"瘀"指由于外伤史，或精索静脉曲张等器质性病变导致的脉络瘀阻，患者睾丸不能保证良好的血液和营养供应，导致精子难以生成。"毒"主要指物理、化学和生物因素的污染，特别是常见有毒有机物如芳香烃类、甲醛等，临床中王琦教授也常问及患者的居住环境。"虫"则泛指各类细菌、真菌和寄生虫导致的泌尿生殖系感染等。

基于这一根本病机，王琦教授依法立方。《本草经集注》记载巴戟天"味辛甘，微温……补五劳，益精，利男子"，《玉楸药解》载其"强筋健骨，秘精壮阳"。巴戟天的使用针对"肾虚"这一内因，使肾精得到补足。王琦教授并未经常使用鹿茸这一类过于滋补的药物，是因为现在的生活条件更加优渥，饮食偏厚腻，再行大量滋补，易导致脾胃运化乏力，反为滞碍，徒生内热，有加剧病情之嫌。同时，配合味辛、性平的菟丝子，生精种子兼有收敛固涩之意；枸杞子和桑椹均入肝肾二经，是王琦教授取"阴中求阳"之意，滋木壮水，共奏补足肾精之效。现代药理研究表明，菟丝子黄酮可以通过提高粒细胞－巨噬细胞集落刺激因子（GM–CSF）水平改善少弱精子症大鼠的精子质量。水蛭通常用于破血消癥，《神农本草经》载其"无子，利水道"。在处方中，王琦教授水蛭的药量通常为3g。他认为少量运用可微用其活血化瘀之力，同时也有生精的辅助作用。当归为血药，入肝经，活血养血，通畅脉络，为睾丸提供更好的生精环境。

另外，车前子、金钱草等利水通淋，是方中利湿泻热之药；黄芪补中益气，增强脾胃运化力量和卫气的卫外作用；鱼鳔补肾固精，常用于治疗滑精及其导致的肾精亏损。有研究表明鱼鳔能提高少弱精子症动物模型的睾丸指数和精子质量。以上诸药共同针对根本病

机进行调整，助患者恢复精子发生能力。

（二）部分病例针对性用药分析

柴胡、枳壳、赤芍、白芍、肉苁蓉、远志、蜈蚣这一组药物，全部来自 11 号病例。该病例中李某除少弱精子症外，尚有阴囊潮湿、早泄、失眠多梦、大便干燥、注意力难集中等问题。因此，王琦教授开出柴胡疏肝散加减的处方，立意调达宗筋，调畅情志，并服黄精赞育胶囊，改善少弱精问题。二诊，患者报告房事时间延长，精液质量改善，因此在保留疏肝之意的同时，加入肉苁蓉和远志，继补肝肾，进一步提高精子质量。本例中没有使用巴戟天，而是选用了兼能润肠通便的肉苁蓉。《神农本草经》载远志"补不足……利九窍"，《本草经解》载远志"禀天春和之木气……远志畅肝"。在滋补的同时兼顾疏肝和大便干结的问题，是王琦教授一药多用的充分体现。

山药、山茱萸、熟地黄和淫羊藿等是 7 号病例中的独特用药。该病例中章某兼有头发早白的征象。《素问·上古天真论》记载男子"二八，肾气盛，天癸至"，先天因素在生殖能力当中起到重要作用。肾主骨，其华在发，须发早白表明该患者先天肾精亏虚，因此在处方中，王琦教授增加了六味地黄丸的滋阴之意（方中尚有牡丹皮、茯苓、泽泻），同时加入淫羊藿，与巴戟天共同温补肾阳，几味药物共同达到滋阴补阳的功效。经治疗，患者畸形精子率下降超过 10%。

另外，动物药作为血肉有情之品，也偶见于王琦教授的处方中，但由于其药力较强，且价格较贵，只有在常用药物难以奏效的情况下才会选用。如紫河车、海马等，往往出现在该患者最后一诊的处方中。大多数患者在使用这些药物后，病情能够有所改观，但仍有极少数无精子症的患者无法康复，这也是男科学亟待解决的难题。

（三）疗效不佳病例原因浅析

由于患者报告信息详略不同，现尝试就已有信息对 8～13 号患者疗效不佳的原因进行探讨。8 号患者确诊至来诊时间为 7 年，伴约每月 1 次的饮酒史，不育持续时间过长加之不良嗜好，造成病情迁延难愈。9 号患者初次确诊期间恰逢住所装修，有双侧精索静脉曲张史，并经过 5 年方来就诊，生活环境不佳与器质性病变共同造成较为严重的少弱精子症病情，经久不易治愈。10 号患者同样居住于新装修住所，但无其他不良生活习惯或病史，来诊间隔时间较短，故而能够维持一定的精子质量水平，经查其复诊时间间隔较长，治疗间断或为病情改善不佳的原因之一。

11 号患者不育时间长达 4 年，其间曾有试管婴儿失败史，加之本人兼早泄、失眠、多汗、尿频等证，可以推测其人先天禀赋不足。据第二诊患者自述，精子质量有所改善，但未见报告，如该患者坚持复诊继续治疗，精子质量或可进一步恢复。12 号患者曾查泌乳素（PRL）高于正常水平，但未见激素五项结果，推测为激素水平紊乱导致精子发生异常。13 号患者查生精细胞减少，并伴有 10 年过敏史，经三诊治疗并未改善，运用海马仍无法奏效，合理怀疑其具有免疫性不育的可能。王琦教授在《王琦男科》书中指出免疫性不育应辨体论治，从特禀体质入手，结合培元生精之法，共同奏效。但治疗时，王琦教授并未嘱患者进行相关抗体检查，方中也仅有一味黄芪用于补气固表，故无从进一步确定其病因，未能给予有效治疗。

综上，少弱精子症成因复杂，兼有先后天多种因素，在临床诊疗过程中应当详问病情，综合考量患者的整体状态，进行处方用药。同时，对于存疑的致病因素或病理状态，应嘱患者及时检测各项相关指标的水平，以便评价疗效。另外在病例记录方面，应尽可能详实，便于回顾性研究的分析与整合。

（四）病例系列方法在中医传承中的运用

病例系列是临床流行病学体系中，对特定疾病的一系列病例进行整体性叙述和分析的研究方法。在病例系列研究中，患者的基线信息可得到较好的还原，以进行横向比较，能够获得该疾病患者群体的一般特征，推测危险因素或保护因素。同时，医生对于每位患者的治疗方案也并列呈现，可以在考察某一患者治疗方案进展的基础上，进一步比较不同患者间治疗方案的异同及其对应的疾病转归情况，以明确治疗方案的效用。相比单一病例的病例报告，病例系列能够更全面立体地反映某种疾病的临床诊疗情况，具有更高的临床实践指导意义。特别是针对中医经验的传承，病例系列更能凸显其优势。

传统的中医经验传承研究具有以下特点。开篇聚焦理论，从中医古籍出发，结合个人临床经验，对某病、某证的病因病机、理法方药进行讨论。随后附以典型病例，对前述理论进行具体解析。然而这一模式的固有弊端也难以避免，个案报告往往无法保证良好的外部真实性，仅一例病案对于理论的阐发也十分有限，难以呈现名老中医临证中的圆机活法。随着社会的发展，人类生活环境变化多样，疾病状况也更加复杂，往往在主病、主证的基础上还有兼病、兼证，这就造成单一病例报告的经验更难付诸临床实践。而病例系列方法能够克服这些弊端，因此，更适用于名老中医传承工作。

本研究采用病例系列方法展现王琦国医大师临床治疗少弱精子症的情况，可以充分体现王琦教授如何将中医男科理论与患者实际情况结合，进而在处方用药上进行加减化裁，随机应变。同时，也应当指出，对于疗效不甚理想的病例，亦可一并纳入病例系列研究中，分析其潜在原因，以对临床实践起到提示作用。综上，笔者认为病例系列方法在名老中医经验传承方面具有独特优势，可善加利用。

（五）总结

少弱精子症的形成并非一时，病情迁延反复，往往较难在短期内看到显著改观，因此患者对医生的信任十分关键，如前期疗效不显著，患者很有可能不再复诊。在治疗过程中，做好医患沟通是重要的一环。在门诊过程中，王琦教授也不断为患者树立信心，鼓励其坚持治疗；而经过多次治疗的患者，往往能收到令人满意的疗效。

本研究初步总结了国医大师王琦教授门诊治疗少弱精子症的思想和经验，由于门诊病例记录情况不一，未能完整展现全部诊疗信息和过程，是本研究的不足之处。然而不难看出，国医大师王琦教授治疗少弱精子症立法严谨，用药精当，疗效确切。其"肾虚夹湿、热、瘀、毒、虫"的病机理论和处方用药值得在临床诊疗中参考使用，为更多男性同胞和家庭带来福祉。

（撰稿人：郑燕飞）

参考文献

1. Barrattchristopher l r, Björndahllars, De jongechristopher j, et al. The Diagnosis of Male Infertility: an Analysis of the Evidence to Support the Development of Global WHO Guidance-challenges and Future Research Opportunities.［J］. Human Reproduction Update, 2017, 23（6）: 660-680.

2. 苏生, 王良平, 余健伟, 等.左卡尼汀联合他莫昔芬治疗男性少、弱精子症临床疗效［J］.深圳中西医结合杂志, 2019, 29（14）: 97-98.

3. 谭欣.左卡尼汀与十一酸睾酮联合治疗男性少弱精子症的效果［J］.临床医药文献电子杂志, 2019, 6（85）: 27.

4. 贾永强.左旋卡尼汀联合生精胶囊治疗少弱精子症60例临床观察［J］.智慧健康, 2019, 5（3）: 85-86.

5. 林炜, 王丹瑾, 宣晓明.左卡尼汀联合右归胶囊对男性少精、弱精患者的疗效观察［J］.实用临床医药杂志, 2019, 23（8）: 35-38.

6. 苏军.维生素E软胶囊治疗男性不育的少弱精症临床疗效观察［J］.心理月刊, 2020, 15（8）: 207.

7. 徐云森, 严文兵, 郭宇明.麒麟丸联合辅酶Q_{10}用于成年男性少弱精子症的临床效果及作用机制研究［J］.当代医学, 2019, 25（19）: 36-38.

8. 江宁东, 陈智勤, 潘家坪, 等.枸橼酸托瑞米芬联合维生素治疗特发性少弱精子症临床观察［J］.中国男科学杂志, 2019, 33（1）: 44-48.

9. 黄政城, 汤海瑜.己酮可可碱治疗男性少弱畸形精子症的临床研究［J］.临床医学工程, 2019, 26（11）: 1531-1532.

10. 杨长海, 孙中义, 王波, 等.还少胶囊治疗少弱精子症的多中心临床观察［J］.中华男科学杂志, 2018, 24（7）: 635-639.

11. 丘纯, 范华.乌鸡白凤丸加味治疗肾精亏虚型少弱精子症疗效观察［J］.临床合理用药杂志, 2018, 11（28）: 80-81.

12. 杨东, 鲜红, 滕文顶, 等.五子衍宗丸与麒麟丸治疗男性特发性少弱精子症的临床疗效和安全性［J］.中国性科学, 2019, 28（10）: 77-80.

13. 王莹, 李雪松, 刘鑫.复方玄驹胶囊治疗少弱精子症的Meta分析［J］.吉林中医药, 2019, 39（2）: 196-201.

14. 黄鹏, 刘小良, 冷远景, 等.麒麟丸对少弱精子症治疗效果的临床观察［J］.中华男科学杂志,

2019, 25（7）: 647-650.

15. 谭天阳, 郑燕飞, 汤轶波, 等. 巴子颗粒对雷公藤多苷诱导少弱精子症模型大鼠精子质量影响的实验研究[J]. 中华男科学杂志, 2018, 24（11）: 1016-1020.

16. 马铁梁, 唐志安, 乔斌, 等. 毓嗣颗粒对甲基磺酸甲酯诱导少弱精子症小鼠的治疗机制研究[J]. 中华男科学杂志, 2019, 25（9）: 828-832.

17. 李博怿, 王琦, 朱斌, 等. 中医药治疗男性少弱精子症疗效的Meta分析[J]. 北京中医药大学学报, 2018, 41（10）: 863-872.

18. 张丹. 左卡尼汀联合卵胞浆内单精子显微注射助孕技术在严重少弱精子症患者辅助生殖中的应用[J]. 实用中西医结合临床, 2020, 20（2）: 32-33.

19. 李君, 李彩华, 郭培培, 等. 严重少弱精子症ICSI失败后改行供精人工授精的妊娠结局分析[J]. 安徽医科大学学报, 2019, 54（5）: 809-812.

20. 董阳, 孟翔鹤, 王鑫, 等. 肥胖型少弱精子症的发病机制及中医调体防治[J]. 中医学报, 2018, 33（12）: 143-146.

21. 孟晓彤, 廖礼彬, 马伊萱, 等. 菟丝子黄酮对少弱精子症大鼠睾丸GM-CSF表达的影响[J]. 中华男科学杂志, 2020, 26（7）: 639-644.

22. 刘美琪, 汤轶波, 郑燕飞, 等. 基于肾藏精理论对鱼鳔治疗男性不育症的实验研究[J]. 中国中医基础医学杂志, 2019, 25（6）: 761-763, 834.

基于国家名老中医经验的慢性肝病临证"三步曲"

肝病是我国的常见病,严重威胁人民健康。其中,以乙型病毒性肝炎为主的慢性肝病迁延难愈,成为临床一大难题。有鉴于此,编者系统梳理并横向对比了伍炳彩、胡希恕、岳美中、方药中、颜德馨、印会河、林鹤和、汪承柏、杜雨茂、陈继明、关茂会等11位近现代国家著名老中医诊疗慢性肝病的临证经验,在此基础上凝练出慢性肝病临证"三步曲",以期为诊治慢性肝病提供思路和依据。

一、慢性肝病临证"三步曲"

(一)第一步,把握肝脏生理,兼顾肝之"体用"

《素问·阴阳类论》指出:"春甲乙青,中主肝……臣以其脏最贵。"清代周学海在《读医随笔》进一步发挥:"肝者,贯阴阳,统气血,居贞元之间,握升降之枢者也。"肝之生理,通贯阴阳,总统气血,斡旋气机,"五脏以肝为贵"。肝之生理复杂,然不离"体用"两端。《素问·阴阳应象大论》指出:"东方生风,风生木……其在天为风,在地为木,在脏为肝。"清代叶天士之《临证指南医案》思求经旨,有:"肝为风木之脏,因有相火内寄,体阴用阳,其性刚,主动,主升。"清代魏念庭之《金匮要略方论本义》也有发挥:"四时之气始于春,五脏之气始于肝,故先引肝以为之准。"肝为风木之脏,若木气条达,则气机疏畅,阴平阳秘,五脏调和;若木失条达之性,则气机阻滞,阴阳失调,五脏功能失司。

方药中认同叶天士关于"治肝之法无非治用治体"之说。方老指出,前人创制治肝之法数十种,但对慢性肝病而言,"疏肝"与"养肝"最为重要。"疏肝"要疏其瘀滞之血,"养肝"要养其亏损之阴,"毓阴化瘀"是治疗慢性肝病的关键问题,临证应不断动态调整治疗方法。肝气得疏,肝血得养,脾胃升降斡旋随之可复,湿热内蕴亦可消除。对"养阴而助脾胃之湿"的观点,方老解释为"阴"是阴液,"湿"为邪气,滋阴是扶正,而非助邪,不可将滋阴与湿邪混为一谈。基于上述认识,方老改制古方一贯煎,在原方基础上,加入薄荷、柴胡、鸡血藤、夜交藤、姜黄、郁金、丹参7味疏肝、养血、活血药,成为

"养阴"与"化瘀"并重的慢性肝病基础方。

（二）第二步，审察肝脏病机，调和肝之"四逆"

清代叶天士《临证指南医案》中指出："肝为风木之脏……全赖肾水以涵之，血液以濡之，肺金清肃下降之令以平之，中宫敦阜之土以培之，则刚劲之质，得为柔和之体，遂其条达畅茂之性，何病之有？"清代黄元御于《四圣心源·六气解》亦有"风木者，五脏之贼，百病之长。凡病之起，无不因于木气之郁"之论。慢性肝病虽然病变复杂，然而肝脏病机可以归纳为"四逆"：一逆，木失条达，肝脏自伤；二逆，木郁克土，肝胃不和；三逆，木郁刑金，肝肺不调；四逆，木郁犯水，肝肾不合。临证之时，肝之"四逆"，以叠加出现居多，当据"机"立法。

1. 疏肝和胃祛瘀血 胡希恕宗《伤寒论》，细辨方证，总结肝病之治为"疏肝、和胃、祛瘀"三法，创立多种经方之合方应对慢性肝病之肝郁、脾胃失和、血瘀病机，但临床上仍应仔细辨证，不可冒用方药。如柴胡剂均有疏肝作用，但各有其适应证，不仔细辨别而盲目使用柴胡剂，必将有害而无益。食欲不佳，无明显不适，但肝功异常或小儿肝炎者，使用柴胡丹参茵陈甘草汤；肝功异常，胸胁及心下满，肝区隐隐作痛，时有眩悸，小便不利而大便溏者，使用四逆散合当归芍药散；肝区剧痛，烦躁欲呕，谷丙转氨酶增高，大便干燥者，使用大柴胡汤合桂枝茯苓丸。胡老治疗慢性肝病，融疏肝、和胃、祛瘀血于一炉，在临证中可取得显著疗效。

关茂会认为"血瘀"为慢性肝病之核心病机，并总结出"散瘀七法"。一是"解毒活血法"，选用四物汤加清热解毒之品；二是"滋阴活血法"，选用四物汤合一贯煎加减；三是"益气活血法"，选用参芪四君子汤合四物汤加减；四是"助阳活血法"，选用附子理中汤加丹参、赤芍、当归、桃仁、红花等；五是"理气活血法"，选用逍遥散合四物汤加减；六是"软坚活血法"，选用膈下逐瘀汤、鳖甲煎丸或桃红四物汤等；七是"利水活血法"，选用调营汤加减。此外，陈继明亦认为，慢性肝病病程日久，多数伴有血瘀与络阻，因此疏肝解郁时，宜佐以通络，并且须避辛燥，使用四逆散合瓜蒌散，佐以当归须、泽兰叶，收效显著。

2. 疏肝开肺达三焦 清代李冠仙之《知医必辨·论肝气》指出："肝气旺盛，不受金制，反来侮金，致肺之清肃不行。"《素问·天元纪大论》指出："金木者，生成之终始也。"在生理状态下，肝木疏泄与肺金收敛各司其职，为"生成之终始"。

慢性肝炎病程中常常出现腹部胀满，这种腹胀不受饮食影响，未进饮食也会发生，不因矢气或嗳气而减轻，并常在夜间加重，西医学称其为肝性腹胀。中医对肝性腹胀病机的认识是气滞血瘀，称为"气臌"，若失于治疗往往进一步发展为"水臌""血臌"而产生腹水、蜘蛛痣等。印会河另辟蹊径，提倡肝病开肺，建立并总结"开肺疏肝、条畅三焦"的治疗理论和方法。印老认为，肝性腹胀的病理根本在于"血瘀于肝"，血瘀进一步发展引起气滞于肝，发生腹胀。这种腹胀由血瘀产生，不同于一般的胃肠气滞，因而一般的理气、行气、下气方药，如木香、槟榔、青皮、陈皮、豆蔻、苏梗、莱菔子等很难收获良效。"三焦者，元气之别使也，主通行于三气，经历于五脏六腑"，总司人体气机的升降出入和水液代谢，是气化的主要场所。条畅三焦、疏通气机能够祛除气滞，治疗腹胀。同时，三焦上通于肺，下达膀胱，而肺主一身之气，故欲条畅三焦气道，不能离开理肺。因此，印会河使用紫菀、桔梗两味中药，作为开利肺气、通达三焦的主要药物，并结合逍遥散以及治疗久瘀所习用的介类、虫类药物，组成了治疗肝性腹胀常用的"抓主症"用方——"疏肝开肺方"（柴胡、赤芍、当归、丹参、生牡蛎、广郁金、川楝子、桃仁、䗪虫、紫菀、桔梗），临床收效颇佳。

3. 清营泻热解肝毒　肝炎病毒由外侵袭人体，临床多表现为"湿""热"为患的特点。肝炎初期，多有恶寒、发热的卫分症状，随着病情发展而相继出现气分、营分、血分症状。慢性肝炎迁延不愈，病机多为湿热侵淫营血，胶结不化，缠绵腻滞。若仅从气分论治，投以疏肝、清气、祛湿之品，虽亦有所见效，但疗程长且病情易于反复。

颜德馨取法"湿温""瘟疫"等温病理论，建立"清营泻热"法治疗慢性肝炎的新思路。经过多年临床实践，颜老自拟犀泽汤治疗慢性肝炎，取得满意的临床疗效。犀泽汤由广犀角（现用牛角代，下同）、泽兰、苍术、广金钱草、土茯苓、平地木、败酱草等组成，全方共奏清营泻热、祛湿解毒之功。其中，广犀角、苍术两味药对慢性肝炎具有特殊治疗作用。《本草纲目》指出，广犀角"能解一切诸毒"，颜老使用广犀角之意，不仅取其凉血，更在于其能入胃解毒，对谷丙转氨酶长期不降及乙型肝炎表面抗原转阴疗效显著。苍术性温，功能发汗退热、祛湿开郁。恽铁樵指出："茅术温燥，能发汗，能化湿，为治湿温要药。"对于慢性肝炎缠绵难愈而辨证为湿热蕴结营血的患者具有良效。慢性肝炎表面抗体转阴，停药后极易反复，因此，遵叶天士《外感温热篇》"炉烟虽熄，恐灰中有火"之论，在病情稳定后，应继续以"犀泽汤"化裁，服药1～2个月以巩固疗效。

伍炳彩认为，治疗慢性肝病，当先清热祛湿，而后方能补益。伍老总结出"辨湿七法"，一辨小便清浊，二辨汗，三辨身热足寒，四辨口黏，五辨面色，六辨舌苔厚薄，七辨脉濡；其治疗以"湿热蕴结"为核心病机的慢性肝病，常选用连翘、赤小豆应对黄疸型肝炎，其中以转氨酶升高为主者常加鸡骨草、凤尾草、垂盆草等；土茯苓、忍冬藤则用于应对以血分湿热为主的慢性肝炎、肝硬化等。

陈继明认为：慢性肝病本质多为病毒感染，邪毒深伏，滞留脏腑，时隐时现，导致肝功能指标反复波动；治疗上在辨证的同时，必须结合辨病，参用解毒之法；临床常选用白花蛇舌草、土茯苓、贯众等伍入四妙勇安汤，治疗肝肾阴虚兼郁热络瘀证，疗效显著；表面抗原阳性，肝功能异常者，使用垂盆草、田基黄、五味子等。陈老强调，对于解毒之品的选用，也要从辨证角度出发，随证选用，才能取得满意疗效。

（三）第三步，结合微观指标，尤重肝功价值

岳美中在治疗慢性肝炎肝功能异常时提出，肝炎恢复期的轻度肝功能障碍和早期的肝功能显著障碍，在性质上不完全相同，在治疗时要细心辨证，找到治疗的切入点。他总结肝功能迟迟不恢复的情况大致有三种：一是原有症状已减轻，而肝功能异常指标不随之

而下降；二是夹杂了其他疾患，有碍于肝功能下降；三是毫无自觉症状，而肝功能不下降。这三种情况临床均应仔细辨证，寻找合适的方法，单用某一效方治疗某一项肝功能指标异常是不够全面的。比如，治疗肝炎恢复期病人，肝功能未恢复，但同时伴有其他自觉症状，此时可以不囿于其肝炎疾患，而从治疗杂病入手，抓住当前的主要矛盾，给予适当处理，往往可使症状迅速消失，肝功能亦随之恢复正常。对于患者肝功不降的病机，在掌握常见病机的同时，亦应仔细寻找辨证线索。如对形体肥胖的患者，不拘泥于"湿热"病机而使用温化之法减低体重，体重下降的同时肝功能亦随之而降。对于黄疸患者，不必拘泥于"黄疸多湿不宜滋养"之诫，抓住患者血虚的病机，使用四物汤合茵苓，由此突破而收效。林鹤和也持相同观点，发现乙肝表面抗原阳性不全属于湿热为患，有属阴寒者，因此，治疗肝功能异常不拘泥于清热解毒，常使用吴茱萸汤暖肝合营而取效。

杜雨茂根据临床实际情况，总结多种肝功能指标异常的病机和治疗方法。对于转氨酶居高不降者，常用"疏肝理气"和"解毒化瘀兼以敛阴"的降酶二法。慢性肝病转氨酶增高者往往肝气郁结、肝郁脾虚，遵《黄帝内经》"以辛补之"，常用疏肝理气之法；另一类患者常见正气已伤、余毒未尽、肝血瘀滞，使用解毒化瘀兼以敛阴法。一解余毒，二敛肝阴。慢性肝病球蛋白增高，除瘀血见证外，还存在余毒未清，因此使用"活血化瘀"与"清热解毒"之法降球蛋白。对于白蛋白下降者，他认为是病变日久，正气损伤，并且白蛋白下降程度与正气损伤程度呈正比，使用"补脾胃之气"与"益肝肾之阴"二法以升高白蛋白。絮状反应异常者，常伴有 A/G 比值倒置，以白蛋白下降为主者，多属于阴虚，白蛋白上升后，絮状反应也能恢复正常，因此以升白蛋白的补益之法治疗絮状反应异常。乙型肝炎表面抗原转阴是慢性肝病病愈的一个重要指标。若表面抗原转阴而又出现其他肝功能异常，则代表毒气较甚，因此，临床使用"清余毒、除瘀血、扶正气"之法，疗效显著。另外，杜老提出临床上常有多种肝功指标异常并见，治疗时应注意先后次序，首重退黄，依次为降酶、降球蛋白、升白蛋白、降絮、表面抗原转阴治疗，依此顺序治疗，可提高临床疗效。

汪承柏认为，慢性肝病阴虚与湿热并见者最多，这一对矛盾处理得好则有助于提高疗效，处理不好反而加重病情。汪老提出湿困与阴虚的轻重程度，在肝功能与西医学的诊断上有所区别。单纯湿困，或湿困与阴虚均较轻，或湿困较重而阴虚较轻者，肝功能损害一般较轻，多数均为单项谷丙转氨酶升高，或只伴有轻度絮状反应阳性或轻度黄疸；若阴虚较重，无论湿困程度轻重，多有谷丙转氨酶升高、絮状反应阳性、蛋白代谢异常。因此，在临床上，结合理化指标变化，衡量患者湿困与阴虚的轻重程度，采用祛湿养阴合治和分治的原则，建立"祛湿兼顾养阴""祛湿为主，养阴为辅""先祛湿，后养阴"的多种分阶段治疗方案。

二、讨论

编者系统收集了 11 位在慢性肝病临床诊疗领域中颇具建树的国家名老中医的宝贵诊

疗经验，并对其进行梳理和对比，既包括诸位医家对慢性肝病病程的整体认识和治疗原则，又有医家从某一阶段或某一主症着眼展开的深入见解，既涵盖了对疾病全局诊疗规律的把握，又提炼了对局部病理阶段的精细辨治，形成了慢性肝病诊疗的全面认识。各医家认同"气郁""血瘀""湿热（火）"为慢性肝病主要病因病机；在治疗原则上，注重疏肝、祛瘀、清营泻热；在脏腑关系上，注重肝病传脾、肝肾同源理论，聚焦肝脾（胃）关系，兼顾肝肾关系。同时，在共性认识的基础上，各位医家对慢性肝病又有独具匠心的个性与精妙之处。慢性肝病往往"湿热"为患，在清利湿热的方法上，颜德馨取法温病理论，总结出清营凉血的治疗思路，自拟犀泽汤清营凉血、祛湿解毒，取得良好的临床效果；伍炳彩强调"湿热"的重要地位，提炼"辨湿七法"，总结出"连翘、赤小豆""鸡骨草、凤尾草、垂盆草""土茯苓、忍冬藤"等经验药对；汪承柏则注重脏腑阴虚，提出处理好"阴虚"与"湿热"这对矛盾是慢性肝病治疗的关键，建立"祛湿兼顾养阴""祛湿为主，养阴为辅""先祛湿后养阴"的多种分阶段治疗方法。慢性肝病的核心病机在于气滞，在疏肝理气这一细节上，各位医家临证又有不同见解及方法。胡希恕法宗《伤寒论》，以柴胡剂疏肝为基础，创立多种合方用以治疗慢性肝病；印会河则从三焦气机入手，注重肺主一身之气的功能，建立开肺疏肝、条畅三焦的治疗方法；陈继明则提出疏肝解郁时宜佐以通络，并且须避辛燥，使用四逆散合瓜蒌散，佐以当归须、泽兰叶，收效显著。

综上，名老中医药专家对慢性肝病的诊疗认识和方法，既有对病因病机及治疗原则的共性认识，又有别具匠心、不拘一格的个性特色。认识角度不同，辨治重点亦有所区别。通过整理和对比各位医家的认识与经验，凝练出慢性肝病临证"三步曲"：第一步，把握肝脏生理，兼顾肝之"体用"，养"肝体"而助"肝用"；第二步，审察肝脏病机，调和肝之"四逆"，以"疏肝和胃祛瘀血、疏肝开肺达三焦、清营泻热解肝毒"为主要治法；第三步，结合微观指标，尤重肝功价值，为临床实践及理论研究提供借鉴。

（撰稿人：林延超）

参考文献

1. 田广俊，池晓玲，林明欣，等. 基于"五行圆运动"再论"肝为五脏之贼"[J]. 中华中医药杂志，2017，32（1）：64-66.

2. 陈立华. 著名老中医方药中治疗迁慢性肝炎的经验[J]. 上海中医药杂志，1983（10）：10-12.

3. 刘燕玲，洪慧闻. 关幼波治疗肝病的经验[J]. 中医杂志，2006，47（11）：821-822.

4. 邵晓明. 老中医陈继明治肝用药的经验[J]. 上海中医药杂志，1983，11（2）：17-19.

5. 穆博. 肝性腹胀须疏肝开利肺气畅三焦—印会河肝性腹水治验[J]. 中国社区医师，2006（20）：38.

6. 印会河. 中医内科新论[M]. 北京：化学工业出版社，2010：176-179.

7. 颜新. 颜德馨治疗肝病经验方二则[J]. 江苏中医，1998（10）：12-13.

8. 祁华琼. 颜氏犀泽汤治疗慢性病毒性乙型肝炎的临床研究［D］. 广州：广州中医药大学，2008.

9. 魏明全，伍炳彩. 伍炳彩从湿论治肝病验案2则［J］. 江西中医药，2011，42（3）：12.

10. 蒋建. 陈继明治疗慢性肝炎七法［J］. 浙江中医杂志，1993（4）：145-147.

11. 鄢圣英，胡润怀. 岳美中治肝病经验［J］. 四川中医，2007，25（12）：1-3.

12. 陈维梅. 运用仲景法、辨治乙肝病——林鹤和治疗乙肝经验［J］. 中国社区医师，2006，22（15）：38-39.

13. 韩志毅，董正华. 杜雨茂教授治疗肝脏疾病用药经验［J］. 时珍国医国药，2015，26（11）：2760-2761.

14. 杜雨茂，杜治宏. 慢性乙肝、丙肝临证治疗浅识［J］. 中医药学刊，2004，22（2）：199-200.

15. 汪承柏. 浅谈慢性肝炎湿困阴虚的辨证论治［J］. 中医杂志，1984，25（9）：30-32.

膝关节镜全内技术自体腘绳肌腱移植一期重建前、后十字韧带断裂的临床研究

膝关节由两个股骨髁与两个相对应的胫骨平台（内侧和外侧）构成。内侧胫骨平台较宽较凹，外侧平台较小且凸起，因此，膝关节在解剖结构上不像髋关节等球窝关节稳定，其稳定性主要依赖韧带、肌肉、肌腱、关节囊等软组织结构，尤其是前、后十字韧带和内、外侧副韧带四条主要韧带。膝关节多韧带损伤是指至少损伤四条主要韧带中的两条，发生率为 0.001%～0.013%。这种损伤由短暂的膝关节脱位造成，常伴有严重的软组织及神经、血管损伤。其中膝关节前、后十字韧带同时断裂是膝关节多韧带损伤的常见类型，由高速度创伤（如高处坠落伤、交通伤、运动伤等）和低速度创伤（如训练损伤、扭伤、摔伤等）引起，严重破坏膝关节稳定性，常导致患者运动障碍和行走困难。

膝关节前、后十字韧带损伤尽管发病率相对较低，但损伤严重且致残率高，尤其是伴有神经、血管损伤的患者预后更差。有学者对膝关节多韧带损伤的病例做了回顾性研究，研究证实伴有血管损伤组的 Lysholm 评分和国际膝关节文献委员会（International Knee Documentation Committee，IKDC）评分显著低于单纯多韧带损伤组。此类创伤患者多数会出现关节僵硬症状，即使经过韧带重建手术，也可能因为重建失败、残留疼痛和关节不稳等并发症而难以恢复至受伤前的运动水平。

膝关节前、后十字韧带断裂的手术时机、手术方法、移植物的类型及康复方法等常有争议。有些学者提出三期重建膝关节多韧带损伤的方法：一期治疗内侧或外侧副韧带，二期采用自体腘肌腱重建后十字韧带，三期采用髌腱（骨-腱-骨）重建前十字韧带。分期重建可以避免关节纤维化、膝关节僵硬等并发症，但需多次手术，增加了手术并发症及感染的风险，术后功能康复时间长，采用髌腱作为移植物也有较多的并发症，如髌前疼痛、髌骨骨折等。

我们应用膝关节镜全内技术，采用可调节锁扣带袢钛板作为移植物固定装置，以半腱肌和股薄肌单根肌腱对折四股进行重建，可以满足重建前、后十字韧带长度和直径的需要，解决膝关节多韧带损伤一期重建前、后十字韧带缺乏自体移植物的难题。本研究回顾性分析采用膝关节镜全内技术及自体腘绳肌腱移植一期重建膝关节前、后十字韧带病例的临床资料。研究目的：①探讨不同膝关节脱位解剖分类病例采用该术式的可行性。②评估该术式早期疗效。③探讨该术式的操作要点。

一、资料与方法

（一）纳入与排除标准

纳入标准：①膝关节前、后十字韧带同时断裂，伴有内侧副韧带或外侧副韧带损伤。②年龄18～65岁。③采用自体腘绳肌腱为移植物，可调节锁扣带袢钛板（Arthrex，美国）为移植物固定装置，应用全内手术技术进行一期重建。④有完整的膝关节疗效及定性评估资料。⑤回顾性病例研究。

排除标准：①既往有膝关节手术史或伴膝关节内、外翻等畸形。②伴有膝关节周围骨折。③随访资料不完整或失访。④术后需卧床及限制活动等不能进行正常康复进程者。

（二）一般资料

本组共纳入2013年7月—2015年7月我院收治的膝关节前、后十字韧带同时断裂者32例，男23例，女9例，年龄（37.4±9.2）岁（范围18～61岁）。损伤机制：交通事故伤17例，体育运动、军事训练损伤12例，坠落伤3例。手术距受伤时间4～6周。

入院后常规行体格检查，摄患膝正侧位X线片及MRI片；术后2周复查患膝正侧位X线片及MRI片。膝关节伸直障碍3例，内翻畸形5例，外翻畸形8例。X线片示胫股关节半脱位13例；MRI显示前、后十字韧带撕裂，伴内侧副韧带撕裂11例、外侧副韧带撕裂7例、髌腱部分损伤1例。膝关节前抽屉试验及Lachman试验阳性32例，后抽屉试验、轴移试验阳性32例，内翻应力试验阳性11例，外翻应力试验7例。根据在麻醉下施行手法检查的膝关节脱位Walker解剖分类，KD Ⅱ型（前、后十字韧带损伤）14例，KD Ⅲ M型（前、后十字韧带合并内侧副韧带损伤）11例，KD Ⅲ L型（前、后十字韧带合并外侧副韧带损伤）7例。

（三）手术方法

1. 麻醉与体位 手术由同一组医生完成。采用连续硬膜外麻醉或全身麻醉，患者仰卧位，双侧大腿根部预先绑止血带。屈膝90°，于止血带外侧安装挡板，足部放置沙袋，维持体位。

2. 切口与显露 取膝关节镜前内、前外入口，长约1cm。从前外入口置入关节镜，探查髁间窝，用探钩检查韧带强度，以刨刀进行刨削及清理。刨削残存的后十字韧带，于胫骨平台后缘处用等离子刀头电凝切割器（ArthroCare Corporation，美国）向下清理约16mm，显露后十字韧带足迹。显露不满意时加膝关节后内侧入口进行显露。

3. 移植物制备 对KD Ⅱ型病例于患侧、KD Ⅲ型病例于对侧上止血带，压力40kPa。

于胫骨上端内侧鹅足部位作长约 4cm 的切口，显露并用取腱器依次切取股薄肌、半腱肌肌腱（图 1A），将肌腱来回折叠四股，与可调节锁扣带袢钛板相连（Arthrex，美国）（见图 1A，图 1C），置于预张平台上，两端用爱惜邦 2 号缝线各缝合 2cm，预张 10min（见图 1D）。测量移植物长度及直径，用碘伏纱布湿敷、备用。

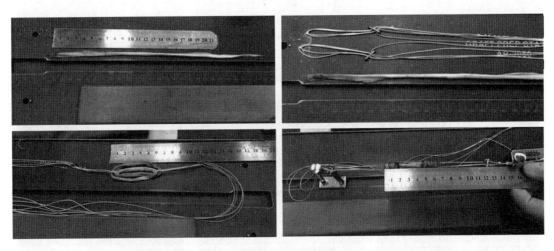

图 1　移植物制备

A. 切取的股薄肌肌腱，长约 26cm；B. 可调节锁扣带袢钛板（箭头所示）；C. 将肌腱移植物对折成四股，与可调节锁扣带袢钛板相连；D. 两侧钛板置于预张平台，移植物两端用爱惜邦 2 号缝线各缝合 2cm

4. 后十字韧带重建　将后十字韧带胫骨定位器置于胫骨平台下约 16mm 后十字韧带胫骨足迹处（图 2A，2B）。选择与移植物直径相同的翻转钻，从前向后打入，将翻转钻前端翻折呈 90°，向后倒打 25～27mm（图 2C，2D）；退出倒打钻，置入牵拉线，并从前内入口拉出（图 2E）。在股骨髁间窝内侧壁后十字韧带足迹处放置股骨定位器（图 2F，2G），用翻转钻倒打制作隧道（图 2H），置入牵拉线，并从前内入口拉出。将韧带移植物通过前内入口，用牵引线引入胫骨、股骨隧道，并依次收紧钛板线环，将胫骨上端向前推，于关节镜观察下拉紧韧带移植物至适当的张力（图 2I）。

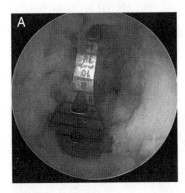
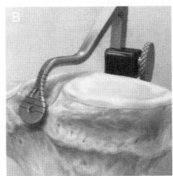
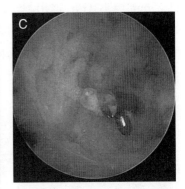

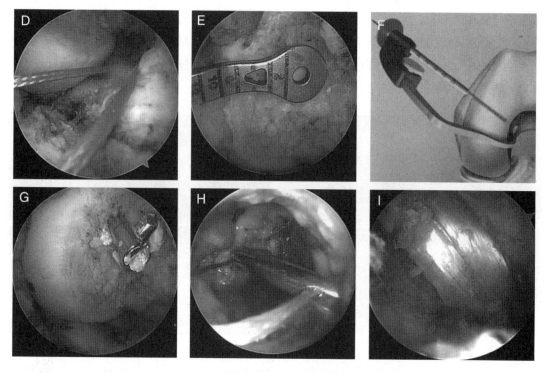

图 2 关节镜下后十字韧带重建

A. 放置后十字韧带胫骨侧定位装置，隧道内口中心位于胫骨平台下 16 mm 处；B. 为 a 的模式图；C. 应用翻转钻倒打制作 25～27mm 骨隧道；D. 留置牵引线；E. 安装后十字韧带股骨端定位装置；F. 为 e 的模式图；G. 应用翻转钻倒打从内到外制作骨隧道；H. 留置牵引线，将肌腱移植物通过前内入口，用牵引线拉入两侧骨隧道；I. 重建后的后十字韧带

5. 前十字韧带重建 经前内入口置入前十字韧带股骨定位器，在前十字韧带股骨髁间窝解剖足迹部位，用铲头钻由内向外钻孔，退出定位器（图 3A，3B）；选择与韧带移植物直径一致的股骨钻，以铲头钻为定位针，由内向外制作长 20～25mm 的骨隧道，留置牵引线（图 3C，3D）。将前十字胫骨定位器置于胫骨平台前十字韧带足迹，选择与移植物直径相同的倒打钻，从前向后打入（图 3E，3F），将倒打钻前端翻折呈 90°，向后倒打 25mm（图 3G）；退出翻转钻，置入牵拉线，并从前内入口拉出（图 3H）；将韧带移植物通过前内入口，用牵引线引入胫骨、股骨隧道，并依次收紧钛板线环，将胫骨上端向后推，关节镜观察下拉紧韧带移植物至适当的张力（图 3I）。

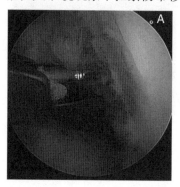
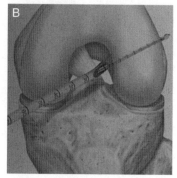
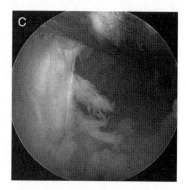

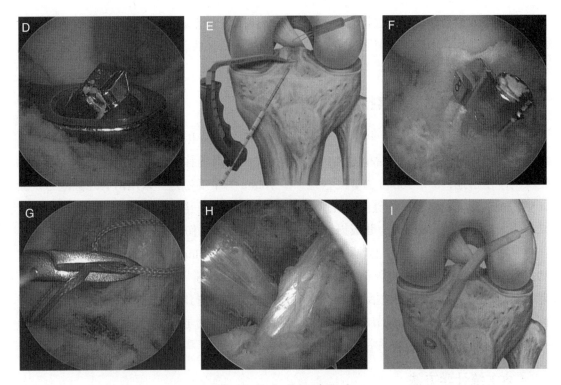

图 3 前十字韧带重建

A.安置前十字韧带股骨侧定位装置；B.为模式图；C.制作股骨侧隧道；D.选择与移植物直径相同的倒打钻，从前向后打入；E.为模式图；F.将倒打钻前端翻折呈 90°向后倒打 25mm；G.置入牵拉线，并从前内入口拉出；H.经前内侧入路拉入移植物；I.重建修复后的前、后十字韧带模式图

6. 内、外侧副韧带修复重建　对 KD Ⅲ M 型患者，取膝关节内侧入路，切开皮肤、皮下组织，显露内侧副韧带。对内侧副韧带结构完整者用带线锚钉缝合，固定于股骨止点；对在关节间隙附近横行撕裂的韧带损伤，直接断端缝合。对 KD Ⅲ L 型损伤患者，取膝关节后外侧切口，显露并保护腓总神经，显露腓骨小头，探查外侧副韧带损伤严重程度。腓骨小头撕脱骨折时，用带线锚钉将韧带缝合于腓骨小头；无法修复缝合时，在腓骨小头前后方向钻孔，用肌腱重建外侧复合体，股骨侧用挤压螺钉固定。

（四）术后处理

术后抬高患肢，观察血运，冷敷 3 天。术后第 1～2 周，支具固定于 0°，全天使用，关节到达完全伸直；踝泵训练，减少肿胀、缓解疼痛；股四头肌激活，直至获得良好的股四头肌控制。术后 3～4 周，全天使用支具伸直位，股四头肌等长收缩，支具保护下直腿抬高；可根据耐受程度、支具保护下扶拐下地，足尖触地行走，步态训练，活动髌骨；膝关节在保护下 0°～90°范围活动，主要在 40°～70°范围内活动。术后 5～6 周，扶拐，患肢部分负重，保护下膝关节活动度为 0°～120°，俯卧位 0°～60°。术后 7～12 周，支具保护下完全负重。10 周达到正常步态，完全恢复关节活动度。术后 3～6 个月，在支具保护下进行日常活动，适当进行力量和耐力训练；在医生指导下进行反应性、整体协调性和本体感觉训练。术后 6 个月可去除支具，逐步开始体育活动。1 年后可进行对抗性或竞技性体育活动。

（五）随访方法及观察指标

术后 3 个月、6 个月、1 年和 2 年进行门诊随访。采用膝关节前、后抽屉试验及 Lachman 试验评估膝关节前后稳定性：与健侧对比，胫骨前移或后移松弛程度为 1～5mm 定义为 Ⅰ 度松弛，6～10mm 为 Ⅱ 度松弛，＞10mm 为 Ⅲ 度松弛。采用内、外翻应力试验评估膝关节侧向稳定性：与健侧对比，膝关节外侧或内侧间隙张开程度增加 1～5mm 定义为 Ⅰ 级损伤，6～10mm 为 Ⅱ 级损伤，＞10mm 为 Ⅲ 级损伤。

采用 IKDC 2000 标准和主观膝关节功能评估表、Lysholm 评分进行主观和客观膝关节功能评估。IKDC 2000 标准评估表每一个指标描述为"正常""接近正常""异常""严重异常"；主观膝关节评估表包括症状（疼痛、肿胀、交锁和打软腿）、体育和日常活动、当前膝关节功能和受伤前膝关节功能（不包括在总分中），共 18 个项目，总分 100 分，100 分为日常活动、运动不受限和没有症状。

（六）统计学方法

采用 SPSS 13.0 统计软件进行统计学处理。计量资料以 $x±s$ 表示，手术前后的比较采用配对设计资料 t 检验，检验水准 α 值取双侧 0.05。

二、结果

（一）一般情况

麻醉满意后行膝关节专科检查。在行前、后抽屉试验及 Lachman 试验时，胫骨平台前缘和股骨髁前面之间的前移或后移距离与健侧对比大于 10mm，提示前或后十字韧带断裂、丧失限制作用，膝关节不稳。

术中发现前十字韧带撕裂呈马尾状，从胫骨侧撕裂 11 例、股骨侧撕脱 17 例，中部断裂 4 例。后十字韧带从股骨内髁抵止点撕脱 18 例，残端明显；14 例为胫骨止点撕脱，其中 2 例伴有小的撕脱骨折块。内侧副韧带从股骨止点袖套样撕脱 8 例，其中 2 例内侧副韧带嵌入内关节间隙，在膝内侧切口将其复位并用锚钉固定。

切取的半腱肌肌腱平均长度约 28mm，股薄肌肌腱长度约 25mm，对折四股制备的移植物长度 6～7cm，直径 7～9mm。肌腱移植物拉入骨道顺利，与骨道接触紧密；锁紧两侧钛板后，探查移植韧带张力正常。

后期 27 例均做后内侧入路，关节镜于后内侧入路进入。制作后十字韧带胫骨侧骨隧道时可直视倒打钻穿出皮质，避免了腘动、静脉及神经损伤。

本组手术时间（94.23±16.31）min，范围 70～130min；术中出血量（76.41±20.74）mL，范围 50～160mL。术中无血管损伤，术后切口均一期愈合，无感染、血肿等并发症发生。

（二）临床疗效

本组随访 2～4 年，平均 2.6 年。末次随访时患者膝关节疼痛、肿胀、屈伸活动受限等症状明显改善。IKDC 标准评分结果如表 1 所示，术后 2 年正常和接近正常的病例占 93.8%（30/32），较术前显著提高。IKDC 主观膝关节评估表中症状、体育和日常活动、当前膝关节功能的分值均较术前提高，总的得分由术前（36.4±4.6）分提高至（90.1±10.7）分，手术前后的差异有统计学意义（t=27.96，P=0.000，见表 2）。Lysholm 评分由术前（53.7±5.6）分提高至（91.5±9.2）分，手术前后差异有统计学意义（t=23.26，P=0.000）。

表 1 32 例前、后十字韧带同时断裂修复术后 2 年 IKDC 2000 标准评分与术前的比较（例）

项目	术前				术后			
	正常	接近正常	异常	严重异常	正常	接近正常	异常	严重异常
主观功能评价	0	1	7	24	27	3	2	0
症状	0	2	4	26	27	4	1	0
运动范围	0	2	7	23	28	3	1	0
韧带松弛度检测	0	0	3	29	27	3	2	0
X 线发现	0	8	10	14	29	3	0	0
功能检测	0	0	4	28	28	3	1	0
总体评估	0	0	3	29	27	3	2	0

表 2 32 例前、后十字韧带同时断裂修复术后 2 年 IKDC 2000 主观膝关节评估表评分与术前的比较（例）

时间	症状					交锁	体育运动及日常活动			当前功能	总分
	疼痛			肿胀			体育运动		日常活动	当前功能	
	无痛的最高活动（5分）	频率（10分）	严重程度（10分）	肿胀（5分）	无肿胀的最高水平活动（5分）		膝关节稳定的最高运动（5分）	最高水平的运动（5分）	9 项（45分）	1 项（10分）	
术前	1.1±0.4	1.9±0.6	2.8±0.7	1.4±0.6	1.8±0.3	8	1.0±0.6	1.6±0.7	21.9±0.4	2.9±0.4	36.4±4.6
术后	3.9±0.8	8.7±0.3	8.9±0.2	4.4±0.5	3.8±0.7	1	4.2±0.4	4.6±0.8	43.2±0.6	8.4±0.8	90.1±10.7

术后 2 年，正常及 I 度松弛患者的比例在 Lachman 试验为 93.7%，前抽屉试验为 90.6%，后抽屉试验为 91%，轴移试验 94%（表 3）。内、外翻应力试验中正常和 I 度损伤患者的比例在内翻应力试验 0°位为 92.9%、30°位为 92.9%，外翻应力试验 0°位为 91%、30°位为 91%（表 4）。

表3 32例前、后十字韧带断裂修复患者术后2年膝关节前后稳定性检查结果（例）

检查项目（患侧）	正常	Ⅰ度	Ⅱ度	Ⅲ度
Lachman试验（n=32）	14（43.7%）	16（50.0%）	2（6.3%）	0（0%）
前抽屉试验（n=32）	15（46.9%）	14（43.7%）	3（9.4%）	0（0%）
轴移试验（n=32）	22（69.0%）	8（25%）	1（3%）	1（3%）
后抽屉试验（n=32）	11（34.7%）	18（56.3%）	2（6.0%）	1（3%）

注：括号内为构成比

表4 前、后十字韧带断裂患者修复术后2年膝关节侧向稳定性检查结果（例）

检查项目	正常	Ⅰ级	Ⅱ级	Ⅲ级
内翻应力试验0°位（n=14）	9（64.3%）	4（28.6%）	1（7.1%）	0（0%）
内翻应力试验30°位（n=14）	6（42.9%）	7（50%）	1（7.1%）	0（0%）
外翻应力试验0°位（n=11）	8（73%）	1（18%）	1（9%）	0（0%）
外翻应力试验30°位（n=11）	5（45.5%）	5（45.5%）	1（9%）	0（0%）

注：括号内为构成比

（三）手术并发症

2例KD Ⅲ M型损伤患者分别在术后3个月、6个月随访时发现膝关节僵硬，均为术后恐惧疼痛、固定时间过长、没有正规康复锻炼所致，1例予以关节镜下探查及松解，1例在麻醉下单纯手法推拿，再次随访时膝关节屈伸活动范围正常。1例患者术后1年再次受伤，前十字韧带部分撕裂，Lachman试验、前抽屉试验Ⅱ度松弛，采用人工韧带加强前十字韧带，术后膝关节稳定性恢复正常。1例患者术后2周时出现关节疼痛、肿胀，皮温高，体温最高达39℃，浮髌试验阳性，关节液培养为金黄色葡萄球菌，诊断为术后感染，静脉应用敏感抗生素，关节腔注射替考拉林400mg，每周1次，4周后感染控制。1例患者发生腓总神经损伤，主要原因为手术时间长，术后患肢肿胀严重，包扎过紧所致，术后立即松开包扎绷带，抬高患肢，脱水及神经电刺激治疗，术后6个月运动功能恢复。

三、讨论

（一）一期重建膝前、后十字韧带的术式

与单一韧带损伤相比，由于常伴有神经损伤、血管损伤、关节软骨损伤和半月板撕裂、内侧或外侧副韧带撕裂，膝关节前、后十字韧带损伤重建手术复杂。膝关节多韧带损伤的治疗分为早期（3周内）或延期重建，术式包括一期重建和分期重建两种。Sun等报告了32例多韧带损伤患者：12例一期重建，修复和重建所有撕裂韧带；11例分期重建，一期行关节外韧带的修复或重建，二期行关节内韧带重建；9例行关节外韧带修复，只修复关节外韧带。随访（34.7±12.1）个月，所有病例的膝关节稳定性、Lysholm评分和IKDC等级评分均显著改善；一期重建组与分期重建组、关节外修复组Lysholm评分的差异有统计学意义。因此，他们认为，单纯关节外修复的临床疗效较差，对年轻和活跃的

多韧带损伤患者，关节外修复和关节内韧带修复或重建的结合可能是更合理的选择。既往文献中，分期重建后十字韧带修复失败率和再次损伤率都很高，因此，多数学者都推荐一期多韧带重建。一期修复所有撕裂的韧带，可降低分期重建手术在前十字韧带没有功能的情况下重建后十字韧带导致失败的风险，或在内、外侧副韧带功能缺失的情况下前、后十字韧带重建失效，并可以尽早进行功能康复，预防多次手术造成的关节软骨损伤、关节感染、骨关节炎等并发症。

（二）膝关节镜全内技术自体腘绳肌腱移植一期重建前、后十字韧带的优势

本组采用一期重建膝关节前、后十字韧带，同时修复内或外侧副韧带的术式。外伤至手术时间 4～6 周，即延期重建。延期重建可降低关节纤维化的风险，避免早期手术（3 周内）较高的术后僵硬并发症；给Ⅰ级与Ⅱ级内侧副韧带撕裂以愈合时间，避免再次手术。但是延迟手术有更高的出现软组织瘢痕的风险，在关节结构辨别上也有更大的困难，可增加血管并发症的发生率。

多数学者对韧带移植物的选择有不同的观点和偏好。移植物包括自体移植物（腘绳肌肌腱、股四头肌腱、腓骨肌肌腱、骨－腱－骨）和同种异体移植物。目前最理想的移植材料为自体肌腱。自体肌腱没有排异反应，不传染疾病，不会给患者增加额外的经济负担，且腱骨愈合更快。由于骨－腱－骨弹性较低，供体部位并发症发生率较高，因此对膝关节前、后十字韧带损伤，最常用的方法仍是取同侧和（或）对侧肢体的自体腘绳肌肌腱进行重建。目前，临床常用的膝关节十字韧带固定方式（如 Rigifix、Endobutton）都需要两条肌腱修复一根韧带，前、后十字韧带重建需要四条肌腱，如果合并内、外侧副韧带损伤则很难同时完成。本组采用自体同侧和（或）对侧肢体半腱肌和股薄肌肌腱为移植物，与可调节锁扣带袢钛板相连，对折成四股后其长度和直径可以满足后十字韧带或前十字韧带移植的要求，达到一条肌腱修复一根韧带，节省了肌腱，满足应用自体腘绳肌肌腱同时修复前、后十字韧带的要求。伴有内、外侧副韧带损伤时，可取健侧腘绳肌肌腱一期修复。

该术式的另一优势为翻转钻的使用使关节镜下全内操作成为可能，手术切口小，创伤小，根据肌腱移植物的长度确定骨隧道的深度，隧道长度 2.0～2.5cm，最大限度地保留了骨质；肌腱移植物与骨隧道匹配更好，可促进腱骨愈合；避免了"雨刷"效应，且固定更牢固。术后均按康复方案进行锻炼，术后即可开始踝泵训练；尽早股四头肌激活，获得良好的股四头肌控制，然后是步态训练，适当进行力量和耐力训练；在医生指导下进行反应性、整体协调性和本体感觉训练。术后 2 年随访时，膝关节 Lachman 试验，前、后抽屉试验正常和Ⅰ度松弛者的比例均在 90% 以上，膝关节前后稳定性良好；内、外翻应力试验正常和Ⅰ级损伤者的比例均超过 90%，提示侧向稳定性恢复。IKDC 评分结果：正常和接近正常的病例占 93.8%，较术前显著提高；IKDC 主观膝关节评估表评分由术前的（36.4 ± 4.6）分提高至（90.1 ± 6.7）分。Lysholm 评分也由术前的（53.7 ± 5.6）分提高至（91.5 ± 9.2）分，优于或等于文献中多韧带损伤分期重建的结果。术后早期疗效良好，与自体肌腱作为移植物材料及采用创伤小的关节镜全内技术及早期进行功能康复有关。

（三）手术操作要点及注意事项

我们设计的膝关节镜全内技术自体腘绳肌腱移植一期重建前、后十字韧带断裂术式，适用于膝关节 KD Ⅱ型、Ⅲ M 型、Ⅲ L 型多韧带损伤，不适用于Ⅳ型损伤。Ⅳ型损伤需要更多的韧带移植物，可考虑人工韧带或异体韧带。根据我们的经验，该术式术中操作应注意以下几个方面。

第一，放置足挡，使膝关节屈曲90°，扎止血带处放置外侧挡板。这种体位既操作方便，又能预防术中污染及术后感染。

第二，在麻醉满意后检查膝关节前、后抽屉试验，Lachman 试验，轴移试验，内、外翻应力试验，全面检查关节损伤情况，根据膝关节松弛度的测量标准评估分度（Ⅰ度、Ⅱ度、Ⅲ度）或分级（Ⅰ级、Ⅱ级、Ⅲ级），确定是否需要重建或修复内、外侧副韧带，是否取对侧腘绳肌肌腱。

第三，因膝关节多韧带损伤涉及的结构较多，手术操作需按一定的顺序进行。先行关节内结构检查和清理，重建后十字韧带，再重建前十字韧带，最后修复内侧副韧带或外侧副韧带。行关节内结构的检查和清理时，如内侧副韧带镶嵌于关节间隙，需在内侧切口将内侧副韧带从关节间隙牵出。本组 1 例患者，因为未在内侧切口，很难将其牵出。重建后十字韧带避免杀手角的关键是尽量将胫骨隧道开口向下，一般在胫骨平台下 16cm；膝关节后侧间室结构复杂，腘窝中有神经、血管等重要器官；前侧入路关节镜下视野受限，需要时应加后内侧入路；关节镜在后内侧入路观察，在制作后十字韧带胫骨侧骨隧道时，可以直视倒打钻穿出皮质，避免腘动、静脉及神经损伤；根据肌腱移植物的长度确定骨隧道深度，隧道太短则肌腱移植物不能拉紧，隧道太长则影响移植物与隧道的紧密贴合；另外要避免翻转钻钻头断裂，本组 1 例术中出现翻转钻钻头断裂，扩大隧道后取出；在锁紧钛板时，应先将向后侧移位的胫骨上端前推，复位至正常位置。

第四，在修复外侧副韧带时应避免损伤腓总神经，尤其是对小腿干瘦的患者。本组 1 例患者术后腓总神经麻痹，6 个月后才逐步恢复。完成手术后再次进行膝关节前、后抽屉试验，Lachman 试验，内、外翻应力试验，评估膝关节稳定性。

第五，术后根据韧带修复和膝关节稳定性制订积极的康复计划。我们认为在确保韧带移植物不损伤的情况下，正规、合理的功能康复有助于膝关节功能的早期恢复，提高临床疗效。

（四）研究的局限性

本研究病例数少，随访时间短，其中远期疗效和并发症还有待进一步观察。本组无 KD Ⅳ型及Ⅱ型、Ⅲ型合并血管损伤的病例，对这类患者采用膝关节镜全内技术自体腘绳肌肌腱移植一期重建的疗效尚不明确。另外，该术式对膝关节前、后十字韧带断裂术后功能的改善还仅停留在临床观察阶段，今后应进一步评估腱骨愈合时间及病理变化，探讨修复的病理学依据。

（撰稿人：白晓东）

参考文献

1. Robinson JR, Bull AM, Thomas RR, et al. The role of the medial collateral ligament and posteromedial capsulein controlling kneelaxity [J]. Am J Sports Med, 2006, 34 (11): 1815-1823.

2. Darcy G, Edwards E, Hau R. Epidemiology and outcomes of traumatic knee dislocations: Isolated vsmulti-trauma injuries [J]. Injury, 2018, 49 (6): 1183-1187.

3. AnkitGoyal, MilindTanwar, Deepak Joshi. Practice guidelines for the management of multiligamentous injuries of the knee [J]. Indian J Orthop, 2017, 51 (5): 537-544.

4. Meyers MH, Harvey JP. Traumatic dislocation of the knee joint. A study of eighteen cases [J]. J Bone Joint Surg Am, 1971, 53 (1): 16-29.

5. Wascher DC, Dvirnak PC, DeCoster TA. Knee dislocation: initial assessment and implications for treatment [J]. J Orthop Trauma, 1997, 11 (7): 525-529.

6. Bruce AL, Gregory CF, Daniel BW, et al. Controversies in the treatment of knee dislocations and multiligament reconstruction [J]. Am AcadOrthopSurg, 2009, 17 (4): 197-206.

7. Lundquist RB, Matcuk GR Jr, Schein AJ, et al. Posteromedial corner of the knee: The neglected corner [J]. Radiographics, 2015, 35 (10): 1123-1137.

8. Geeslin AG, LaPrade RF. Outcomes of treatment of acute grade-III isolated and combined posterolateral knee injuries: A prospective case series and surgical technique [J]. J Bone Joint Surg Am, 2011, 93 (18): 1672-1683.

9. Sanders TL, Johnson NR, Levy NM, et al. Effect of Vascular Injury on Functional Outcome in Knees with Multi-Ligament Injury:A Matched-Cohort Analysis [J]. J Bone Joint Surg Am, 2017, 99 (18): 1565-1571.

10. Engebretsen L, Risberg MA, Robertson B, et al. Outcome after knee dislocations: a 2-9 years follow-up of 85 consecutive patients [J]. Knee Surg Sports TraumatolArthrosc, 2009, 17 (9): 1013-1026.

11. Karataglis D, Bisbinas I, Green MA, et al. Functional outcome following reconstruction in chronic multiple ligament deficient knees [J]. Knee Surg Sports TraumatolArthrosc, 2006, 14 (9): 843-847.

12. Moatshe G, Slette EL, Engebretsen L, et al. Intertunnel Relationships in the Tibia During Reconstruction of Multiple Knee Ligaments: How to Avoid Tunnel Convergence [J]. Am J Sports Med, 2016, 44 (11): 864-2869.

13. Fanelli GC, Beck JD, Edson CJ. Combined PCL-ACL lateral and medial side injuries: treatment and results [J]. Sports Med Arthrosc, 2011, 19 (2): 120-130.

14. Stannard JP, Bauer KL. Current concepts in knee dislocations: PCL, ACL, and medial sided injuries[J]. J Knee Surg, 2012, 25 (4): 287-294.

15. Subbiah M, Pandey V, Rao SK, et al. Staged arthroscopic reconstructive surgery for multiple ligament injuries of the knee [J]. JOrthopSurg (Hong Kong), 2011, 19 (3): 297-302.

16. Mook WR, Miller MD, Diduch DR, et al. Multiple-ligament knee injuries: A systematic review of the

timing of operative intervention and postoperative rehabilitation [J]. J Bone Joint SurgAm, 2009, 91 (12): 2946-2957.

17. Li S, Chen Y, Lin Z, et al. A systematic review of randomized controlled clinical trials comparing hamstring autografts versus bone-patellar tendon-bone autografts for the reconstruction of the anterior cruciate ligament [J]. Arch Orthop Trauma Surg, 2012, 132 (9): 1287-1297.

18. Walker DN, Hardison R, Schenck RC. A baker's dozen of knee dislocations [J]. Am J Knee Surg, 1994, 7 (1): 117-124.

19. Mohammad HE, Hadi M, Farideh GK, et al. The International Knee Documentation Committee (IKDC) Subjective Short Form: avalidity and reliability study [J]. Knee Surg Sports TraumatolArthrosc, 2015, 23 (11): 3163-3167.

20. 赵金忠, 蒋垚, 沈灏. 关节镜下采用腘绳肌肌腱和微型钢板纽扣同时重建前、后十字韧带 [J]. 中华骨科杂志, 2003, 23 (4): 206-209.

21. Krych AJ, Sousa PL, King AH, et al. Meniscal tears and articular cartilage damage in the dislocated knee [J]. Knee Surg Sports TraumatolArthrosc, 2015, 23 (10): 3019-3025.

22. Woodmass JM, Johnson NR, Mohan R, et al. Poly-traumatic multiligament knee injuries: is the knee the limiting factor? [J]. Knee Surg Sports TraumatolArthrosc, 2017, 29 (11): 210-216.

23. Buyukdogan K, Laidlaw MS, Miller MD. Surgical Management of the Multiple-Ligament Knee Injury [J]. Arthrosc Tech, 2018, 7 (2): 147-164.

24. Sun L, Wu B, Tian M, et al. Results of multiple ligament injured knees operated by three different strategies [J]. Indian J Orthop, 2016, 50 (1): 43-48.

25. Mousavi H, Maleki A, Nobakht A. Comparative study after hamstring anterior cruciate ligament reconstruction with Endobuttonandrigidfix: A clinical trial study [J]. Adv Biomed Res, 2017, 6 (1): 136-140.

不同颈椎矢状位参数测量颈椎前凸曲度的比较分析

良好的颈椎矢状位形态是脊柱耦合运动的必要条件，可以减少轴向压缩负荷，有助于人体在站立或步行时减少能量消耗。从生物力学上分析，颈椎前凸曲度（cervical lordosis，CL）异常常导致椎体关节及椎旁肌肉的力学失衡，甚至互为因果，进而加速颈椎退行性变。颈椎在全脊柱矢状位力线上作为衔接中心发挥承上启下的关键作用，当颈椎前凸曲度异常时，将导致头部、胸椎、腰椎、骨盆及下肢逐渐倾向于自我代偿，出现头部前移、胸椎后凸减少、骨盆后倾、屈膝等异常姿势以维持平衡。颈椎侧位片测量颈椎矢状位形态参数是临床上评价颈椎曲度最直观、最简便的方法，也是评价临床功能恢复的可靠指标。早期颈椎曲度异常的发现与纠正，有助于减少颈椎病的发生与进展。因此，准确测量颈椎前凸曲度，评估颈椎功能显得尤为重要。近年来，对于颈椎前凸曲度的矢状位测量方法研究较多，不同颈椎矢状位参数在测量颈椎前凸曲度上侧重点不一。本研究对临床上常用的5种颈椎前凸曲度测量参数进行对比分析，比较不同颈椎矢状位参数的反应颈椎功能的优缺点，寻找各参数之间相关性，为临床选用合适的颈椎前凸曲度参数提供依据。

一、研究对象与方法

（一）研究对象

1. 回顾性分析 2019年11月—2020年11月，因颈部不适就诊于北京市石景山医院运动医学科门诊的104例患者，所有患者均完成了颈椎正侧位片，符合纳入标准及排除标准。

2. 纳入标准 患有颈肩部不适症状，伴或不伴根性症状和（或）髓性症状者。

3. 排除标准 ①既往有脊柱手术病史者。②脊柱外伤、脊柱肿瘤、先天性脊柱畸形病史者。③强直性脊柱炎、类风湿关节炎等病史者。④其他神经肌肉系统疾病史者。⑤颈椎侧位片上C7椎体显示不清者。

（二）研究方法

1. 颈椎侧位片拍摄方法 患者取右侧站立侧位，双眼目视前方，双肩自然下垂，双上肢放松置于身体两侧，听鼻线与水平面平行，管球中心位于C4椎体水平，拍摄范围上至枕骨隆凸下至上胸椎。

2. 测量指标及方法 通PACS系统测量以下指标：①改良的Cobb方法（modified Cobb method，mCM）：分别沿C2和C7椎体下终板作一条直线，然后分别作两条直线的垂线，此垂线所交的锐角即为颈椎曲度。若垂线相交在颈椎的背项侧则为反弓，角度为负值；若相交在颈椎咽腹侧则为前凸，角度为正值（图1A）。②Jackson生理应力线（Jackson physiological stress lines，JPS）：分别沿C2和C7椎体后缘作一条切线，两条切线所交的锐角即为颈椎前屈曲度。若相交角在颈椎的背项侧则为反弓，角度为负值；若相交角在颈椎咽腹侧则为前凸，角度为正值（图1B）。③Harrison后切线方法（Harrison's posterior tangent method，HPT）：分别沿C2到C7颈椎椎体后缘作一切线，形成多节段相交的夹角，整个颈椎曲度角为多角之和。若上一椎体后缘切线位于下一椎体后缘切线的背项侧则为前凸，角度为正值；若上一椎体后缘切线位于下一椎体后缘切线的咽腹侧则为反弓，角度为负值（图1C）。④Ishihara指数，也称为颈椎曲度指数（Cervical curvature index，CCI），沿C2椎体的后下缘到C7椎体的后下缘作一条直线为A线，分别从C3、C4、C5和C6椎体的后下缘作4条与A线垂直的水平线，计算4条水平线长度之和除以A线的长度，所得百分比即为CCI。若C3～C6各椎体后下缘位于A线的背项侧则为反弓，长度为负值；反之，则为前凸，长度为正值（图1D）。⑤Borden法（Borden method，BM）：自枢椎齿突后上缘到C7椎体后下缘作一直线为A线，沿颈椎各椎体后缘作一弧线为B线，测量A线与B线最宽处的垂直距离（弧弦距）即为颈椎生理曲线的深度。若弧弦距位于A线背项侧则为反弓，距离为负值；若弧弦距位于A线咽腹侧则为前凸，距离为正值（图1E）。

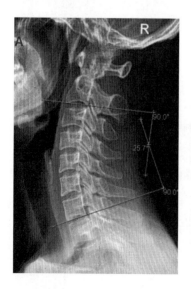
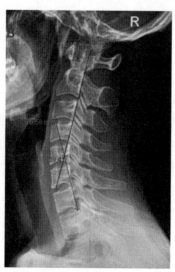
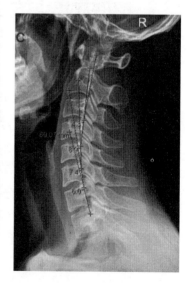

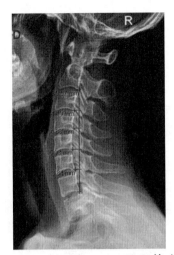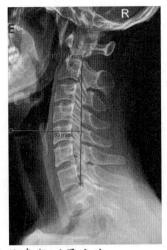

图 1　不同颈椎矢状位参数测量方法
A：mCM。B：JPS。C：HPT。D：CCI。E：BM。

3. 颈椎矢状面形态分型标准　结合颈椎质心法亚型分类及椎体后缘弧形连线将颈椎矢状面形态分为 4 类：前凸型、变直型、S 型及反弓型。

（三）统计学方法

采用 SPSS23.0 统计软件进行统计学分析，计量资料以均数 ± 标准差（$\bar{x} \pm s$）表示，计量资料符合正态分布后，采用独立样本 t 检验或单因素方差分析或非参数检验比较差异性，各矢状位参数相关性检验采用 Pearson 相关性检验进行相关性分析，$P < 0.05$ 为差异有统计学意义。

二、结果

（一）一般资料

共纳入 104 例患者，年龄 14~79 岁，其中男性 27 例，女性 77 例，平均年龄男性 45.41±2.75 岁，女性 50.05±1.82 岁。

（二）不同性别颈椎前凸曲度矢状位参数比较

独立样本 t 检验示不同性别组在 mCM、JPS、HPT、CCI 及 BM 颈椎前凸曲度矢状位参数上差异有统计学意义（$P < 0.05$，见表 1）。

表 1　不同性别颈椎前凸曲度矢状位参数比较（$\bar{x} \pm s$）

组别	例数	mCM（°）	JPS（°）	HPT（°）	CCI（%）	BM（mm）
男	27	16.35±2.68	19.93±2.84	20.83±3.11	12.22±2.16	7.39±1.21
女	77	8.97±1.22	12.16±1.33	13.65±1.41	6.58±1.17	4.61±0.51
t		2.84	2.77	2.39	2.39	2.50
P		0.005	0.007	0.019	0.018	0.014

（三）不同年龄段颈椎前凸曲度矢状位参数比较

单因素方差分析示不同年龄段颈椎前凸曲度矢状位参数相比差异均无统计学意义（$P > 0.05$，见表2）。

表2 不同年龄段颈椎前凸曲度矢状位参数比较（$\bar{x} \pm s$）

	< 20 男女	20–39 男女	40–59 男女	> 60 男女	F	P
例数	1 1	8 25	15 29	3 22		
mCM	11.8 ± 19.09	6.94 ± 11.90	13.11 ± 12.30	12.12 ± 10.54	1.831	0.146
JPS	21.65 ± 23.12	9.63 ± 12.27	16.88 ± 13.27	14.82 ± 11.59	2.325	0.079
HPT	20.4 ± 25.31	10.57 ± 12.46	18.60 ± 14.26	16.24 ± 12.56	2.363	0.076
CCI	14.73 ± 21.99	5.11 ± 10.27	9.77 ± 11.24	8.35 ± 9.52	1.474	0.226
BM	8.71 ± 9.02	3.68 ± 5.11	6.12 ± 5.12	5.85 ± 4.48	1.938	0.128

（四）不同矢状面形态颈椎前凸曲度矢状位参数比较

非参数检验示不同矢状面形态即前凸组、变直组、S 型组及反弓组在颈椎前凸曲度矢状位参数比较差异均有统计学意义，且在两两组别比较中，大部分矢状位参数相比差异均有统计学意义（$P < 0.05$，见表3）。

表3 不同矢状面形态颈椎前凸曲度矢状位参数比较（$\bar{x} \pm s$）

	前凸组	变直组	S 型组	反弓组	F	P
例数	33	37	21	13		
mCM	22.15 ± 6.84	11.11 ± 7.38 ①	4.20 ± 1.84 ①	-7.52 ± 5.97 ①②	59.858	0.000
JPS	27.58 ± 6.63	14.05 ± 6.38 ①	4.73 ± 8.97 ①	-4.22 ± 6.98 ①②	80.301	0.000
HPT	29.55 ± 7.51	15.84 ± 6.88 ①	6.64 ± 6.12 ①②	-6.69 ± 7.12 ①②	99.851	0.000
CCI	18.30 ± 7.08	8.51 ± 4.32 ①	1.09 ± 9.00 ①	-8.08 ± 4.03 ①②	64.136	0.000
BM	10.71 ± 2.61	4.47 ± 1.84 ①	3.85 ± 3.15 ①	-3.47 ± 2.83 ①②③	106.977	0.000

注：采用 Kruskal–Walis 进行事后两两比较。①与前凸组相比 $P < 0.05$。②与变直组相比 $P < 0.05$。③与 S 型组相比 $P < 0.05$。

（五）不同颈椎前凸曲度矢状位参数相关性分析

Pearson 相关分析显示，不同颈椎前凸曲度矢状位参数均存在显著相关性（$P < 0.01$），其中 HPT 与 JPS 相关性最高（$r=0.931$，$P < 0.01$，见表4）。

表4 不同颈椎前凸曲度矢状位参数相关性分析（r 值）

	mCM	JPS	HPT	CCI	BM
mCM	-	0.913**	0.911**	0.881**	0.847**
JPS		-	0.931**	0.856**	0.885**
HPT			-	0.906**	0.904**
CCI				-	0.858**
BM					-

注：** $P < 0.01$。

三、讨论

颈椎前凸曲度异常存在年轻化的趋势，青少年因颈部不适就诊屡见不鲜，引起青少年颈曲异常的主要原因是长期异常姿势或急性损伤所致颈部肌力失衡，体征上常伴有脊柱侧弯，影像学表现上主要以单纯颈椎前凸曲度异常，不伴有骨质增生、韧带钙化、椎间隙改变等变化，随着颈椎前凸曲度的改善，其临床症状随之改善。有研究显示慢性颈痛患者与无颈痛患者颈椎前凸曲度存在差异，且影响呼吸功能。

目前临床上用于测量颈椎前凸曲度的方法主要分为两大类。一类主要测量距离，如 BM 及 CCI，其中以 BM 最为经典。一般认为 BM 正常值为 $12\pm5mm$，超过该范围则为颈椎前凸曲度异常。而 CCI 为 BM 的延续，是唯一用比值反应颈椎曲度的方法，正常值约为 10.9 ± 15.3。CCI 数值小对应程度较重的颈椎前凸曲度异常。如果颈椎完全笔直，则 CCI 等于零。另一类主要测量角度，如 mCM、JPS 及 HPT，较常用的是 mCM 和 JPS。有学者对 132 名中国健康成年人的测量结果显示 mCM 约为 $12.03°$，国内学者计算 JPS 平均值为 $20.28\pm6.86°$，Janusz 等计算出 HPT 平均值为 $17.5\pm15.6°$。

本研究以中青年人居多，女性患者较男性患者明显增多，对比不同性别颈椎前凸曲度矢状位参数发现，女性患者在 mCM、JPS、HPT、CCI 及 BM 参数上均较男性患者低，差异具有统计学意义（$P<0.05$）。再将样本按不同年龄段进行单因素方差分析，结果显示不同年龄段颈椎前凸曲度矢状位参数相比差异均无统计学意义（$P>0.05$），说明各年龄段颈椎前凸曲度矢状位参数无差异。针对这一研究结果，国内外学者意见不一，Ao 等对比无症状中国人不同年龄组 mCM 具有统计学意义（$P<0.05$）；Iorio 等将北美无症状人群作为受试者进行研究发现 mCM 随着年龄的增长而数值显著增加；以上两组试验均选择了无症状人群作为受试者，与 Chen 等人研究结果一致。杨胜等通过对 150 例健康成人下颈椎矢状位曲度参数测量时比较发现，女性不同年龄段 JPS 差异有统计学意义（$P<0.05$），而男性各年龄段 JPS 差异无统计学意义（$P>0.05$）。而也有研究得出不同年龄段 JPS 比较差异有统计学意义（$P<0.05$）。结合以上研究结果间接证明颈椎前凸曲度异常存在于各个年龄段，并趋于年轻化。

颈椎矢状面形态可分为前凸、变直、S 型及反弓，正常颈椎矢状面形态存在生理性的前凸弧度，这一生理曲度对于保持水平视线和最小能量消耗是非常重要的。本研究分析比较不同矢状面形态即前凸组、变直组、S 型组及反弓组间不同矢状位参数的差异，结果显示不同矢状面形态矢状位参数差异具有统计学意义（$P<0.05$）。从数值上看，每一颈椎矢状位参数从前凸组到反弓组，都存在一个逐步递减的趋势，揭示了颈椎矢状位形态变化过程中存在量变，符合临床上曲度异常加重的变化。每一个颈椎矢状位参数都应该有一个正常值范围，超过该正常范围会对临床有一定的提示作用，而从目前的研究进展来看，除了 BM 有公认的正常值范围外，其余参数正常值不一，但均有一个大致的正常范围。因此，除 BM 外，mCM、JPS、HPT、CCI 均能大致评价颈椎整体矢状面形态。从相

关性方面看，不同颈椎前凸曲度矢状位参数均存在显著相关性（$P<0.01$），其中 HPT 与 JPS 相关性最高（$r=0.931$），mCM 与 JPS 相关性次之（$r=0.913$），mCM 与 BM 相关性最低（$r=0.847$）。从可靠性及可重复性方面看，多项研究显示 BM 可信度及可重复性最高，原因可能为 BM 测量简单，在枢椎齿突后上缘及 C7 椎体后下缘定位时减少了其他因素的影响，但 BM 只能反映大致颈椎前凸曲度，不能反映颈椎不同节段病变，不能反映 S 型颈椎异常曲度。CCI 与其类似，mCM 可信度次之，HPT 可重复性次之。从操作方面上，JPS 简单易于操作，成为目前临床最常用的一个参数，但 JPS 主要测量下颈椎前凸曲度，且当颈椎出现旋转移位时，双边影将影响椎体后缘的定位而出现误差。HPT 为相邻两椎体后缘的夹角，能够直观反映各个椎体曲度变化，与 JPS 相同，椎体后缘定位将影响准确性，且 HPT 为多个角度相加，从理论上来说，其误差比 JPS 大。有学者建议临床实际操作中将 BM 和 mCM 或 HPT 联合使用，能更精确评价颈椎前凸曲度，但无论何种测量方法都避免不了骨质增生、颈椎旋转、显影欠佳等所致测量的误差，多步骤测量更是增加了人为测量误差的概率。

颈椎矢状位参数作为临床上评价颈椎曲度的方法，不仅能早期发现曲度异常，尽早纠正，同时也是评价临床疗效的客观指标，除此之外，颈椎矢状位前凸曲度对于指导手术入路的选择有着很大意义，它是影响手术通过前路还是后路进行的关键性因素，因此，为了准确评估并最优化手术入路选择，需要整体评估其矢状位曲度及神经功能情况，其他矢状位参数包括胸廓入口角、T1 倾斜角、颈倾斜角等，值得思考的是，无论是评价疗效还是颈椎手术，最终目的在于提高生活质量，应避免过度追求颈椎矢状位形态的纠正而增加神经、脊髓等的损害。

（撰稿人：蒋芳华）

参考文献

1.Tan LA, Riew KD, Traynelis VC. Cervical Spine Deformity-Part 1: Biomechanics, Radiographic Parameters, and Classification[J]. Neurosurgery, 2017, 81(2): 197-203.

2.Lee SH, Hyun SJ, Jain A. Cervical Sagittal Alignment: Literature Review and Future Directions[J]. Neurospine, 2020, 17(3): 478-496.

3.Morimoto Y, Shigematsu H, Iwata E, et al. Evaluating Cervical Sagittal Alignment in Cervical Myelopathy: Are Sitting Cervical Radiographs and Standing Whole-Spine Radiographs Equally Useful?[J]. Global Spine J, 2019, 9(6): 591-597.

4.Daffin L, Stuelcken MC, Sayers MGL. The efficacy of sagittal cervical spine subtyping: Investigating radiological classification methods within 150 asymptomatic participants[J]. J Craniovertebr Junction Spine, 2017, 8(3): 231-238.

5.Akbar M, Almansour H, Lafage R, et al. Sagittal alignment of the cervical spine in the setting of adolescent idiopathic scoliosis [J].J Neurosurg Spine, 2018, 29 (5): 506-514.

6.Cheon JH, Lim NN, Lee GS, et al. Differences of Spinal Curvature, Thoracic Mobility, and Respiratory Strength Between Chronic Neck Pain Patients and People Without Cervical Pain [J].Ann Rehabil Med, 2020, 44 (1): 58-68.

7.崔志谭,严加和.X线解剖学[M].北京:北京医科大学中国协和医科大学联合出版社,1991.

8.Takeshita K, Murakami M, Kobayashi A, et al. Relationship between cervical curvature index (Ishihara) and cervical spine angle (C2-7)[J].J OrthopSci, 2001, 6 (3): 223-226.

9.Sivaganesan A, Smith JS, Kim HJ. Cervical Deformity: Evaluation, Classification, and Surgical Planning [J].Neurospine, 2020, 17 (4): 833-842.

10.杨建伟,赵杰.颈椎矢状力线和颈椎间盘退变的关系[J].中国矫形外科杂志,2019,27(15):1370-1374.

11.杨胜,唐超,钟德君.150例健康成人下颈椎矢状位曲度相关影像学参数测量及临床意义[J].中国临床解剖学杂志,2020,38(5):549-553,558.

12.Janusz P, Tyrakowski M, Yu H, et al. Reliability of cervical lordosis measurement techniques on long-cassette radiographs [J]. Eur Spine J, 2016, 25 (11): 3596-3601.

13.Gong H, Sun L, Yang R, et al. Changes of upright body posture in the sagittal plane of men and women occurring with aging-a cross sectional study [J].BMC Geriatr, 2019, 19 (1): 71.

14.Ao S, Liu Y, Wang Y, et al. Cervical kyphosis in asymptomatic populations: incidence, risk factors, and its relationship with health-related quality of life [J]. J OrthopSurg Res, 2019, 14 (1): 322.

15.Iorio J, Lafage V, Lafage R, et al. The Effect of Aging on Cervical Parameters in a Normative North American Population [J].Global Spine J, 2018, 8 (7): 709-715.

16.Chen Y, Luo J, Pan Z, et al. The change of cervical spine alignment along with aging in asymptomatic population: a preliminary analysis [J]. Eur Spine J, 2017, 26 (9): 2363-2371.

17.Yukawa Y, Kato F, Suda K, et al. Age-related changes in osseous anatomy, alignment, and range of motion of the cervical spine. Part I: Radiographic data from over 1,200 asymptomatic subjects [J].Eur Spine J, 2012, 21 (8): 1492-1498.

18.Lee HD, Jeon CH, Chung NS, et al. Comparative Analysis of Three Imaging Modalities for Evaluation of Cervical Sagittal Alignment Parameters: A Validity and Reliability Study [J].Spine(Phila Pa 1976), 2017, 42 (24): 1901-1907.

19.王涛,周理乾,孙孟锟,等.6种颈椎曲度测量方法的可信度及可重复性比较[J].中国脊柱脊髓杂志,2015,25(4):323-327.

20.Donk RD, Fehlings MG, Verhagen WIM, et al. An assessment of the most reliable method to estimate the sagittal alignment of the cervical spine: analysis of a prospective cohort of 138 cases [J].J Neurosurg Spine, 2017, 26 (5): 572-576.

21.徐野夫,王锋,吴小涛.颈椎矢状位平衡参数的研究进展[J].中国矫形外科杂志,2020,28(5):425-429.

外固定支架联合封闭式负压引流及皮瓣修复治疗Gustilo ⅢA型胫腓骨骨折的研究

随着社会的发展，高能量损伤造成的小腿皮肤缺损或皮肤软组织严重损伤的胫腓骨开放性骨折在临床上越来越常见。由于其特殊的血运特点及生理结构，此种损伤在治疗过程中容易发生创面感染、骨髓炎、骨折延迟愈合等并发症，导致患肢功能恢复不理想，甚至致残。2008年10月至2014年10月，中国核工业北京四〇一医院采用清创术后外固定支架治疗基础上联合封闭式负压引流及二期皮瓣移植代替一期皮瓣移植加压打包修复治疗Gustilo ⅢA型胫腓骨骨折患者，在一期皮瓣成活率、创面愈合率、骨折愈合及患肢踝关节功能恢复方面取得了满意的治疗效果，现报道如下。

一、资料与方法

（一）研究对象

1. 纳入标准　根据1984年Gustilo-Anderson的分类法。Ⅰ型：伤口不超过1cm，伤缘清洁。Ⅱ型：撕裂伤长度超过1cm，但无广泛软组织损伤或皮肤撕脱。ⅢA型：骨折处仍有充分的软组织覆盖，骨折为多段或为粉碎性。ⅢB型：软组织广泛缺损，骨膜剥脱，骨折严重粉碎，广泛感染。ⅢC型：包括并发的动脉损伤或关节开放脱位。筛选Gustilo ⅢA型胫腓骨开放性骨折并于中国核工业北京四〇一医院手术治疗的患者。

2. 排除标准　所有患者急诊手术前行必要的全身检查并详细评估伤情，合并危及患者生命复合伤者；无合并危及患者生命复合伤，但患者生命体征不稳定，不能在4～12小时内行急诊手术者；患有精神疾患的患者。

（二）临床资料

选择2008年10月至2014年10月Gustilo ⅢA型胫腓骨开放性骨折于中国核工业北京四〇一医院手术治疗的40例患者。将采用封闭负压引流治疗的20例患者设为实验组，其中男14例，女6例，年龄34～73岁，平均（55.3±11.6）岁。将采用一期皮瓣修复治疗的20例患者分为对照组，其中男13例，女7例，年龄33～75岁，平均（56.1±11.2）

岁。致伤原因：机动车车祸17例，重物砸伤9例，坠落伤14例。胫骨骨折位于上段7例，中段14例，下段19例。软组织缺损范围在5.0cm×3.0cm～13.0cm×10.5cm。所有患者均在伤后5～12小时内手术，伴有失血创伤性休克者4例。两组患者在性别、年龄、软组织缺损范围方面比较，差异均无统计学意义（$P > 0.05$）。

（三）主要材料来源

根据患者软组织损伤程度及骨折部位采用组合式或单边式外固定支架，由潍坊三维骨科医疗器械研究所生产；实验组患者所使用的封闭负压引流护创材料由武汉维斯第公司提供。

（四）手术方法

1. 清创　两组患者均在连续硬膜外麻醉或全身麻醉下，先以大量的过氧化氢溶液、0.9%氯化钠溶液及络合碘交替反复冲洗创面，尽可能清除创周及创口内异物及血凝块，冲洗干净后，患肢大腿根部置气囊止血带，消毒铺单后患肢驱血并按患者收缩压设定止血带压力，然后进行彻底清创，清除失活及挫伤较重的软组织及残留异物，对于游离碎骨块予消毒清洗后放回原处，避免骨质缺损影响骨折愈合，再取创面上不同点组织少许进行细菌培养及药敏试验，以便后期选择抗菌药物。

2. 外固定支架固定　清创完毕后，根据骨折类型及部位，选择大小合适的外固定支架，以及判定是否行超关节固定。对合并影响踝穴稳定的腓骨骨折予螺钉、克氏针或钢板固定，恢复下肢长度，按外固定支架针距于骨折两端钻孔后，拧入相应配套的固定针，安装外固定支架，临时锁紧关节，再用C-臂机透视，了解骨折复位及支架针的位置，确认满意后锁紧支架各关节。

3. 负压封闭引流及二期皮瓣修复　实验组患者根据创面大小选择合适的VSD护创材料，直接缝合负压封闭引流护创材料的闭合创口，对有皮肤撕脱的患者采取打薄戳孔后原位回植打包固定。负压引流管接中心负压吸引，给予（-0.4）～（-0.3）KPa的负压持续吸引，密切观察负压吸引效果，必要时予以0.9%氯化钠溶液冲洗，防止露气及堵塞。负压吸引7～9天后，若负压封闭引流系统通畅，创面清洁、肉芽组织生长良好者，行二期皮瓣修复。二期手术时，利用刮勺刮除残存的坏死组织，适度去除生长过盛的新鲜肉芽组织，再依照前文所述的清创方法行创面冲洗处理。对于创面有充分肌肉软组织覆盖、肉芽组织生长良好、血运丰富的创面给予自体游离皮片打孔移植修复；创面有肌腱、骨或关节相通者，行局部皮瓣、游离皮瓣或带蒂皮瓣转移治疗。带蒂皮瓣采用腓肠神经血管皮瓣，切取方法以隐窝中点到外踝的连线为皮瓣的中轴线，保留血管蒂旋转点在踝上5cm以上，一直切到深筋膜层处，并将切取皮瓣的浅筋膜与深筋膜间距4～5cm处作缝扎处理，把隐神经和其他血管近端完全切断，结扎大隐静脉。注意切取的皮瓣应比原创面大1～2cm，以防缝合后皮瓣张力过大，影响血运，确认血液供应情况良好以后，把皮肤完全切开，将皮瓣转移到受损区域，与附近的皮肤间断缝合，同时在皮瓣下方做引流。供瓣区皮肤直接拉拢缝合或取同侧大腿中厚层皮片游离植皮，否则再次行清创后负压封闭引流治疗。

4. 一期皮瓣修复及加压打包治疗　对照组患者给予一期皮瓣移植、加压打包以及加强换药的传统方法治疗。皮瓣移植方法同前文所述。

5. 术后处理　患肢均予抬高，保暖，半导体激光照射及常规抗感染、抗凝、抗血管痉挛治疗。密切观察皮瓣颜色、温度、是否发生肿胀等，积极预防皮瓣血液循环危象的发生并及时处理。术后2～3周，视骨折固定稳定性及骨折类型利用外固定支架夹头或关节交替将踝关节固定于背伸、跖屈位；4周后，视骨折稳定性指导患者主动活动踝关节；3个月后，如局部无肿胀、疼痛及畸形，骨折端稳定，X线片显示有连续性骨痂形成，骨折线模糊时，可开始部分负重，X线片显示有骨小梁通过骨折线，即可拆除外固定支架。

（五）观察指标

观察并记录两组患者术后再次手术例数、创面愈合时间及骨折愈合时间，比较两组患者术后半年踝关节功能活动情况（Mazur踝关节功能评分）：①优：＞92分，踝关节无肿痛，步态正常，活动自如。②良：87～92分，踝关节轻微肿痛，正常步态，活动度可达正常的3/4。③可：65～86分，活动时疼痛，活动度仅为正常的1/2，正常步态，需服用非甾体抗炎药。④差：＜65分，行走或静息痛，活动度仅为正常的1/2，跛行，踝关节肿胀。

（六）统计学处理方法

采用SPSS 17.0统计软件分析数据，计量资料创面愈合时间、骨折愈合时间以均数 ± 标准差（$\bar{x} \pm S$）表示，组间比较采用 t 检验；计数资料再次手术率及踝关节功能活动优良率以例数（%）表示，组间比较采用 χ^2 检验，以 $P < 0.05$ 为差异有统计学意义。

二、结果

外固定支架及封闭负压引流护创材料均为一次性使用，两组患者皮瓣切取范围均在 4.0cm×3.0cm～10.0cm×6.0cm。所有患者均随访8～12个月，平均随访时间为（10±2）个月。

1. 再次手术情况　实验组18例患者皮瓣正常愈合；1例发生皮瓣边缘及钉眼处感染，无坏死，予拆除外固定支架，经换药处置后伤口愈合；1例出现静脉危象，皮瓣肿胀，边缘发紫，经解除局部压迫，保暖、半导体激光局部照射等处理后，皮瓣血供恢复正常并存活。对照组5例患者皮瓣正常愈合；11例发生皮瓣边缘及钉眼处感染，皮瓣边缘部分坏死，予拆除外固定支架，经换药处置后伤口愈合；1例出现静脉危象，皮瓣肿胀，边缘发紫，经解除局部压迫，保暖、半导体激光局部照射等处理后，皮瓣血供恢复正常并存活；3例（15%）患者出现皮瓣完全坏死，行再次手术皮瓣移植修复治疗。实验组患者术后皮瓣成活率高于对照组，再次手术率明显降低，比较差异有统计学意义（$\bar{\chi}^2$=18.039，P=0.001）。

2. 创面愈合时间 实验组患者经过 1～2 次封闭负压引流治疗后，创面肉芽组织生长良好，伤口创面新鲜红润，刮擦后易出血，肉芽组织爬行替代丰富，均行皮瓣修复治愈，创面平均愈合时间为（15.3±5.7）天；对照组患者行一期皮瓣移植修复术后 17～31 天治愈，平均创面愈合时间为（24.6±5.9）天。实验组患者创面较对照组患者愈合时间明显缩短，差异有统计学意义（t=2.326，P=0.021）。

3. 骨折愈合时间 两组患者术后骨折均全部愈合，临床愈合平均时间为 5～9 个月，实验组骨折平均愈合时间为（6.7±1.4）个月，对照组为（6.8±1.9）个月，两组患者骨折愈合时间比较，差异无统计学意义（t=1.322，P=0.193）。骨折愈合后，测定下肢无明显短缩及旋转畸形，愈后皮瓣皮肤颜色正常，弹性好，无明显瘢痕，外形美观，肢体无障碍性瘢痕。

4. 术后半年根据 Mazur 踝关节功能评分实验组优 9 例，良 6 例，可 4 例，差 1 例，优良率为 75%；对照组获优 6 例，良 8 例，可 4 例，差 2 例，优良率为 70%。两组术后踝关节功能评分优良率比较，差异无统计学意义（χ^2=1.983，P=0.159）。

三、讨论

随着矿产开发、工程建筑及公共交通事业的快速发展，交通事故伤、坠落伤及挤压伤的患者越来越多，其中胫腓骨开放性骨折合并严重的软组织损伤的患者亦随之增多。从解剖特点看，小腿前侧软组织少，前内侧仅有皮肤覆盖，伤后胫骨前内侧的皮肤损伤比较多见，同时也比较严重，多为直接暴力的捻挫、骨折断端刺破以及胫骨前内侧皮肤的挤压而引起。在处理时，清创后部分患者皮肤缺损较多，创面覆盖困难，部分患者皮肤缺损虽少，如勉强一期直接缝合，皮肤张力过大可致皮肤缺血坏死，易发生感染，造成骨外露、骨髓炎、骨折不愈合及皮肤软组织缺损扩大等并发症，是骨科治疗中难度较大的创伤之一。

目前对于此类骨折的治疗方法主要集中在内固定与外固定的争论中。由于钢板自身的厚度及损伤后组织水肿，术后易发生皮肤坏死，致钢板外露、感染及骨折固定失败。文献报道，此类骨折行内固定治疗的感染率为 10.2%～31.0%。随着工艺及材料学的发展，近年来也有学者报道采用内固定治疗此类骨折取得了满意的疗效，并未发现感染率及骨折延迟愈合率升高。交锁髓内钉具有微创，无须剥离骨膜及软组织，对周围组织干扰小的优点。但对于开放性骨折，利用髓内钉固定可导致感染在髓内扩散，且在固定靠近关节附近的骨折时固定不够牢靠，因此使用受到限制。外固定支架作为处理开放性骨折的另一重要手段，是目前处理此类损伤的常规治疗方法。其与内固定方法相比，具有创伤小、操作安全简便的优点，且手术部位远离骨折端，软组织剥离少，不加重骨折处软组织的损伤，保护了骨膜和软组织的血运，有利于创口及骨折的愈合，对污染严重的开放性骨折以及多段粉碎性骨折或有骨缺损的患者采用外固定支架，便于医者观察和清理创面，有效避免了感染的发生；且外固定支架利用其活动关节，对于靠近膝踝关节部位的骨折，可早期进行膝、踝关节功能活动，促进关节功能恢复，防止肌肉萎缩，利用踝泵的作用，可减少血栓等并发症的发生。笔者利用外固定支架治疗 Gustilo ⅢA 型开放性胫骨骨折，观察到支架操作灵活，创伤小，骨折均顺利愈合，且关节功能恢复良好，感染率低，因此采用外固定支架治疗 Gustilo ⅢA 型骨折有其明显的优势。

1992 年，德国 ULM 大学创伤外科 Fleischmann 博士首创 VSD 技术。1994 年，裘华德教授等将这一新型引流技术引进国内并应用于骨科领域，其在治疗各种类型的严重软组织损伤中获得了满意的临床疗效。以往对于外伤及感染性创面的治疗方法通常是彻底清创，结合细菌培养，针对性选择敏感抗生素控制感染，并通过加强换面换药或放置引流管或引流条对创面进行被动引流，以排出创口内的坏死组织、分泌物及脓液等，但这些方法临床疗效不确定而且治疗时间长。VSD 技术的特点是在伤口处，人为制造一个负压环境，建立持续负压引流，变被动引流为主动吸引，使伤口局部压力减少，血流加快，改善创面组织缺血缺氧，促进组织代谢毒素及坏死组织排出，加快肉芽组织增生及血循环建立，改善局部血流，促进肿胀消退，降低创面感染概率。在治疗过程中，笔者观察到采用严格清创支架外固定，创面 VSD 材料封闭负压引流的治疗方法，伤口内坏死物质排出充分，创面肉芽组织生长良好。这种纯物理的治疗方法，既缩短了治疗时间，又降低了患者的医疗费用，尤其是减少了创面换药给患者带来的痛苦及心理负担，同时也减轻了医务人员的工作量。结合 VSD 治疗后，创面肉芽组织生长良好，爬行替代丰富，伤口创面新鲜红润，实验组 20 例患者全部行皮瓣或植皮修复治疗，我们观察到者 20 例患者皮瓣均顺利成活，因此 VSD 可提高移植皮瓣的成活率。

随着显微外科技术及皮瓣应用技术的不断发展，早期应用皮瓣移植治疗伴有皮肤缺损的胫骨骨折能够取得满意的疗效。吻合血管的游离皮瓣移植已成为组织创伤修复的重要方法之一，这使得过去需要多次的手术治疗的损伤实现了一次性治愈的可能，对以往难以修复的创面甚至是无法修复的复杂创面也能修复成功。对于皮瓣的选择应本着简单而有效的原则，根据皮肤软组织缺损部位、范围、有无合并感染及患肢血管损伤情况而定。尽量选用邻近皮瓣转移，对于能够一期修复的损伤尽量选择一期修复，不能一期修复的术中可将皮瓣血管蒂部位做好标记，留待二期处理。二期修复创面较一期相对容易，因其有充分的时间做准备，原来污染的创面已变为清洁创面，植皮或各种皮瓣移植后感染率低，容易成活。皮瓣血液循环危象是皮瓣移植的一个常见而又严重的并发症，严重者可造成皮瓣坏死，但若能及早发现及处理，可提高皮瓣移植的成活率。术中出现血液循环危象往往是因为手术操作的刺激，低温或麻醉方式及效果不满意所引起。术中对血管蒂的解剖分离操作动作时，术者应轻柔，严格遵守无创伤技术。在分离血管时宜保留血管周围一定的软组织，以保护血管，避免外露，并经常以湿盐水纱布覆盖并对术野血管组织湿润，可减轻术中血液循环危象的发生；对需作血管吻合的皮瓣，避免采用机械扩张，以免对血管内膜造成损伤而引起血栓形成。若有血管痉挛发生，可酌情使用湿盐水或用 25% 硫酸镁湿敷。

如痉挛较严重，亦可用3%罂粟碱进行血管外膜下注射。术后皮瓣血液循环危象可分为动脉性和静脉性危象，以静脉性多见。动脉性危象主要表现为皮瓣色泽苍白，皮温下降，毛细血管反应消失，以及皮瓣切口边缘不出血。其主要原因是动脉痉挛或栓塞。处理上首先应予补足血容量、止痛、保温及应用解痉药物处理，如果经上述处理2小时内不见好转，应及时行手术探查治疗。静脉危象主要表现为皮瓣肿胀、暗紫，并出现紫癜，严重者出现水泡，表示静脉血管栓塞，可先检查是否有影响静脉回流的外部因素，应改变体位，给予保暖、半导体激光局部照射，密切观察皮瓣颜色、温度、肿胀程度、指压反应等指标，如无好转，则应及时手术探查处理。术后应每天检查外固定支架的螺栓有否松动，并根据固定骨折后骨折断端的牢固程度及骨折类型，指导逐渐扶拐下地负重及利用支架的夹头及关节行关节功能活动锻炼，一方面可增强肌力，起到软组织夹板的作用，另一方面可保持骨折端适当的应力刺激，增加成骨活性，促进骨折愈合。

对于伴有皮肤软组织损伤的开放性骨折，彻底清创是治疗这类严重损伤成功的关键。在严重创伤所引起的皮肤软组织缺损，如果早期不能得到正确及时的处理，皮肤软组织的缺损将可能进一步加重，甚至发生感染及坏死，特别是损伤累及深层组织的患者。对于污染或感染较严重、坏死组织较多的创面的处理，既往的传统治疗方法，效果常常欠佳，有的病情甚至迁延不愈，轻者造成肢体功能活动障碍，甚者致残或危及生命，给患者身心带来极大损害。彻底清创可清除异物、坏死及失活组织，保护健康组织及组织再生修复，从而使裸露骨质能被软组织覆盖。结合以往的治疗经验，笔者认为不能过分依赖冲洗、VSD技术及抗生素治疗，要通过观察肌肉颜色、弹性及收缩度判断肌肉活性，挫伤失活的肌肉组织往往会发生进行性坏死，成为细菌生长繁殖良好的培养基，因此切记不能存有侥幸、姑息心理，必须将其彻底清除。清创术后定期动态监测血常规、血沉、C反应蛋白、肌红蛋白、血清肌酸磷酸激酶及其同工酶等实验室指标，了解感染控制及是否有进行性肌肉组织坏死。若指标进行性升高不可消极等待观察，建议尽早再次探查清创并行VSD治疗。

本组病例平均使用VSD后8天创面组织新鲜，创面肉芽生长良好，爬行替代丰富，伤口组织新鲜红润，二期行皮瓣修复后，皮瓣全部成活，提高了治疗效果，术后骨折平均六七个月可达骨性愈合标准，因此采用外固定支架联合VSD治疗Gustilo ⅢA型骨折，既可提供坚强的固定，减少创面暴露时间及感染概率，又可促进软组织愈合修复，使开放性骨折能在较短的时间内转化为闭合型骨折，恢复骨的血运，为骨折顺利愈合提供了营养支持。在踝关节功能恢复方面，治疗优良率达到75%，既能保证对骨折的坚强固定，又可允许骨折邻近关节早期功能活动锻炼，达到动静结合的治疗目的，最大限度提升了关节功能康复，降低了关节粘连僵硬概率，对开放骨折的治疗，特别是伴有软组织损伤的病人疗效更佳。

综上所述，严格清创后，采用外固定支架联合VSD及皮瓣修复治疗对伴有皮肤缺损的胫腓骨骨折，手术操作灵活，术后皮瓣成活率高、美观自然，患肢关节功能恢复好，支架拆除简单，疗效满意，是治疗伴皮肤软组织缺损的Gustilo ⅢA型胫腓骨骨折的有效方法，值得在基层医院推广和应用。

（撰稿人：康靖东）

参考文献

1. Sirkin M，Sanders R．The treatment of pilon fractures［J］．OrthopClin North Am，2001，32（1）：91-102．

2. Mazur JM，Schwartz E，Sheldon RS．Ankle arthrodesis:Long-term follow-up with gait analysis［J］．Bone Joint Surg Am，1979，61（7）：964-975．

3. 魏世隽，蔡贤华，刘曦明，等．Ⅰ期内固定与外固定支架治疗胫骨Gustilo ⅢA型开放性骨折的对照研究［J］．创伤外科杂志，2012，14（1）：48-52．

4. Kayali C，Agus H，Eren A，etal．How should open tibia fractures be treated a retrospective comparative study between intramedullary nailing and biologic plating［J］．UlusTravmaAcilCerrahiDerg，2009，15（3）：243-248．

5. 王灿亚．外固定架在创伤骨科患者临床治疗中的应用价值研究［J］．中国实用医刊，2015，42（7）：19-20．

6. 陶天遵．新编实用骨科学［M］．第2版．北京：军事医学科学出版社，2008：168．

7. Fleischmann W，Lang E，Russ M. Treatment of infection by vacuum sealing［J］．Unfallchirurg，1997，100（4）：301-304．

8. 裘华德．负压封闭引流技术［M］．北京：人民卫生出版社，2003．

9. 陶克，胡大海，朱雄翔，等．膝部严重烧创伤后皮肤软组织缺损的系统治疗［J］．中华烧伤杂志，2013，29（2）：191-194．

10. 邓晓文，高秋明，樊海城，等．封闭式负压引流术在大面积软组织损伤中的应用效果［J］．中国医学前沿杂志：电子版，2015，（2）：81-84．

11. Steenvoorde P，van Engeland A，Oskam J．Vacuum assisted closure therapy and Oral anticoagulation therapy［J］．PlastReconstrSurg，2004，113（7）：2220-2221．

12. Moryicwas MJ，Faler BJ，Pearce DJ，et al. Effects of varying levels of subatmospheric pressure on the rate of granulation tissue formation in experimental wounds in swine［J］．Ann PlastSurg，2011，47（5）：547-551．

13. 曹福龙．外固定支架联合皮瓣治疗软组织缺损的Pilon骨折临床分析［J］．中国实用医刊，2015，42（3）：3-4．

14. 洪嵩，魏在荣．AO外固定架结合皮瓣转移治疗胫腓骨重度开放性骨折［J］．中华创伤杂志，2009，25（5）：625-626．

标准吞咽功能评估及预见性护理对老年脑卒中吞咽障碍患者康复的影响分析

脑卒中为常见疾病，主要分为出血性卒中和缺血性卒中，导致该疾病形成的原因比较复杂，有患者自身因素，也存在外界因素，脑卒中发病率非常高，后遗症发生率也极高，极易出现吞咽困难、误吸性肺炎等，一旦处理不到位，会直接造成患者死亡。本文为探讨标准吞咽功能评估及预见性护理对老年脑卒中吞咽障碍患者康复的影响。

一、资料与方法

（一）资料

选取2018年6月—2019年2月，我院106例老年脑卒中吞咽障碍患者为研究对象，依据奇数、偶数分配原则分为两组，每组53例。其中，对照组中男性27例，女性26例，年龄在61～85岁，年龄平均值为（72.22±1.35）岁；观察组中男性26例，女性27例，年龄范围在62～87岁，年龄平均值为（72.26±1.33）岁。两组在年龄、性别方面，统计学无意义（$P>0.05$）。纳入标准：依据脑卒中相关诊断标准，自愿参与临床研究；排除精神类疾病者。

（二）方法

对照组实施常规护理。

观察组实施标准吞咽功能评估及预见性护理。

标准吞咽功能评估：护理人员进行吞咽功能评估，对患者实施检查，对言语的刺激情况，直立坐位情况。将头部保持正位，是否存在自主咳嗽，舌部活动的范围。当患者出现一项异常现象，进一步对患者进行洼田饮水试验。

预见性护理：①对护理人员进行相关护理技能培训，提升护理水平，主动与患者进行沟通，建立良好关系，发现负面情绪，及时疏导和释放，稳定好情绪，详细讲解相关知识和需要注意的事项，提高依从性。②针对患者情况，为其进行舌肌训练、咀嚼肌训练、口轮匝肌训练、发音训练、颈部活动度训练、感觉刺激等早期康复训练。③依据患者身体状况和饮食爱好，制定个体化的饮食指导，确保补充营养。

（三）观察指标

观察两组住院所需时间、吞咽功能评分、生活质量评分、满意度评分情况。对吞咽功能选用吞咽功能评分量表进行评估，分数在 0～10 分，数值越高，吞咽功能越强，数值越低，吞咽功能越弱。

（四）统计学处理

将数值全部输入软件系统 SPSS19.0 中，平均值选用 ($\bar{x}\pm s$) 表示，检验选用 t 值表示，P 值低于 0.05 时，数值存在比较意义。

二、结果

观察组的住院所需时间数值低于对照组数值，吞咽功能评分、生活质量评分、满意度评分数值高于对照组数值，统计学有意义（$P<0.05$），见表 1。

表 1　住院所需时间、吞咽功能评分、生活质量评分、满意度评分数值情况（$\bar{x}\pm s$）

组别	住院所需时间（d）	吞咽功能评分	生活质量评分	满意度评分
观察组（$n=53$）	12.32 ± 2.15	9.56 ± 2.14	87.56 ± 2.23	88.64 ± 2.28
对照组（$n=53$）	19.53 ± 3.24	6.32 ± 1.35	70.32 ± 1.25	70.25 ± 1.42
t 值	5.6857	5.7886	5.8465	5.6754
P 值	< 0.05	< 0.05	< 0.05	< 0.05

三、讨论

吞咽障碍属于脑卒中患者常见后遗症，对患者的生活质量会造成严重负面影响。对脑卒中患者的吞咽障碍，越早治疗越好，因此，针对脑卒中患者的吞咽功能评估非常重要，将直接影响患者的治疗和护理服务。临床上，在针对脑卒中患者实施吞咽功能检查时，应确定患者意识为清醒状况，进行洼田饮水试验后方可实施，依据吞咽功能评估结果，结合实际状况，为患者制定预见性护理服务计划并实施，能有效改善患者的各项症状和生活质量，加快患者的康复，因此，标准吞咽功能评估及预见性护理的应用价值非常高。

综上所述，标准吞咽功能评估及预见性护理对老年脑卒中吞咽障碍患者康复的影响较大，能缩短住院所需时间，改善生活质量，提高满意度，标准吞咽功能评估及预见性护理值得老年脑卒中吞咽障碍患者的应用。

（撰稿人：李玉娇）

参考文献

1. 王艳君. 预见性护理在老年卒中吞咽障碍患者中的临床应用 [J]. 中国医药指南, 2018, 16（7）: 250-250.

2. 李兰英. 综合康复护理训练治疗脑卒中吞咽障碍的疗效观察 [J]. 中国实用神经疾病杂志, 2017, 20（7）: 131-133.

3. 范朝霞. 预见性吞咽功能评估及康复护理对脑卒中吞咽障碍患者的效果 [J]. 实用临床护理学电子杂志, 2017, 2（16）: 14-14.

4. 王芳. 标准吞咽功能评估及预见性护理在脑卒中吞咽障碍患者康复中的应用效果 [J]. 包头医学院学报, 2017, 33（4）: 105-108.

不同黏度骨水泥 PVP 治疗骨质疏松椎体压缩骨折的弥散程度分析

骨质疏松性椎体压缩性骨折（osteoporotic vertebral compression fractures，OVCF）是指由于骨质疏松造成椎体骨密度和骨强度的降低，轻微外力下即引起单发或多发的椎体压缩骨折，是最常见的老年脆性骨折，占骨质疏松性骨折的45%。经皮椎体成形术（percutaneous vertebraplasty，PVP）是目前治疗OVCF最成功的微创技术之一，能够迅速缓解患者疼痛，提高患者的生活质量，在临床广泛应用，并取得良好的手术效果。但术中骨水泥渗漏是困扰骨科医生的一大难题，据文献报道，PVP术后骨水泥渗漏率可达25.8%～65.0%。对于如何降低骨水泥渗漏，学界仍未达成共识。研究证实，骨水泥在椎体内的弥散分布情况会影响术后病变椎体刚度、强度及骨水泥渗漏，从而影响其临床疗效。本研究通过对两种不同黏度骨水泥PVP治疗OVCF后椎体弥散程度的观察，分析其弥散效果及渗漏的情况，现总结报道如下。

一、对象和方法

（一）对象

选取2013年10月—2016年10月本科收治的老年骨质疏松性椎体压缩骨折患者共95例，其中男42例，女53例，年龄62～90岁，平均75.4岁，共累及椎体122例，其中胸椎58例，腰椎64例。诊断标准：参考中华医学会骨科学分会骨质疏松骨折诊疗指南。排除标准：①椎体存在结核、化脓等感染性病变者。②椎体骨折线越过椎体后缘或椎体后缘骨质破坏、不完整者。③椎体压缩超过75%者。④凝血功能障碍，有出血倾向者。⑤心肺肝肾功能衰竭，有明确手术禁忌者。⑥体质虚弱不能较长时间耐受局麻手术及手术体位需要者。所有患者均行PVP术，由同组医师实施手术。

95例患者共122个椎体，随机分为低黏度骨水泥组（A组）及高黏度骨水泥组（B组）。A组共46例，其中男20例，女26例，年龄61～87岁，平均（74.14±8.86）岁，共57个椎体。B组共49例，其中男22例，女27例，年龄60～90岁，平均（75.32±7.94）岁，共65个椎体。两组患者年龄、性别和病程分布情况比较差异无统计学意义，具有可比性（经卡方检验，$P > 0.05$）。

（二）方法

术前建立静脉通道，常规行心电监护。患者俯卧位或侧卧位，过伸复位，常规消毒铺巾，C 型臂透视定位责任椎椎弓根位置，1% 盐酸利多卡因皮肤、皮下、腰背筋膜、骨膜逐层浸润麻醉，正侧位透视下，穿刺针经椎弓根穿入椎体前 1/3 处。高黏度骨水泥组选用 Confidence 椎体成形器械，通过可弯曲斜口穿刺针调整针尖斜面方向，一般朝向椎体中线。调制高黏度骨水泥至拉丝期，通过手动液压泵旋转加压，将骨水泥缓慢注入病变椎体，注射过程在 C 臂透视下全程监控，当骨水泥到达椎体壁时，应立即停止注射，以防止骨水泥渗漏。读出骨水泥储存器内的刻度，记录骨水泥注射量，待骨水泥完全凝固后，拔出穿刺针，压迫后小敷贴包扎伤口。整个手术过程中常规予以心电监护及吸氧，尤其注射骨水泥时要注意患者血压及血氧的变化，并观察及记录骨水泥是否向椎体外渗漏。低黏度骨水泥组选用 Stryker 椎体成形术成套系统，手术方法与高黏度骨水泥组相同。

术后均进行 Philips 64 排 CT 扫描椎体，记录骨水泥弥散特征及渗漏情况，记录骨水泥注射量并计算弥散体积及弥散系数。弥散系数 = 骨水泥弥散体积 / 骨水泥注射量。为了准确记录骨水泥椎体内弥散体积，采用 CT 测量计算。通过 Philips 64 排 CT 获得层厚 0.25mm 图像，确定注射骨水泥所在椎体及其全部层面，由放射科医师逐层进行手工勾画骨水泥弥散边界，然后利用 CT 中 Calculate 3D 功能将逐层画的骨水泥弥散面积计算出弥散体积。各样本的分组情况对放射科医师设盲。为了减少人为误差，要求由同一放射科医师对骨水泥弥散面积边界的勾画独立重复操作 3 次并计算弥散体积，求其平均值作为弥散体积，对 A 组和 B 组的结果进行比较。观察记录骨水泥在椎体内的分布特点，主要的观察指标有：骨水泥弥散范围（是否达到上下终板或越过椎体中线）、骨水泥的形状（实心团块状、扁平板状、蜂窝状），并记录和统计骨水泥渗漏情况（渗漏部位、渗漏量），分别计算出各组中骨水泥的渗漏率。

（三）统计学方法

采用 SPSS 20.0 统计软件进行数据分析，均数比较采用独立样本 t 检验，率的比较采用卡方检验。$P < 0.05$ 为差异有统计学意义。

二、结果

所有患者手术均顺利完成，术中患者生命体征平稳，术后均复查 CT 检查，结果发现：A 组中，骨水泥向后方椎管渗漏 1 例，向上部椎间隙渗漏 1 例，向下部椎间隙渗漏 2 例；B 组中，出现骨水泥向上部椎间隙渗漏 1 例。但上述渗漏患者均无脊髓、神经根受压等相关并发症。治疗后，两组患者疼痛感均明显缓解或消失，所有患者均在术后 1 天下地活动，下地活动后无明显疼痛加重。两组患者在单个椎体手术时间及骨水泥注入量上差异无统计学意义，在骨水泥渗漏率上差异也无统计学意义，但 B 组有着相对较低的渗漏率。

A 组中骨水泥多呈蜂窝状分布（图 1），B 组中骨水泥多呈团块样分布（图 2），两组差异有统计学意义（表 1）。两组患者术后骨水泥均能较好地弥散到上下椎板，在椎体内的弥散体积及弥散系数，两者差异无统计学意义。两组治疗前后分别进行了血、尿、便常规，肝肾功能检查及心电图等检查，均未见异常，观察期间未见明显严重不良反应。

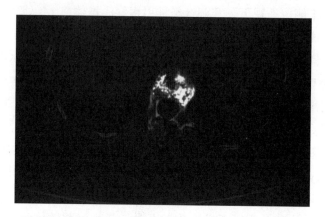

图 1　A 组（低黏度骨水泥组）椎体水泥弥散情况

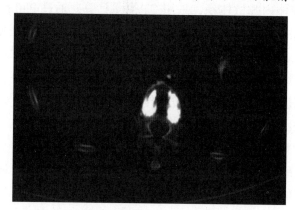

图 2　B 组（高黏度骨水泥组）椎体水泥弥散情况

表 1　两组患者骨水泥分布情况的比较

指标		A 组（n=46）	B 组（n=49）
单个椎体手术时间（min）		45.3 ± 19.5	46.1 ± 15.7
骨水泥注入量（mL）		3.77 ± 1.29	3.85 ± 1.31
骨水泥渗漏率（%）		8.7%（4/46）	2.0%（1/49）
骨水泥弥散体积（mL）		9.26 ± 1.92	9.33 ± 2.02
骨水泥弥散系数		2.42 ± 0.23	2.43 ± 0.37
弥散范围［n（%）］	到达上下终板	89.1%（41/46）	91.8%（45/49）
	越过椎体中线	93.5%（43/46）	93.9%（46/49）
骨水泥形状［n（%）］	实心团块状	32.6%（15/46）	77.5%（38/49）*
	蜂窝状	65.2%（30/46）	18.4%（9/49）*
	扁平板状	2.2%（1/46）	4.1%（2/49）

与 A 组比较，*$P < 0.05$。

三、讨论

椎体成形术填充材料的好坏直接影响到椎体成形术的临床效果，聚甲基丙烯酸甲酯（polymethylmethacrylate，PMMA）是目前最常用的椎体填充材料，其抗压强度大，恢复椎体强度迅速，弥散性较好，但存在单体毒性和聚合产热等缺点，给临床操作带来一些问题。Confidence 高黏度骨水泥是在传统 PMMA 骨水泥基础上改进的新产品，它具有聚合低温、瞬间高黏度、可注射时间长等优点，由于没有传统骨水泥混合过程中的液态期，且聚合温度只有 50～60℃，大大降低了骨水泥聚合热效应及骨水泥渗漏的风险，减低了术中肺栓塞和脊髓或神经损伤的发生，从而提高了 PVP 的安全性。Confidence 椎体成形系统的器械包括可弯曲斜口穿刺针、骨水泥储存器、延长管、手动液压泵，具有定向可控注射、操作简单和低放射暴露等特点，尤其是其加压系统的改变，致使高凝期骨水泥的注射变得更为容易。有学者研究表明高黏度骨水泥可明显降低静脉和椎旁骨水泥渗漏率。本研究也发现，与低黏度骨水泥相比，高黏度骨水泥有相对较低的骨水泥渗漏率（2.0%）。本研究采用 64 排 CT 扫描获得术后骨水泥的弥散分布情况，可以发现高黏度骨水泥弥散多呈实心团块状，而不是像低黏度骨水泥一样的蜂窝状，这种集中趋势可能就是它渗漏率低的主要原因。同时研究也可以发现，高黏度骨水泥在注射时间、剂量及弥散系数方面，与低黏度骨水泥无统计学差异，从而决定它们有着相似的临床可靠效果。

综上所述，本研究发现使用高、低黏度骨水泥的椎体成形术均能有效弥散到上下终板和椎体中心，具有相似的弥散系数，但高黏度骨水泥弥散多呈实心团块状，而低黏度骨水泥多呈蜂窝状，且高黏度骨水泥由于渗漏率较低，具有相对良好的安全性。当然，骨水泥在椎体内弥散的影响因素很多，椎体骨质疏松程度、骨折类型及时间、骨水泥的注射时机、注射压力等都会对骨水泥的弥散程度造成影响。为了减少这些干扰因素，本研究尽可能将人为控制的因素统一化，如选择相当年龄、性别及病程分布的患者进行研究，所有病例的骨折压缩程度均不超过 75%，由同组医生进行手术操作，由同 1 名放射科医生进行测量并对其分组情况设盲。即使这样，由于本研究观察病例有限，仍存在一些不可控因素，仍需要大样本数据进一步观察高黏度骨水泥椎体成形术的疗效及不足，这些将在以后的研究中进一步开展。

（撰稿人：马建华）

参考文献

1.Stevenson M, Gomersall T, Lloyd Jones M, et al. Percutaneous vertebroplasty and percutaneous balloon kyphoplasty for the treatment of osteoporotic vertebral fractures: a systematic review and cost-effectiveness analysis[J]. Health Technol Assess, 2014, 18(17): 286-290.

2.Venmans A, Klazen CA, van Rooij WJ, et al.Postprocedural CT for perivertebral cement leakage in percutaneous vertebroplasty is not necessary:results from VERTOS Ⅱ [J].Neuroradiology, 2011, 53（1）: 19-22.

3.贺宝荣, 许正伟, 郝定均, 等.骨水泥在骨质疏松性骨折椎体内分布状态与生物力学性能的关系 [J].中华骨科杂志, 2012, 32（8）: 768-773.

4.田伟, 韩骁, 刘波, 等.经皮椎体后凸成形术后骨水泥分布与手术椎体再骨折的关系 [J].中华创伤骨科杂志, 2012, 14（3）: 211-215.

5.Georgy BA.Clinical experience with high-viscosity cements for percutaneous vertebral body augmentation:occulTence, degree, and location of cement leakage compared with kyphoplasty [J]. AJNR Am J Neuroradiol, 2010, 31（3）: 504-508.

6.周英杰, 赵鹏飞, 郑怀亮, 等.两种骨水泥应用于老年胸腰椎骨折椎体成形术的疗效观察 [J].中国矫形外科杂志, 2015, 23（4）: 364-367.

7.Habib M, Serhan H, Marchek C.Cement leakage and filling pattern study of low viscous vertebroplastic versus high viscous confidence cement [J].SASJ, 2010, 4（1）: 26-33.

8.Anselmetti GC, Zoarski G, Manca A, et al.Percutaneous vertebroplasty and bone cement leakage:clinical experience with a new high-viscosity bone cement and delivery system for vertebral augmentation in benign and malignant compression fractures [J].CardiovascInterventRadiol, 2008, 31（5）: 937-947.

9.陈晓东, 易小波, 王洪, 等.高粘度骨水泥治疗胸腰椎骨质疏松性轻度爆裂性骨折疗效观察 [J].中国骨与关节损伤杂志, 2010, 25（2）: 134-135.

白兴华教授诊治胃食管反流病理念及经验

白兴华，教授、硕士研究生导师，师从全国著名中医药专家张吉教授，从事针灸教学、临床和科研工作30余年。白教授长年从事针灸诊治胃食管反流病的研究，已发表相关学术论文30余篇，10余年间带领研究生团队对本病的古代文献、发病机制、诊断方法及其针灸治疗进行研究，参与制定"胃食管反流病多学科诊疗共识"的中医部分，提出了富有建设性、创新性的意见，并于2019年在江苏省常熟市中医院成立了全国首家"胃食管反流病"中医特色（针灸）诊疗中心。白教授认为当今中医临床对胃食管反流病的认识存在五大误区，并提出了相应的解决策略。笔者有幸侍诊白教授，深感白教授创立的"通督降逆"法治疗胃食管反流病理论依据扎实、临床特色鲜明，故将白兴华教授诊治胃食管反流病理念及经验总结如下，以飨同道。

胃食管反流病（gastroesophageal reflux disease，GERD）是指胃内容物沿着食管逆行向上所导致的一系列损害，以反酸、烧心为主要症状，还包括咽喉、气管、肺、口腔、耳、目、鼻、心血管等食管外部位的表现。GERD是消化系统的常见病之一，因其临床表现具有特殊性，且症状涉及多个系统，常造成误诊误治，故在临床诊治时应注意甄别。

一、抓好主病

中医治病强调抓主症，即以最主要、最突出的病症为主进行辨证，这是诊疗的第一步。对于有典型反流表现的GERD，基于症状就可以明确诊断，这种情况抓主症是适用的。但在GERD的诊治过程中，许多情况下抓主症可能不适用。因GERD的临床表现十分复杂，除了消化系统本身的症状，还有许多食管外症状，并且这些以消化道外表现为主的GERD又常常缺乏典型的临床表现，被称之为"静息性反流"（silent reflux）。对于这样的患者，如果遵循抓主症的原则就很容易抓错主症，从诊治伊始就偏离了方向，这也是认识GERD的第一个误区。

为了避免上述问题，白教授强调，面对复杂的GERD症状，不仅要抓好主症，更要重视抓主病。特别是对于疑似反流的患者，可以从3个方面入手。第一，如果有报警症状，如进行性吞咽困难、贫血、消瘦、窒息感，以及有胃癌或食道癌家族史等，要结合西医诊断方法，如胃镜、食管 24 小时 pH– 阻抗监测以及高分辨率食管测压、唾液胃蛋白酶检测等，明确疾病的诊断。第二，如果没有报警症状，可仿照西医质子泵抑制剂（proton pump inhibitor，PPI）试验性治疗的方法。在过去 10 余年里，中医诊治胃食管反流病已经积累了丰富的经验，针对上述情况，可以采用中药及针灸等方法作为试验性治疗手段，在保证安全的同时，又能体现中医的特色。第三，充分发挥中医特色，特别是穴位压痛探查的辅助诊断作用。目前，西医还没有检查确诊 GERD 的金标准，尚有一部分患者虽然临床表现疑似胃食管反流病，但西医检测指标均为阴性，可称之为"微反流"（slight reflux）。对于这些疑似胃食管反流病但又缺乏客观诊断依据的患者，可以通过对相关穴位的探查进行辅助诊断。2008 年，白教授在诊治一例以咳嗽为主的胃食管反流患者时，发现在其背部督脉第 7 胸椎棘突下至阳穴或稍偏左的位置有明显压痛，在此部位针刺或配合刺络拔罐放血治疗取得了显著疗效。后来查阅文献发现，在近代日本学者代田文志所著的《针灸临床治疗学》中有这样的描述，"一般胃酸过多症的特殊反应点为膈俞的第一行（所谓的第一行是在离开督脉五分处）与至阳"，并建议在此特殊反应点及其附近采用艾灸的方法治疗胃酸过多症，这是采用至阳穴诊断并治疗反酸的最早记载。白教授团队研究发现，GERD 患者在督脉 T3 ～ T9 段存在规律性的压痛反应，尤其在 T5 ～ T7 节段棘突下压痛更为显著，T7 棘突下（至阳穴）平均压痛阈值最低。其他学者的研究也验证了这一结果。因此，对于无典型表现的 GERD 诊断和鉴别诊断，督脉背段穴位压痛检查不失为一种好方法，并且可为针灸治疗 GERD 的取穴提供参考，还可以评估治疗效果，因为随着症状的改善，穴位痛阈也会随之升高。

二、慎审病位

中医辨证首先要明确病位，胃食管反流病的病位主要在胃，与脾关系密切，但在实际工作中却经常出现错识病位的情况，这也是在认识胃食管反流病中应该避免的第 2 个误区，主要包括 2 个方面。

一方面，受"酸为肝之味"的影响，见到反酸就直接定位到肝。反酸是胃食管反流病的典型症状，中医古籍中无"反酸"一词，"吞酸""吐酸""噫醋""噫酸""醋心""咽酸"等与之相似。《素问·阴阳应象大论》记载肝"在味为酸"，容易使人将反酸与肝联系起来。金代医家刘完素在《素问玄机原病式·六气为病·热类·吐酸》中说"酸者，肝木之味也，由火盛制金，不能平木，则肝木自甚，故为酸也，如饮食热则易于酸矣"，认为吞酸的病机为肝火盛。清代叶天士《临证指南医案》中有一则咳嗽病案的记载："石，气左升，腹膨，呕吐涎沫黄水，吞酸，暴咳不已，是肝逆乘胃射肺，致坐不得卧。"他将此病的病机概括为"肝逆乘胃射肺"，显然与吞酸病症有关，但从所描述症状来看，并无其他肝气盛的表现。临床上，有部分 GERD 患者发病确实与肝有关，如肝气犯胃导致胃气上逆。但根据白教授多年的临床经验，许多有反酸症状的 GERD 患者并无肝气郁、肝火盛的表现，也缺乏相关联的舌脉等体征。《素问·至真要大论》载"夫五味入胃，各归所喜，故酸先入肝"，是说酸性的食物或药物与肝有关，而作为胃中的酸腐之物，是食物和胃酸以及其他消化液的混合物，在胃里是常态，沿着食管逆向而行就是反酸，不能因为其味酸就认为其与肝有关。同样道理，有些 GERD 患者还会伴有胆汁反流，表现为口苦，尤其夜间觉醒或晨起时口苦明显，也不能因为"苦为心之味"而辨为病位在心。明代医家张景岳就力主吞酸病位在胃。他在《景岳全书·卷之二十一明集·杂证谟·吞酸》中说："人之饮食在胃，惟速化为贵，若胃中阳气不衰，而健运如常，何酸之有？使火力不到，则其化必迟，食化既迟，则停积不行而为酸为腐，此酸即败之渐也。"白教授的观点与张景岳不谋而合。因此，临床见到反酸，切不可急于下结论，要结合其他症状、舌脉等信息，全面、综合地判断分析，准确地辨别病位。

另一方面，医生容易被 GERD 食管外症状的表象迷惑而造成误辨。在胃内容物沿着食管向上逆行的过程中，会影响到咽喉、气管、肺、口腔、牙齿、鼻、耳、眼，以及与之相邻的心脏等部位，如果忽视对 GERD 的认识，特别是当典型反流症状缺如时，就很容易将病位误辨为肺、心、肝、肾等。胃与肺联系密切，食管与气管在上端相通，当反流物沿着食管上行时，最先可能伤害到的组织就是咽喉、气管和肺，表现为慢性咽喉炎、声带息肉、咳嗽、哮喘，甚至慢性阻塞性肺气肿、间质性肺炎、肺纤维化等。反流物流入口腔，会出现口臭、反复发作性口腔溃疡、牙龈萎缩、牙齿松动脱落等。如果反流物沿着喉咙反流到鼻腔，还可表现为慢性鼻炎、鼻窦炎、鼻息肉等。食管与心脏相邻，并且从神经解剖角度来看，两者受相同节段的神经支配，存在食管-心脏反射（esophageal-cardiac reflex），当发生胃食管反流时，会有轻度冠状动脉供血不足，因此，会出现左胸疼痛甚至向左上肢放射的情况，与心绞痛的症状十分相似，被称为"综合性绞痛"（linked angina）。以卧位为主的反流患者，夜间食道受到反流物的刺激，会出现比较严重的睡眠障碍，如睡眠浅、容易觉醒、多梦，或者有规律的觉醒，以及早醒等。此外，耳与口腔有咽鼓管相通，鼻泪管连接鼻与眼，当反流物沿着食管逆行到口腔后，也会通过这两个管道影响到耳与眼，表现为耳鸣、耳聋、中耳炎、耳内堵塞感，还有部分患者在乘坐飞机起降时会表现为严重的耳部不适，眼睛的症状包括眼睛干涩、分泌物增多等。上述病症往往因囿于五脏五窍的理论，而误辨病位为肺、肝、肾。

因此，治疗胃食管反流病应着手于"胃"这个最主要的病位，这也是把握好 GERD 中医诊治的第一步。如果病位辨错，就会导致治疗方向错误，则治疗无效甚至加重病情。

三、明辨病性

误辨病性是中医诊断 GERD 的第 3 个误区。辨证的另一个核心内容是辨别疾病在某一阶段的性质，是确立正确治疗原则及指导临床用药和针灸方案的前提。反酸和烧心是 GERD 的两大典型症状，从字面意思上看，很容易把它们与热性病症联系在一起。白教授通过回顾文献发现，从《黄帝内经》开始对反酸的性质就有寒热之争，到金元时期，主热派与主寒派针锋相对，互相驳斥。产生这种现象的原因，白教授认为主要是基于对反酸发生机制认识的不同。根据西医学的观点，胃酸是消化液中的重要组成部分，而所反之物是胃酸等消化液和食物残渣的混合物，本身并无寒热之分。从中医角度来看，GERD 的基本病机是胃气上逆，这种胃气不降反升的病理状态带动了含有胃酸的内容物逆向而行。主热派认为肝火盛而为酸，如清代余国佩在《婺源余先生医案》中说：吞酸是由于"木乘土位，曲直化酸，酸因热化"。而主寒派的观点则认为，反酸是因为脾胃虚寒，不能腐熟水谷，停滞于中焦，甚则逆而上行。白教授通过 10 余年的临床观察发现，主寒之说与实际情况相符合，GERD 患者辨证以脾胃虚寒、脾胃气虚、寒热错杂者居多，一种是根本没有火，是气虚、虚寒，另一种是古人所说的"浮火"或者"无根之火"，本质上还是气虚或者虚寒，而单纯实热证者较少见。

与反酸的寒热之争不同，将烧心归属热证，古今都没有异议。烧心是英文"heartburn"的直译，中医古籍数据库《中华医典》中无此表述，但文献中的"心下热""心热如火""胃中如焚""胃中有热""胸中热""口中热""鼻中热""肠胃如焚"，与 GERD 的烧心有相似之处。在新版《胃食管反流病中医诊疗专家共识意见（2017）》中，"烧心"见于肝胃郁热、胆热犯胃和瘀血阻络 3 个证型，脾虚湿热也有"胃脘灼痛"，但类似表述不见于气郁痰阻和中虚气逆证，表明新版共识将烧心基本理解为热性病症的代表。但白教授认为，同反酸一样，也要从发生机制上对烧心有正确认识。反酸是胃内容物沿着食管向上逆行，烧心则是食管等黏膜组织受到反流物刺激所产生的反应，两者从发生机制上具有一致性，是同一原因所产生的不同表现，具体到每个患者，因为对疼痛敏感性的不同，则会表现出不同的结果，如反酸和烧心同时存在，或者仅见反酸或烧心。反酸有寒热之分，烧心也要区别寒热，不能简单地贴上"热证"标签，必须结合其他兼症以及舌脉体征。如有些患者食用寒凉食物则烧心加重，这种遇寒加重的"热证"就与传统认识相悖。

除反酸、烧心外，有些 GERD 患者还可能伴有口苦、口干、口臭、牙龈出血、口腔溃疡、失眠、心烦等症状。将这些症状组合在一起，的确很容易辨为肝胆火旺或肝火犯胃证，从而采取辛开苦降的方剂进行治疗。白教授认为，这些症状看似热证但并非病性均为热，因此，临床对于 GERD 的辨证，必须审慎判断疾病的性质，否则治疗上就会犯"寒者寒之"之戒。正如明代张景岳《景岳全书·卷之二十一明集·杂证谟·嘈杂·论治》所载"脾胃虚寒嘈杂者，必多吞酸，或兼恶心，此皆脾虚不能运化滞浊而然，勿得认为火证，妄用寒凉等药"，他还进一步强调，"此宜随证审察，若无热证热脉可据，而执言湿中生热，无分强弱，惟用寒凉，则未有不误者矣"。

四、见酸不治酸

反酸是 GERD 最典型的症状之一，并且反流物中酸性物质也被认为是导致食管黏膜及其他组织损害的主要因素，因此抑酸治疗成为西医治疗 GERD 的主要原则，以西医质子泵抑制剂为代表。受西医抑酸治疗理念的影响，中医采用中药治疗 GERD 时也常配合乌贼骨、海螵蛸、煅瓦楞子等具有中和胃酸作用的药物。但白教授认为，这种见酸治酸的理念是中西医治疗 GERD 的又一大误区，是 GERD 治疗方向性的错误。其原因有三。第一，反酸绝不意味着胃酸分泌过多，而是胃酸到了不该去的地方，是"酸错位"。许多 GERD 患者会有食管、咽喉、口腔等部位酸水上泛的感觉，甚至口吐酸水，因此很容易被误判断为胃酸过多，事实上，真正胃酸分泌过多的情况很少见，多数胃食管反流患者都是胃酸分泌正常甚至分泌不足，许多患者食管 24 小时 pH 监测结果为弱酸、非酸或碱反流，就是这种情况。第二，抑酸治疗只能降低反流物中的酸度，可在一定程度上减轻反流物中的酸性物质对食管黏膜及其他组织的损害，但对反流本身没有作用，并且可能因为抑制胃酸而削弱了胃的消化能力，从而导致反流加重。第三，抑酸治疗停药后容易复发，而长期维持治疗所产生的不良反应甚至比反流本身的后果还严重。

从疾病分类上看，GERD 不是酸分泌异常疾病，而是属于胃肠动力障碍性疾病，反流只是一个结果，由胃肠动力导致胃及十二指肠内容物沿着食管逆行才是问题的症结所在，因此从治疗原则上看，通过调整胃肠动力"治反"，才是治本之策。西医已经认识到了问题所在，1995 年美国胃肠病学会制订的第 1 个《胃食管反流病诊疗指南》就明确指出，除少数是因为结构改变引起外，多数反流都是由消化道动力障碍引起的，特别是食管下括约肌功能减弱、食管酸廓清功能下降、胃排空延迟、肠动力不足等。如果上述胃肠动力问题能被纠正，反流就会得到控制，也就无需再使用抑制胃酸分泌的治疗手段。这个理念是完全正确的，但由于胃肠蠕动的机制十分复杂，胃内容物能够顺利沿着消化道下行是多因素共同参与的结果，胃食管反流则是多种因素导致胃及十二指肠内容物逆而上行，传统的促胃肠动力药物治疗反流的效果并不理想，因此仍然不得不以抑酸治疗作为主要手段，这也是为什么 2013 年美国胃肠病学会在指南更新版本中却删除了如此重要的内容，形成了理念与实践的背离。

白教授认为，从中医角度而言，GERD 的治疗要坚持治病求本的原则，要见酸不治酸，通过调整胃肠道动力，使胃气自然下行，不治酸而酸自止。反酸不意味着胃酸分泌过多，中医治疗反酸的道理也不是抑制胃酸分泌，而是使其回归到原本的位置，从根本上解决反酸的问题。

五、通督降逆

针对 GERD 的治疗，中西医诊疗共识都以药物治疗为主，白教授强调应该重视非药物疗法特别是针灸治疗的作用，避免重药物而轻针灸。一方面，PPI 停药后复发率很高，并且长期服用不良反应较大，按照一般共识和指南的要求，此药物的治疗周期是 8～12 周，但由于患者症状得不到根本缓解，长时间服药的状况很普遍。中药如果治疗不当，不良反应也不容忽视，不但有苦寒伤胃、滋腻之品碍胃，而且虚不受补的情况也比较常见，还有寒热错杂的情况，都给中医临床疗效带来不利的影响。另一方面，针灸调节胃肠动力的作用显著，GERD 本质上属于胃肠动力障碍性疾病，针灸通过刺激穴位，调节神经－内分泌－免疫系统来发挥对胃肠道运动的综合调节作用，在治疗 GERD 方面有明显的优势。

针灸的降胃气，也不是强降，而是使胃气自然下行。正如华岫云评介《临证指南医案·脾胃》时所说："所谓胃宜降则和者，非用辛开苦降，亦非苦寒下夺，以损胃气，不过甘平，或甘凉濡润，以养胃阴，则津液来复，使之通降而已矣。"

在具体穴位应用上，白教授非常重视督脉的穴位。传统针灸治疗 GERD 以腹部任脉穴位、足阳明胃经在腹部及下肢的穴位，以及背俞穴为主。最新版《胃食管反流病中医诊疗专家共识意见（2017）》中所推荐的穴位就包括中脘、天枢、足三里、脾俞、胃俞等。白教授在临床实践中发现，GERD 患者督脉的至阳穴及其上下棘突间的压痛反应比较明显，依据"以痛为腧"的原则，在这些部位针刺结合刺络拔罐放血，可以取得很好效果。他在此基础上创立了通督降逆法治疗 GERD，即以督脉背段 T3～T12 棘突下经穴及非经穴进行针刺，包括身柱、T4（非经穴）、神道、灵台、至阳、T8（非经穴）、筋缩、中枢、脊中及 T12（非经穴），并在压痛最显著的部位点刺拔罐放血。中医认为督脉为阳脉之海，总督诸阳，可鼓舞周身阳气，调整内在脏腑功能。至阳平膈俞，介于上中二焦之间，内应膈肌，几乎与食管下括约肌相水平，胃食管反流患者常会在此穴附近出现疼痛、酸胀不适、发热或寒凉感，该穴位及附近出现压痛，也是气血瘀阻不通的表现，点刺拔罐放血能祛瘀通络，即《灵枢·九针十二原》所谓"菀陈则除之"之意，从而使人体功能恢复到平衡状态。从西医学看，与胃相关的神经节段主要分布在背部 T5～T9，其从脊髓侧角发出相应的神经纤维，最后分布于消化系统相应的脏器（主要为胃和肠），这也是从西医学的角度把胃和督脉背段联系在一起的主要依据。

在治疗的同时，白教授也强调胃病要"三分治七分养"。所谓养胃就是不伤胃，这才是预防和治疗胃食管反流病的根本之策。三餐进食要有规律、有节制，不暴饮暴食，不进食过量辛辣、寒凉之品，进食后不剧烈运动、不立刻平卧，睡前不进食等，这些都是非常好的生活习惯，对脾胃功能的养护均有很好的作用。此外，精神因素对脾胃影响很大，过度的喜怒、忧愁、思虑、紧张等不良情绪均会伤及脾胃，诱发或加重胃食管反流病，因此，应保持良好的心态和愉悦的心情，控制并调整好自己的情绪，从而避免胃食管反流的发生。

六、小结

GERD 作为消化系统常见的疾病之一，发病率高，危害大，需引起医者的重视，因其疾病的特殊性和症状的多样性给临床的诊断和治疗带来了一定的困难。因此，临床上在诊治 GERD 时，应正确认识 GERD 存在的五大误区，避免因症状的广泛性而抓错主症导致误诊，避免其涉及的器官多而误辨病位，避免拘于热症之常而误辨病性，避免只考虑疾病的现象而出现见酸治酸，避免只重视中西医药物治疗而轻视针灸等中医外治疗法。要抓好主病、慎审病位、明辨病性、见酸不治酸、重视中医外治的治疗作用，尤其是要重视通督降逆的针灸疗法，发挥好中医药的特色和优势，这样才能增强临床疗效，减轻 GERD 患者的病痛，提高其生活质量。

（撰稿人：潘炜炳）

参考文献

1. 汪忠镐，吴继敏，胡志伟，等.中国胃食管反流病多学科诊疗共识［J］.中国医学前沿杂志（电子版），2019，11（9）：30-56.

2. Kennedy JH. "silent" gastroesophageal reflux: an important but little known cause of pulmonary complications［J］.Dis Chest，1962，42（1）：42-45.

3. 白兴华.胃食管反流病的中医诊治思考［J］.上海中医药杂志，2019，53（1）：11-14.

4. 甄晓敏，周海艳，刘绍能.难治性胃食管反流病原因及中医诊治进展［J］.北京中医药，2016，35（9）：901-903.

5. 代田文志.针灸临床治疗学［M］.胡武光，编译.北京：人民卫生出版社，1957：16，164.

6. 吴齐飞，吴继敏，白兴华，等.胃食管反流病患者在督脉背段的压痛反应规律［J］.中国针灸，2014，34（8）：775-777.

7. 李丹慧，于春晓，陈朝明.胃食管反流病患者督脉背段阳性反应点分布及针刺疗效观察［J］.上海中医药杂志，2017，51（12）：50-53.

8. 白兴华.胃食管反流病：一种很容易被误辨的疾病［J］.上海中医药杂志，2019，53（5）：14-19.

9. van Handel D, Fass R. The pathophysiology of non-cardiac chest pain［J］.J Gastroenterol Hepatol，2005，20（Suppl）：S6-S13.

10. 余国佩，张正文.婺源余先生医案［M］.李鸿涛，陈东亮，张明锐，等点校.北京：学苑出版社，2016：57.

11. 白兴华.对《胃食管反流病中医诊疗专家共识意见（2017）》的思考［J］.上海中医药杂志，2019，53（11）：5-10.

12. 张声生，朱生樑，王宏伟，等.胃食管反流病中医诊疗专家共识意见（2017）［J］.中国中西医结合消化杂志，2017，25（5）：321-326.

13. DeVault KR, Castell DO. Guidelines for the diagnosis and treatment of gastroesophageal reflux disease, Practice Parameters Committee of the American College of Gastroenterology［J］.Arch Intern Med，1995，155（20）：2165-2173.

14. Katz PO, Gerson LB, Vela MF. Guidelines for the diagnosis and management of gastroesophageal reflux disease［J］.Am J Gastroenterol，2013，108（3）：308-328，329.

15. 白兴华.见酸不治酸：针灸治疗胃食管反流病的思路［J］.上海中医药杂志，2018，52（5）：5-7，17.

16. 吴玲君，孙建华.针灸对胃肠动力的调节作用研究进展［J］.安徽医药，2011，15（11）：1436-1439.

17. 叶天士.临证指南医案［M］.北京：人民卫生出版社，2018：115.

疏风温阳法治疗慢性肾脏病蛋白尿的经验

慢性肾脏病（CKD）是各种原因导致的慢性肾脏结构和功能障碍，根据肾功能的损伤程度，临床分为5期。对于慢性肾脏疾病1到4期的患者，肾功能指标血肌酐或尿素氮仅有轻度升高，临床以蛋白尿和水肿为主要表现。其中蛋白尿是肾功能损伤独立的危险因素，也是治疗的关键。反复发作的蛋白尿比较难治，治疗蛋白尿已成为肾脏病治疗的重点和难点问题。吾师在临证中常用疏风温阳法治疗反复发作性肾病蛋白尿，疗效满意，现分析其理论基础，并通过临床病案举例来总结治疗经验。

一、风邪是蛋白尿产生的起因

风邪导致肾病，称为"风水""肾风"。《黄帝内经》中就存在有关风水的记载。《素问·水热穴论》云，"岐伯曰：肾者牝脏也，地气上者，属于肾，而生水液也。故曰至阴。勇而劳甚，则肾汗出，肾汗出逢于风，内不得入于脏腑，外不得越于皮肤，客于玄府，行于皮里，传为胕肿，本之于肾，名曰风水"，其病机为"肾少阴之脉，从肾上贯肝膈，入肺中"，故云其本在肾，其末在肺，肾气上逆，则水气客于肺中，皆积水也。《素问·评热病论》提出"肾风"病名，"有病肾风者，面胕痝然壅"。《素问·风论》中关于"肾风"的临床表现为："肾风之状，多汗恶风，面痝然浮肿，脊痛不能正立，其色炲，隐曲不利，诊在肌上，其色黑。"《素问·奇病论》云："帝曰：有病痝然如有水状，切其脉大紧，身无痛者，形不瘦，不能食，食少，名为何病？岐伯曰：病生在肾，名为肾风。肾风而不能食，善惊，惊已心气痿者死。"无论肾风、风水，都是风邪致病。"风者，百病之长也，至其变化乃生他病也。"风为百病之长，肾虚感受风邪，风邪从汗孔而入，变化而发为水肿，其发病的根本为肾，表现在肺。肺肾同病，水泛肌肤，水肿加重。肾虚受风，肺失宣降是水肿产生的机制之一，也是蛋白尿产生的机制之一。风邪在肾脏病的形成和发展过程中占有重要地位，因此，祛风宣肺，宣达上焦，提壶揭盖，为肾病治疗中一个重要治法。张元素在《医学启源·药类法象》中提道："味之薄者，阴中之阳，味薄则通，酸、苦、咸、平是也。"他创立了风药的概念，并列举了防风、升麻、柴胡、羌活、葛根、桔梗、白芷、藁本、牛蒡子、蔓荆子、川芎、天麻、秦艽、麻黄、荆芥、前胡、薄荷等共20味中药，即风药为味辛性轻之品。吾师在治疗蛋白尿时，常用的祛风药有防风、升麻、柴胡、葛根、桔梗、麻黄、荆芥、薄荷等，同时用茯苓、山药、陈皮、党参等健脾，使四季脾旺而不受邪。肾病患者常有乏力、下肢沉重、背恶寒、恶风等表现，此时用祛风药，可加桂枝汤等辛温解表药。如果患者为链球菌感染后肾小球肾炎，或有反复上呼吸道感染的患者，或表现为肾病综合征的患者，加祛风药效果更明显。祛风药应用时，注意分阶段治疗，在慢性肾脏病的各个阶段所用的祛风药不同，要辨证选用祛风药，并且常常配对使用。如防风、荆芥祛风解表，解表邪；柴胡、升麻祛风清热，解半表半里之邪，用于有热象的患者；蝉蜕、僵蚕为升降散中的两味药，也为虫类药，对于蛋白尿日久不愈者，效果好，还有抗纤维化作用。对于反复扁桃体炎症者，重用牛蒡子。水肿明显，表寒证的可用麻黄、羌活等散寒祛风解表。风热表证的用薄荷、蛇莓等祛风解热。

二、阳虚是蛋白尿产生的根源

蛋白尿为脾胃之气下流，由于阳气不足，感受风邪而致。《脾胃论》曰："脾胃之气下流，使谷气不得升浮，是春生之令不行，则无阳以护其荣卫，则不任风寒，乃生寒热，此皆脾胃之气不足所致也。"蛋白尿是饮食水谷之精微，不循常道，溢出体外而形成，由脾化生，由肺通调，由肾收藏。《素问·经脉别论》曰："夫胃为水谷之海，饮食入胃，游溢精气，上输于脾，脾气散精，上归于肺，通调水道，下输膀胱，水精四布，五经并行，和于四时五脏阴阳，揆度以为常也。"脾阳气不足，易于感受风寒外邪，是形成蛋白尿的机制之一。脾阳虚者，李东垣根据《黄帝内经》提出了"劳者温之，损者温之"的原则，创立了辛甘温之剂，即补其中气而升其阳气的治法，代表方剂为补中益气汤。方中黄芪味甘微温，补中益气，升阳固表；配伍人参、甘草、白术补气健脾；升麻引胃气上腾而复其本位，行春生之令；柴胡引清气，行少阳之气上升。吾师在治疗肾病时，非常注重顾护脾胃，注重升阳益气药物的应用。党参、生黄芪、柴胡、升麻四药联用，补气升提。卫气强则营行脉中，脾气强，脾阳足，则饮食水谷之精微不外泄，可减少蛋白尿。生黄芪用量要大，常用30～80g，个别气虚重者用到100～120g。伴有血虚的，生黄芪配当归使用。生黄芪配柴胡和升麻，当用于升提作用时，柴胡和升麻剂量要小，因为大剂量柴胡疏肝作用强，大剂量升麻清热解毒作用强，而小剂量柴胡和升麻才有升提作用，一般用量为6～10g。肾者，主蛰，封藏之本。肾脏封藏失职，精微下泄，气化失常，而形成蛋白尿。《素问·水热穴论》有："帝曰：肾何以能聚水而生病？岐伯曰：肾者，胃之关也。关门不利，故聚水而从其类也。上下溢于皮肤，故为胕肿。胕肿者，聚水而生病也。"肾关门不利，失于固涩和封藏，则导致水肿、蛋白尿。因此，温阳，既要温脾阳也要温肾阳，使中焦、下焦阳气上升，固护精微，不得外泄。肾阳虚表现为面色苍白、腰酸肢冷、小便清长、脉沉，临床常用四逆汤加减治疗。附子、干姜，温阳补肾。附子上温心阳，中补脾阳，下补肾阳，有峻补元阳、益火消阴之效。疾病为阴证、寒证、痹证、风证、痰证或郁瘀之证，均可选择使用附子。这就是"有是证，用是药"的原则，只有这样才能获得满意的疗效。现代药理研究表明，附子具有抗炎及免疫调节作用，可以提高激素的疗效，减轻机体对激素的依赖和抵抗，减少复发，现被广泛应用于肾病综合征，尤其是难治性肾病综合征的治疗。阳虚卫外减弱，肾阳虚不升，水谷精微和肾精下泄常导致蛋白尿产生，因此，以升清、祛风以祛邪外出、固护卫气为方法达到消蛋白尿的目的。吾师治疗蛋白尿属于肾阳虚者常用附子温肾阳，常用量为 10～30g。附子必须先煎 40 分钟到 2 小时，才能起到效果。对于四肢冷、畏寒明显的，附子与干姜合用。畏寒不明显的，不用干姜，用桂枝温经通脉以助阳气升腾。同时，用熟地黄、山药、山茱萸、巴戟天等温补肾阳。对于长期用激素治疗，蛋白尿反复发作有热象的患者，以及伴有扁桃体炎或白细胞尿的患者表现为热象的，可把熟地黄改为生地黄，同时加白花蛇舌草等少量清热解毒药，以防药物过热。吾师在临证时还体会到，对于大剂量使用激素的患者，在激素足量使用阶段，不建议先用附子，而先用增液汤滋阴。在激素减量阶段，有的患者会出现汗多、面红、舌质干、脉沉的表现。阳虚不能顾护津液则汗外泄，伤津则舌干，面红为虚阳外现，脉沉为阳虚。此时，可在滋阴的基础上加入温阳的附子，因阳虚不摄的蛋白尿则可得以固涩，蛋白尿可消失。综上所述，感受风邪，脾肾阳虚，是形成蛋白尿的原因之一，以祛风散邪、益气温阳为治疗方法。

三、临床验案

案 1　李某，男，69 岁，2019 年 10 月 16 日就诊。主因"反复蛋白尿 26 年，复发 1 个月"就诊。患者于 1993 年诊断为肾病综合征（系膜增生性肾小球肾炎），规律服用激素后蛋白尿消失，之后复发 4 次，其中 3 次用大剂量激素后缓解。激素已导致严重骨质疏松，股骨头坏死，患者走路不稳。患者第 4 次复发时，未服激素，曾在吾师门诊用纯中药治疗，蛋白尿消失，此次复发后，又来就诊。2019 年 10 月 16 日来诊时，患者为第 5 次复发，用泼尼松治疗，减量过程中又出现蛋白尿，激素加量后，蛋白尿未减少，见双下肢及颜面轻度水肿，左侧腰痛，大便干，小便泡沫多，睡眠可，饮食可，舌质淡红，苔薄白，有裂纹，舌体略大，有齿痕，左脉弦，右脉沉。查尿常规：蛋白（+++），红细胞（++），葡萄糖（++），红细胞计数 25.9 个/μL，镜检红细胞（2～4）/HP。生化结果：血肌酐 113.6μmol/L，尿素氮 11.78mmol/L，白蛋白 39.4g/L，血糖 10.33mmol/L。24h 尿蛋白定量：1.50g/24h。24h 尿肌酐清除率（Ccr）11.29mL/min。中医辨证：脾肾亏虚，兼有风邪。治疗：健脾祛风。处方如下：生黄芪 40g，生山药 20g，山茱萸 15g，生地黄 20g，茯苓 15g，柴胡 12g，清半夏 10g，白芍 20g，枳壳 15g，竹茹 15g，僵蚕 6g，川芎 15g，荆芥 10g，防风 15g，升麻 5g，熟大黄 5g。二诊：7 剂后，患者水肿消失。复查尿常规：蛋白（+++），红细胞（+）。前方加入金樱子 15g，芡实 15g 收敛固涩，仙鹤草 15g 止血。三诊：症状如前。尿常规：蛋白（+++），尿胆原（+），白细胞 5 个/μL，上皮细胞 13 个/μL，尿中有泡沫。舌胖有齿痕，左脉弦，右脉沉。患者血尿消失，蛋白尿无明显改善，尿中有大量白细胞和结晶，改为温阳健脾祛风，加大生黄芪的用量，加入附子。方剂如下：

生黄芪 60g，生山药 30g，荆芥 15g，防风 15g，茯苓 15g，制附片 10g（先煎），蝉蜕 6g，薄荷 5g，蛇莓 30g，露蜂房 9g，党参 10g，陈皮 15g，生薏苡仁 15g，败酱草 30g，桂枝 10g。四诊：腰部无酸痛。查尿常规：蛋白（++），无红细胞，白细胞减少。5 月 13 日复诊：上方加入僵蚕 6g，白花蛇舌草 30g；加制附片至 15g，生黄芪至 80g。五诊：无明显不适。尿常规：尿蛋白（-），结晶 9 个 /μL。患者蛋白尿消失。守前方。之后患者复查尿常规阴性。患者继服上药加减，至今未再复发。

按语：患者以反复蛋白尿来就诊，初诊用健脾祛风为法，患者虽然血尿减少，水肿消失，但蛋白尿无明显改善，二诊、三诊时，蛋白尿仍（+++）。三诊时，根据患者辨证为脾肾阳虚，加用温阳健脾祛风，加大生黄芪的用量，加入附子，患者蛋白尿减少，患者蛋白尿消失。由此可见，加入益气温阳药物，配合祛风药，对蛋白尿有很好的治疗效果。

案 2 李某，男，33 岁，2019 年 11 月 7 日初诊。主因"发现尿隐血 20 余年，尿蛋白 3 年"就诊。患者 20 余年前尿检时发现尿隐血阳性，尿蛋白阴性，无肉眼血尿，未予重视，2015 年体检时发现尿蛋白阳性，之后监测尿蛋白波动在（+）到（++），就诊于当地医院，予缬沙坦胶囊和金水宝胶囊治疗，后自行停药，未规律监测。2019 年 1 月，患者感冒时，查尿常规：尿蛋白（++），隐血（+++），相位差镜检提示异形红细胞 83%。24h 尿蛋白定量 1.0g/24h。肾脏 B 超未见异常，肾功能正常。就诊时，患者咽部疼痛不适，扁桃体 I°肿大，无咳嗽，咽部有痰难于咳出，平素怕冷，纳眠可，二便调，舌淡胖大有齿痕，苔薄黄，脉沉细。予温阳健脾祛风为主。药物如下：附子 10g，生地黄 15g，山药 30g，山茱萸 15g，茯苓 15g，黄芪 40g，荆芥 15g，防风 15g，柴胡 15g，半夏 10g，仙鹤草 15g，蒲黄 10g，僵蚕 9g。二诊：7 剂后，患者咽痛好转，咽部仍有痰难于咳出，纳眠可，二便调，舌脉同前。复查尿常规：隐血（±），蛋白质（±）。原方附子加量到 15g，加白及 10g 收敛固涩。三诊：患者再次受凉，咽痛加重，吞咽疼痛，伴鼻塞流涕，舌淡红，苔薄白，脉沉滑。复查尿常规：隐血（-），蛋白（-）。予原方仙鹤草加量到 30g，加桔梗 12g 清利咽喉。四诊：患者咽痛好转，纳眠可，二便调，舌淡红，苔薄白，脉沉滑。复查尿常规：隐血（-），蛋白（-）。患者继服上方。

按语：患者以反复扁桃体炎、血尿、蛋白尿为临床表现，根据四诊辨证为脾肾阳虚兼痰湿，用温阳健脾祛风治疗后蛋白尿明显好转，兼用茯苓、半夏、桔梗等化痰湿利咽，仙鹤草对症治疗血尿。温阳祛风法治疗蛋白尿，只要辨证准确，屡见功效。

（撰稿人：任文英）

参考文献

1. 赵明辉. 慢性肾小球肾炎患者降尿蛋白的策略［J］. 中华内科杂志，2019，58（6）：461-463.
2. 景菲，张伟. 从"毒 - 络"角度探讨虫类药物在特发性肺纤维化治疗中的应用［J］. 西部中医药，2018，31（5）：135-137.

3. 汪慧惠，于俊生. 于俊生教授论治肾性蛋白尿经验［J］. 四川中医，2012，30（2）：9-10.

4. 孟立锋，李吉武，蓝芳. 从"风性开泄"理论探讨风药治疗肾性蛋白尿的机制［J］. 中医药通报，2013，12（3）：34-35.

5. 田硕. 附子临床应用心悟［J］. 中西医结合与祖国医学，2019，23（14）：2027-2028.

6. 王兴煌，倪秀琴. 论附子与肾脏病［J］. 中国中西医结合杂志，2015，35（12）：1528-1530.

从一则多脏器衰竭昏迷验案引发中医药治疗急危重症的临证思考

曾几何时，急危重症是中医的主战场，如扁鹊运用针灸配合中药汤剂救治虢国太子尸厥症，张仲景创立人工呼吸术和体外心脏按摩法，华佗首创用于急救的"麻沸散"等。时至今日，由于人们对中医"慢郎中"的误解及行业对急危重症研究的欠缺，中医正逐渐远离急危重症的主阵地。救治急危重症已经成为中医的"软肋"，实在令人惋惜。近期，胡镜清教授治疗多脏器衰竭昏迷一案对我颇有启发，引发了我对中医药治疗急危重症的临证思考，简述如下。

一、病案简介

患者，女，86岁，于2017年2月13日就诊于黄石市中医院。既往有冠心病及高血压病等基础病。因"反复发作头晕3个月余，加重3天"入院。查CT示腔隙脑梗死。给予系统治疗，未见明显好转。住院期间，出现呛咳之后处于昏迷状态，经多方救治仍收效甚微。特邀胡镜清教授会诊。会诊当天，患者已昏迷20余天，考虑多脏器衰竭，给予对症治疗和支持治疗。刻下：患者处于昏迷状态，肢体无力，无自主运动，张口呼吸，舌红干，少苔，脉滑数。

胡镜清教授会诊后指出，该患者西医诊断为多脏器衰竭，中医诊断为中风，为热毒炽盛、气阴虚脱证，以清热解毒开窍、益气养阴为法，宜使用中西医综合治疗，在西医治疗基础上，加用安宫牛黄丸和生脉饮。考虑患者已昏迷20余天，又有消化道出血，不宜大量内服安宫牛黄丸，故开辟三条给药通道：1/3粒用于鼻饲，1/3粒制成药饼贴肚脐神阙穴，1/3粒制成药饼贴足底涌泉穴。同时用生脉饮（党参15g，麦冬15g，五味子9g）煎煮取汁少量，多次鼻饲和擦拭嘴唇。

运用上述安宫牛黄丸内服外用"三三法"，先后用药3粒，同时配合生脉饮，3天后患者苏醒。后患者出现一过性发热，西医认为出血后吸收热可能性大；从中医角度考虑当为正气来复，邪正交争，属于正常反应。而后，未经特殊处理，发热自行消退。随访至今，患者神志清醒，生命体征平稳。

二、病案思考

（一）中医药应对急危重症的运用现状

中医学虽然已经有2000多年的理论和实践积累，但是，近百余年受西医学的冲击，在急危重症救治中已经退避三舍，应用现状令人担忧，归纳起来，主要有以下4个方面。

其一，临床科室中治疗急危重症的主角是西医师。虽然目前中医院也设有急诊科室，但仍以西医为主导力量，中医急诊名存实亡。大部分中医院主动放弃中医药治疗急危重症的阵地，就连省级中医院也是如此。其二，大部分中医师没有信心挑战急危重症。目前，医学界仍未能正确认识中医，打击了中医师应对急危重症的信心，导致很多行之有效的中医急救手段和方法得不到施展。现代很多中医师甘当"慢郎中"，将自己锁定在治疗慢性病范围之内。部分青年中医师碰到急危重症，避之唯恐不及，在目前医疗环境下对单纯使用中医药治疗急危重症有所顾忌。其三，目前临床上中医应对急危重症的手段和方法较为单一。中医诊断方法以望、闻、问、切为主，所能借助的诊疗仪器相对较少，给药途径和药物制剂较为单一，药物起效也相对缓慢，在一定程度上降低了患者的接受度。其四，中医药应对急危重症的经验缺乏传承。

（二）中医药治疗急危重症的临证思考

1. 紧扣主症，救急排难。主症是指病证的主要症状与体征，可以是单一症状，也可以由若干症状组成。"有诸内必行诸外。"主症往往是疾病内在病机的重要提示，反映出疾病的主要矛盾，与疾病的本质有着密切的联系，故中医学有时也以主症来命名疾病。主症不仅在诸多的临床表现中占主要地位，而且在一定程度上对其他症状、体征也起决定和影响作用，常成为患者就诊时的主诉。特别是在急危重症中，通常主症最急，如大出血、高热、昏厥、呼吸困难等，必须积极救急排难，否则可能导致严重伤残甚至危及生命，造成严重不良后果。因此，对急危重症主症之辨识、救治的重要性、迫切性尤为突显。

鉴于主症的重要性，在急危重症的辨证过程中，能否准确抓住主症，解除主症的威胁成为急危重症救治是否成功的关键。主症辨识准确与否，将直接影响诊治方向和疾病预后。对于错综复杂的急危重症，须考虑轻重缓急、先后因果、真假从舍等，于繁杂的临床表现中迅速厘清思路，抓住主要矛盾，确定治疗方向，这是一种执简御繁的临证思维。急危重症发病之初，主症常不典型或被掩盖，医者当从其病史、体征、发病之气候、环境、服药等相关因素，加以分析推理，透过现象，把握本质，以防主症辨识时出现疏漏谬误。同时，要特别重视与主症不相符合或甚至截然相反之四诊信息，认真推敲，去伪存真。若不能排除假象，当扩展思路，重新进行全面分析和认识。而且，急危重症还要注重对主症的动态观察。急危重症在发作初期，临床症状并未完全表现出来，很难做出正确诊断。在这种情况下，抓住主症并紧扣主症进行动态观察，详察细审，对提高诊疗准确率大有裨益。如《肘后备急方》中对水肿症的动态观察："水病之初，先目上肿起如老蚕，色侠颈脉动。股里冷，胫中满，按之没指。腹内转侧有节声，此其候也。不即治，须臾身体稍肿，肚尽胀，按之随手起，则病已成。"随后，紧扣主症来分析兼症，思考主症与兼症之间的关系，以辨别其病因、病位、病性、病势。抓住主症，其他问题即可迎刃而解，使患者得以转危为安。如该病案中，患者原来的主症"头晕"，转变为"昏迷"，并有肢体无力、无自主运动、张口呼吸等兼症。紧扣主症论治，主症得解，其他兼证亦可渐次缓解。

2. 重析病机，识"机"论治。"机"的原义是"扳机点""触发点""枢机"，引申为主导事物发生变化的关键，是决定事物发展的枢纽。中医学的病机是疾病发生、发展、变化的枢机。同时，病机是中医临床诊疗之核心，抓住病机就掌握了疾病的本质，也就掌握了治病的关键环节。目前，国内许多著名中医学者都十分重视病机。国医大师周仲瑛明确提出病机辨证新体系，认为"审察病机"是辨证论治的前提，"谨守病机"则是在论治过程中必须遵守的原则。胡镜清教授提出辨证、识机、论治，指出辨证只是诊断，论治尚需识机，将"识机"提升到与辨证、论治等同的高度。

急危重症以病因种类多样、病机纷繁复杂、病势难以揣测为特点，但是厘清繁杂的病机则是重中之重。《内经知要》指出："病机繁杂，变迁无穷，如珠走盘，纵横不可测。虽纵横不可测，而终不出此盘也。"善用纯中医治疗急危重症的著名老中医李可做了进一步发挥，其认为"伤寒六经辨证之法，统病机而执万病之牛耳，而万病无所遁形。病可有千种万种，但病机则不出六经八纲之范围"。因此，在临证之时，应诊察明细，辨明病机，执简御繁。病机的潜隐和动态的特点决定了病机的辨识只能见微知著、司外揣内。在中医药治疗急危重症的过程中，一定要对患者的四诊信息进行明察细审，司外揣内，精准把握病机，方能采取快速而有效的抢救措施。同时注意"见微知著"，即注意抓住疾病发展过程中临床征象的微小变化，仔细分析其内在本质和病机变化。急危重症的病机多为复合病机，必须明确病机的相互关系。李可将应对急危重症的临床经验总结为"据四诊八纲以识主证，析证候以明病机，按病机立法、遣方、用药，如此则虽不能尽愈诸疾，庶几见病知源，少犯错误"，可供各位同道在临床借鉴。本案的核心病机为"气阴虚脱"为本，"热毒炽盛"为标。本着"急则治其标"的原则，法随"机"立，治以清热解毒开窍，遂予急救经方——安宫牛黄丸，但临床不能仅着眼于"昏迷"一端，而忽视患者多脏器衰竭的全局。一方面注意不能给予大剂量安宫牛黄丸，以免攻邪太过而伤正气；另一方面要同时顾护气阴，采用小量缓补，以生脉饮煎煮取汁后少量、多次鼻饲和擦拭嘴唇，从而恢复元气，切忌贪图速效而用峻补，以免闭门留寇。病机既合，投剂之后，患者苏醒并转危为安。

在辨明病机及其相互关系的同时，医者应进一步密切关注疾病的动态演变，准确预测疾病的转归趋势，为及时、有效的应急防治提供"先机"。预测病势由来已久，在中国医学史上，常将预测病势作为良医必备的基本素质之一。司马迁在《史记·扁鹊仓公列传》中说："使圣人预知微，能使良医得蚤从事，则疾可已，身可活也。"预测病势充分体现了"治未病"理念。将"治未病"理念运用到急危重症的病势预测中，采取早期识别、先期干预的策略,能够改变疾病结局,甚至截断病势,从而提高临床疗效,改善患者愈后。如医圣张仲景在《伤寒论》中就对伤寒进行病势预测:"太阳病,头痛至七日以上自愈者,以行其经尽故也。若欲作再经者,针足阳明,使经不传则愈。"在《金匮要略》中,医圣也对杂病进行了病势预测:"夫治未病者,见肝之病,知肝传脾,当先实脾。"一般而言,病势的变化与疾病的转归主要取决于邪正双方消长盛衰的动态演变。正邪剧烈交争贯穿于急危重症发生、发展的全过程。本案患者经治疗后出现一过性发热,从中医角度,首先考虑正气来复,邪正交争,预示良性转归,后来患者发热自行消退,生命体征趋于平稳,再次验证了正气来复之论。若当时未予准确预测,而慌乱误治,后果不堪设想。

3. 综合给药,协同增效。综合给药一方面是指采取多种中医治疗方法综合救治急危重症患者。中医治疗方法除了中药内服之外,还有针灸、火罐、推拿、敷贴、耳穴、膏方、熏蒸、点穴、足疗、刮痧、药膳、埋线、药浴、脐疗、砭石、热疗、电疗、放血、音乐疗法等多种特色疗法。在应对急危重症时,可灵活运用多种中医特色疗法,其中较方便、快捷、安全的当属针灸。如李可在应对急危重症时,先行针刺以缓解症状,为进一步服药治疗创造条件和争取时间。国医大师邓铁涛常以梅花针叩击人迎穴治疗吐血、咯血患者,至于血崩患者,常施以艾灸,直接灼灸患者右侧隐白、左侧大敦。司徒铃教授也善用针灸抢救急危重症,成功救治了厥证、暴泻无尿、急腹症等患者。在使用中医手段的同时,不能忽略西医在救治急危重症过程中的重要作用,应以"古为今用,洋为中用"为原则,充分吸收应用现代科学成果。本医案在给予中药的同时,继续给予西医的支持治疗,综合施治,方法虽不同,却殊途同归。因此,临床中医师应与时俱进,衷中参西,不断夯实中医药急救理论功底,同时掌握现代急救知识及抢救技术(如气管切开术、气管插管术、电除颤等),充分发挥中西医的特色和优势,这样才有可能使急危重症患者转危为安。

综合给药的另一方面是指采取多途径给药。目前临床上,中医仍倾向于采用中药口服和皮肤给药。我们知道,除此之外,还有吸入、舌下、黏膜表面、穴位、直肠、鼻腔、阴道给药等多种方式。20世纪30年代以后,中药的给药途径又增添了皮下注射、肌内注射、穴位注射和静脉注射等。应对急危重症,传统给药途径如口服中药存在局限性,所以更需要灵活采用各种给药方式,选择最快最佳的途径进行治疗,使药物尽快到达病所而发挥疗效。本案中因患者处于昏迷状态,口服中药受限,故同时使用鼻饲给药、穴位给药(神阙贴敷及涌泉贴敷)、口腔黏膜给药,以使药物快速吸收并发挥作用。值得一提的是,在胎儿时期,人体通过脐带吸收母体的营养,同理,我们可以让神阙穴(肚脐)来"喝药"。人出生以后,以肾为先天,涌泉穴为足少阴肾经第一穴,联通肾经的体内及体外经脉,因此,我们也可以通过涌泉穴来给药。

《左传》云:"居安思危,思则有备,有备无患。"在应对急危重症的过程中,我们应做到时刻提醒自己,防患于未然,才能有力保障急危重症患者的生命安全。各临床科室应完善基本急救设备,中医急救工具包括针灸针、艾灸、火罐、刮痧板等,西医设备包括心电监护仪、呼吸机、除颤仪、吸痰器等。急救药品应同时储备足够的中药和西药。中药包括中医经典急救药,如安宫牛黄丸、苏合香丸、玉枢丹、速效救心丸、紫雪散等,还有一些中药注射剂，如参附、醒脑静、清开灵、生脉注射液等。常规急救西药包括升血压药如肾上腺素、多巴胺等，呼吸兴奋剂类如洛贝林、尼可刹米等，抗心律失常药如阿托品、西地兰等，激素类药如地塞米松等。另外，也可将一些常见急救经方如四逆汤、大承气汤等提前制作成丸剂、散剂，甚或汤剂备用，或者结合现代科学技术，研发出更多安全有效的注射剂，供肌内注射、静脉注射、脊腔内注射等使用。如此，衷中参西，可以更好地为急危重症患者的生命保驾护航，做到"有备无患"。

三、小结

在应对急危重症方面，中医药具有独到的特色与优势，业内人士应该"继承好、发展好、利用好"中医药治疗急危重病的宝贵经验，掌握"紧扣主症、重析病机、综合给药"等临证思路，方可救危亡于顷刻。百岁国医大师邓铁涛曾经呼吁：振兴中医，需要有千万个能用中医药治疗急危重症的人才。我们不应故步自封，自我设限，应充分学习吸收中医药救治急危重症的宝贵经验，发挥其应有的作用。

（撰稿人：杨燕）

参考文献

1. 廖育群.医者意也：认识中医[M].桂林：广西师范大学出版社，2006：42.

2. 仝小林.仝小林经方新用十六讲[M].上海：上海科学技术出版社，2014：34.

3. 邢玉瑞.中医辨证思维之主症分析[J].陕西中医学院学报，2010，33（1）：1-2.

4. 胡镜清，江丽杰.从病机原义解析辨证识机论治[J].中医杂志，2015，56（24）：2098-2100.

5. 周学平，叶放，郭立中，等.中医病机辨证新体系的构建[J].南京中医药大学学报，2016，32（4）：301-304.

6. 邓小英.岭南名老中医急危重症诊疗特点探讨[J].中国中医急症，2008，17（7）：945-946.

7. 唐光华，姜良铎.急危重症的趋势辨治[J].中华中医药杂志，2016，31（9）：3563-3565.

8. 王祚邦，周晓荣.李可老中医治疗急危重症学术思想初探[J].中华中医药学刊，2007，25（2）：250-251.

9. 饶媛，邱仕君.邓铁涛临床诊疗特色[J].上海中医药杂志，2005，39（6）：5-7.

10. 明顺培，邝幸华，梁楚京.司徒铃教授针灸经验总结[J].广州中医药大学学报，2006，23（5）：369-374.

杜长海主任医师治疗慢性胃炎经验

我师杜长海主任医师从事中医临床工作四十余载，对内科常见病、多发病有丰富的治疗经验，尤其擅长治疗脾胃病。我有幸随师学习，现将杜师治疗慢性胃炎的经验介绍如下。

一、知病理，审病因，察病机

慢性胃炎多归属中医学"胃脘痛""痞满"等证治范畴，其病因有外邪内侵、饮食不节、情志失调、脾胃虚弱等多个方面，临床上多表现为胃脘疼痛、脘腹胀闷、嗳气、嘈杂、泛酸等症状。由于脾胃为中焦气机升降之枢纽，脾主升清，胃主降浊，多种因素造成的胃纳失职，脾运失常，升降失职，清气不升，浊气内阻，均可引起胃脘疼痛、痞满不舒。

胃的生理功能可概括为：主受纳，为"水谷之海"；腐熟水谷，为后天之本；胃和脾相互配合，共同完成饮食物的消化吸收。胃的生理功能的正常发挥与其生理特性密切相关。胃以降为顺，以通为用，通是降的结果和表现，通降是胃的生理特点的集中体现。诚如《温热经纬》所云："盖胃以通降为用。"《临证指南医案》所谓："脾宜升则健，胃宜降则和。"胃属六腑之一，"传化物而不藏"，"六腑以通为用"，"胃宜降则和"。在生理上，胃以和降为顺；在病理上，以气机壅滞为主。《灵枢·胀论》云："胃胀者，腹满，胃脘痛，鼻闻焦臭，妨于食，大便难。"这是胃病较为典型的症状表现，其突出的特点就是胃"更虚更满"的正常生理状态发生紊乱，从而导致胃气不得通降，失去了受纳腐熟水谷及与脾纳运相协、升降相因的功能。通降概括了胃腑的主要生理特性。六腑以通为用，胃腑主受纳，传化物而不藏，亦以通为常，以降为顺，以和为贵，不通不降不和则邪滞而为病。

二、脾升胃降，理气通降为总则

慢性胃炎病因病机较为复杂，邪犯脾胃，可因气滞、湿阻、血瘀、痰结、食积火郁等。郁滞中焦而成实滞，或因脾虚失运，升降失调而虚中夹滞。不论虚实均以胃气壅滞不通为共同特征，所以通降和胃是常用治法，为诸治法之纲要。徐之才说："通可去滞。"刘完素说："留而不行为滞，必通剂而行之。"在八纲辨证基础上适当组方用药，消除壅塞，调畅气血，疏通食、瘀、湿、热等积滞，则气机升降出入有序，胃腑恢复通达和降之能。若饮食不节，食滞气阻，或忧思寡欢，肝气郁结，"木郁土壅"，胃气壅滞，或喜怒太甚，肝气过盛，横逆犯胃，胃失和降，或湿热中阻，阻遏气机，胃气壅滞，或久病体弱，脾胃气虚，运化不及，积滞内生，胃失和降，胃之降浊功能失职，导致痞闷胀满。和降胃气则利于胃腑功能的恢复，即"六腑以通为用""胃气以通为补"之意。《医学三字经》言"三气病，香苏专"，杜师根据几十年临床经验，在香苏饮的基础上加入通降之枳壳、大腹皮、香橼、佛手等组成加味香苏饮，作为治疗气滞型胃脘痛的主方，疗效较好。苏梗长于理气开郁和胃；苏子善降肺气，化痰涎，肺气肃降，可助胃气通降。叶天士云："气阻脘痹……当开上焦。"两药肺胃同治，相得益彰。香附疏肝理气解郁，肝胃同治。香橼、佛手能疏肝和胃止痛，延胡索活血行气止痛。陈皮辛苦温，理气和胃化湿。《本草纲目》云："橘皮苦能泻能燥，辛能散，温能和……同补药则补，同泻药则泻，同升药则升，同降药则降……但随所配而补泻升降也。"配枳壳消积破气、利膈宽中。诸药配伍，具有较强的行气、和胃、通降、舒肝、止痛之功效。如偏寒者加高良姜、干姜，胃脘胀甚者加鸡内金，腹胀者加柴胡、大腹皮、厚朴、郁金，食滞者加焦三仙，兼痛者加延胡索、川楝子，胃脘刺痛或痛处不移、瘀血明显者加生蒲黄、炒五灵脂、九香虫等，黑便者加三七粉、大黄粉、白及，吐酸者加左金丸、海螵蛸、煅瓦楞子等。

三、辨证不忘辨病，微观与宏观结合

辨证论治是中医治疗学的核心。辨证的核心在于通过传统的和现代的诊查手段，宏观辨证与微观辨病相结合，综合分析，以辨明病因、病位、病性和病机的转化。临床上我们在运用传统的辨证论治方法的同时，也注意到病灶的局部，即宏观与微观相结合，整体治疗与局部治疗相结合。胃镜下对病灶的直视实为中医望诊之延伸，且更能直观、客观地反映出其全貌，恰当地把这些微观指标纳入中医辨证论治体系，可提高辨证的准确性，对指导临床用药更具意义。如慢性浅表性胃炎急性发作期，胃镜下黏膜充血、水肿明显，尤其是伴有糜烂出血者或溃疡病的活动期，溃疡周围肿胀、糜烂、出血，分泌物色黄而黏稠者（状似疮疡），此时在宏观辨证的基础上，加用蒲公英、败酱草、连翘、大黄等清热解毒之品，不但能尽快改善症状，还能促进糜烂和溃疡面的修复和愈合。如胃黏膜相见黏膜红白相同、血管透见、黏膜颗粒样或结节样增生等改变，病理活检提示萎缩、肠化生和不典型增生，则加川芎、延胡索、丹参以行气活血化瘀通络；如胃黏膜相见出血或渗血，则视为病及血分，并据"离经之血便为瘀血"之理，加失笑散、三七粉以止血不留瘀。如胆汁反流，则予黄连温胆汤加减可清热利胆、和胃降逆。西医学认为慢性胃炎、消化性溃疡其发病多与幽门螺杆菌有关，杜师在治疗胃脘痛的同时往往在基础方上加入蒲公英。中医认为该药具有清热解毒、泻肝和胃的作用。西医学研究，蒲公英对幽门螺杆菌有抑菌和杀菌作用。在治疗溃疡病时，我们还加入敛疮生肌、行瘀止痛的三七粉、白及、海螵蛸，这些药物对于溃疡愈合有一定作用。宏观辨证与微观辨病相结合，使临床用药更为精当，使症效、证效、病效三者有机地结合。

四、验案举隅

患者，男，56岁，2008年1月12日初诊。患者胃脘痛反复发作4年，1个月前因情绪不畅加之饮食不慎，胃痛加重，胸脘痞满不舒，痛连两胁，嗳气、呃逆频作，纳差，二便尚调，舌淡红，苔薄微黄，脉弦。胃镜诊断为慢性浅表性胃炎。中医诊断为胃脘痛，证属肝胃气滞。治宜疏肝理气、和胃通降。处方：香附10g，苏梗10g，陈皮10g，延胡索10g，枳壳10g，川楝子10g，佛手6g，香橼皮10g，丹参15g，檀香6g，砂仁3g（后下），焦山楂10g，焦神曲10g，焦麦芽10g。7剂，水煎服，日两次。二诊：药后症状明显改善，仍嗳气频，舌淡红，苔薄白，脉弦。上方去砂仁；加厚朴10g，柴胡10g。续服7剂，疗效显著，遂以原方加减以固疗效。

按语：胃脘痛的病因病机总不离乎气郁、气滞、湿阻、血瘀、痰结、食积火郁等。此患者属肝郁气滞，横逆犯胃，自拟理气通降汤，选方遵《医学三字经》"三气病，香苏专"，为香苏饮加减，全方共奏理气通降、和胃止痛之效。理气通降汤可以疏通瘀滞的气血，使脾胃气血调和而达到止痛的目的。现代研究报道：香附、苏梗、枳壳、香橼等理气药可以调节胃肠蠕动及幽门括约肌功能，减轻胆汁反流，缓解黏膜下血管痉挛和缓解胃肠平滑肌痉挛，能够排出胃肠积气、积物；丹参、延胡索等活血药可以增加胃黏膜血流量，改善微循环，加速炎症的吸收。

（撰稿人：宗湘裕）

朱章志教授从"三阴病"论治糖尿病肾病经验

糖尿病肾病（diabetic nephropathy，DN）是糖尿病重要的并发症，是导致终末期肾病的重要原因，亦是糖尿病致残与死亡的重要因素之一，因此，及时有效地防治糖尿病肾病已成为目前研究的热点和重点之一。导师朱章志教授从事中医药防治糖尿病工作20余年，深入研究《伤寒论》及运气学说，认为消渴病病机"阴虚燥热"之"阴"宜理解为"阳气"之收藏状态，"阴虚"则可解读为"阳气之收藏功能减弱"。糖尿病肾病发病病机为"太少并病"，早期以"太阴虚损"为主，晚期则以"少阴寒厥"为主，治宜立足"三阴之本"，温通各经经气，重在扶三阴之阳，使阳气功能发挥自如。

一、DN早期主病"太阴"，贵在"温运"

（一）理论探讨

早期DN相当于Mogensen分期的Ⅰ、Ⅱ及Ⅲ期，多数无临床症状，检查仅有尿中白蛋白排泄率增多或血压轻度升高，相当于中医学之"消渴""尿浊""下消"及"肾消"等病。《灵枢·本脏》指出"肾脆则善病消瘅易伤"，唐代王焘之《外台秘要·消渴门》指出"消渴者，原其发动，此则肾虚所致"，宋代《太平圣惠方》也有"三消者，本起肾病"之说，故先天不足为DN病因之一。此外，现代人迟睡早起、多坐少动、过食肥腻、炙煿辛辣及饮酒无度等诸多不良生活习惯，均可导致中阳不足，寒湿内盛，清阳不升，浊阴不降，水精输布失常，故有口干多饮、形体肥胖、尿浊、大便初硬后溏及倦怠乏力等表现。朱教授认为，"太阴虚损，清气下陷"为早期DN主要病机。《素问·六微旨大论》指出，"阳明之上，燥气治之，中见太阴……太阴之上，湿气治之，中见阳明，所谓本也"，阳明与太阴互为中见，燥湿相济，升降相因。虽有口干多饮、形体肥胖、大便初硬等"燥热"之象，但同时伴大便初硬后溏及倦怠乏力等"太阴虚寒"之征，两者相较，阳气不足乃病机本源，"燥热"为衍生标象，此时宜"治病求本"，而力主"温阳"。又因六经传变由太阴至少阴，此时初有少阴受邪之尿浊表现，据《素问·六微旨大论》"少阴之右，太阴治之"之说，要恢复少阴之功能，就要从太阴入手。

太阴病贵"当温之",散其寒邪,健其运化,则清阳得升,故朱教授以理中汤为代表方。方中干姜为君,气味辛温,功擅温暖太阴,可"去脏腑沉寒痼冷",且"发诸经寒气"。白术气味甘苦温,功擅健脾燥湿,可补太阴之体而助太阴之用。朱教授认为,人参为补阴之品,非炽热之药。方中人参气味甘微寒,能补太阴之生气,使"阳得阴助而生化无穷"。甘草气味甘平,得土气最厚,功擅补太阴之虚损。此外,为加强理中之力,朱教授常重用黄芪(45~100g),因黄芪色黄、味甘、性微温,禀火土相生之气化,功擅补中气、益元气、温三焦;擅用附子(10~15g),因附子乃一团烈火,力补渐耗之真阳。明代倪朱谟之《本草汇言》指出:"附子乃命门主药,能入窟穴而招之,引火归原,则浮游之火自熄矣。"

(二)病案举隅

患者陈某,男,56岁,2011年10月26日初诊。患者反复口干多饮3年余。现使用赖脯胰岛素25早20U、晚12U控制血糖。血压正常。近期检查FPG(6.5~7.9)mmol/L,HbA1c 7.5%。肾损害四项:UALB 134.89mg/L,ACR 181.86mg/g,UPRO 207.93mg/24h。症见:口干多饮,易疲乏,小便泡沫多,大便黏腻不爽,舌淡红,边有齿痕,苔黄腻,脉弦细。西医诊断:2型糖尿病,糖尿病肾病(Ⅲ期)。西医调整胰岛素用量早22U、晚14U。中医诊断:消渴病并尿浊(太阴虚损、清气下陷)。方拟附子理中汤合麻黄附子细辛汤加减。具体药物如下:熟附子15g(先煎1小时),干姜10g,炙甘草30g,红参10g,白术30g,麻黄6g,细辛3g,生姜30g,大枣15g,黄芪30g,肉桂5g(后下)。7剂。上方加水2000mL,久煎,取200mL温服,每日1剂。

2011年12月2日二诊:诉服上方前2剂每日大便2~3次,质烂,夜晚自觉手脚心冒汗,口干多饮减轻,疲乏减轻,小便泡沫减少,舌淡红,边有齿痕,苔白腻,脉弦细。效不更方,寒湿之邪减少,原方加苍术15g,砂仁5g(后下),予10剂。此后又复诊数次。

2012年2月6日复诊:口干多饮症状缓解,舌边齿痕减轻,舌淡红苔薄白,脉细。复查FPG(5.9~7.0)mmol/L,HbA1c 6.3%。肾损害四项:UALB 40.16mg/L,ACR 54.4mg/g,UPRO 64.72mg/24h。

(三)医案分析

"太阴之上,湿气治之,中见阳明",今太阴受寒,清阳不升,浊阴不降,故见小便泡沫增多等清气下陷表现,复见疲乏、口干多饮等阳气被困表现,此外,尚有大便黏腻不爽、舌苔黄腻等气化不利、内生郁热征象,此时,应温运太阴,恢复其升清功能。邪之入路即为邪之出路,少阴病早期,无证当微发汗,可以麻黄附子细辛汤托透少阴邪气于太阳之表做汗而解。全方以熟附子、干姜、红参配以黄芪温补阳气,恢复少阴及太阴元气;附子温少阴之经,麻黄散太阳之寒,以细辛为肾经表药,联属两经之间;同时,少量肉桂收敛外散阳气。服药后,太阴经气来复,体内之邪气从大便排出,故大便质烂,次数增多;少阴邪气从太阳之表出,故手脚心冒汗。因脾喜燥恶湿,当邪渐消退,再以苍术、砂仁加强健脾化湿之力，如此，太阴及阳明升降有序，气化运动恢复正常。

二、DN 晚期主病"少阴"，宜速"温扶"

（一）理论探讨

晚期 DN 为 Mogensen 分期的Ⅳ及Ⅴ期，可伴有高血压、浮肿，血肌酐及尿素氮显著升高，或伴严重的高血钾、代谢性酸中毒或低钙抽搐，还可继发尿毒症性神经病变、心肌病变和尿毒症等表现，当属中医学之"水肿""肾劳""水病""胀满""呃逆""虚劳"及"关格"等范畴。清代李用粹于《证治汇补·癃闭》中指出，"因浊邪壅塞三焦，正气不得升降，所以关应下而小便闭，格应上而生吐呕，阴阳闭绝，一日即死，最为危候"，可见若待病至"关格"，重且难治，极易致死。明代张介宾于《景岳全书·三消干渴》中指出："夫命门为水火之脏，凡水亏证固能为消为渴，而火亏证亦能为消为渴……是皆真阳不足，火亏于下之消证也。"因寒邪易直中少阴，且中焦运化之源在于釜底之火，即命门之火，六经传变太阴虚寒易传入少阴至命门火衰，故成太少并病。朱教授认为，消渴本因少阴阳虚火亏而致病，而"少阴寒厥，阴水泛溢"为此期主要病机。《伤寒论》第 316 条指出："少阴病……小便不利，四肢沉重疼痛，自下利者，此为有水气。"水为寒邪，阳虚致水泛四溢，故见浮肿、尿少（肾阳虚弱）；心悸气短，不能平卧（水泛凌心）；恶心呕吐，食欲不振（脾阳不振）；少尿或无尿，关格（浊壅三焦）等表现。朱教授认为，少阴阳气是通过厥阴风木之调动而上入太阴，再通过脾气之升而达上焦；心肺之气借助阳明之降再入肾中，如此循环往复。厥阴乃三阴之尽，阴尽阳生，极而复返，易致阴阳各趋其极，病情极其复杂。厥阴以阴为体，以阳为用，具疏泄之能；厥阴条达，气机和畅，阴阳燮理，则脏腑功能活动有序，故此时宜速扶三阴之阳，恢复各经阳气功能。

《伤寒论》第 323 条指出："少阴病，脉沉者，急温之，宜四逆汤。"病在少阴，涉及根本，阳亡迅速，治疗宜速"温扶"，故以四逆汤为正方。方中干姜合以附子乃回阳药串，炙甘草乃一团厚土，力求伏藏真阳而永固命根；并加肉桂引火归原，加砂仁纳气归肾。如此，少火生气而人身之火生生不息。朱教授认为，厥阴肝经木气不升者，因肝木寒而无阳，可以吴茱萸汤温木气而生发其根枝。吴茱萸汤为厥阴虚寒之主方。方中吴茱萸味辛性热而能下三阴之逆气，生姜散太阴寒气，人参补太阴之生气，大枣甘缓，能调诸气，安脾胃中州。如此，厥阴条达，气机和畅，阴阳燮理。此外，朱教授喜用麻黄附子细辛汤托透少阴邪气由太阳之表作汗而解。

（二）病案举隅

梁某，女，71 岁，2012 年 9 月 16 日初诊。反复双下肢浮肿 9 个月，加重伴活动后喘促 1 周。糖尿病史 19 年，糖尿病肾病史 7 年，目前使用门冬胰岛素 30 早 40U、中 10U、晚 24U 和阿卡波糖 50mg（1 日 3 次）控制血糖，空腹血糖（7～9）mmol/L，餐后（10～15）mmol/L。高血压病史18年，口服硝苯地平控释片30mg（1日2次）、缬沙坦80g（1日1次）、倍他乐克缓释片47.5mg（1日1次）、特拉唑嗪4mg（每晚1次）控制血压，血压波动于（130～150）/（75～90）mmHg。近期检查HbA1c 8.5%。血常规：HGB 85g/L，RBC $2.78×10^{12}$/L。肾功能：CR 306.9μmol/L，BUN 25.81mmol/L，UA 507.9mmol/L，GFR 19mL/min，BNP 356.7pg/mL。肾内科医生建议提前透析治疗，但患者因经济原因寻求中医治疗。初诊见：精神倦怠，表情忧郁，双膝以下中度浮肿，头晕，口微干，行走10米左右觉气促，夜间常因胸闷难卧，双眼视物模糊，腰酸乏力，双下肢麻痹，纳少，眠差，小便少，大便干结难解，长期服用"通便茶"，舌暗淡，边有齿印，苔薄白，舌底脉络迂曲，脉沉细无力。西医诊断：①2型糖尿病，糖尿病肾病（Ⅳ期），肾性贫血。②高血压病，高血压性心脏病，慢性心力衰竭，心功能2级。西医治疗续以降糖、降压方案不变，并加速尿片40mg（1日2次）、安体舒通20mg（1日2次）口服。中医诊断：消渴病并水肿。证属阳虚阴盛（三阴伏寒、少阴为主）。方以四逆汤、理中汤合吴茱萸汤加减。具体处方如下：熟附子12g（先煎1小时），干姜20g，炙甘草30g，红参10g，白术15g，吴茱萸9g，生姜30g，大枣30g，桂枝15g，麻黄10g，细辛6g，黄芪45g，山茱萸45g，肉桂6g（后下），砂仁10g（后下）。予7剂。上方加水2000mL久煎煮取400mL，饭后分2次，白天温服，复渣泡脚，每日1剂。

2012年9月23日二诊：精神较前好转，双膝关节浮肿减轻，口微干，夜间胸闷发作次数减少，行走20米左右气促，双眼视物模糊、腰酸减轻，双下肢麻痹，纳眠改善，小便次数增多，大便量少，每日1次，舌淡，边有齿印，苔薄白，舌底脉络迂曲，脉沉细。血常规：HGB 87g/L，RBC $2.95×10^{12}$/L。肾功能指标：CR 256.3μmol/L，BUN 19.29mmol/L，UA 487.9mmol/L，BNP 305.7pg/mL。速尿、安体舒通减为每日1次，嘱其规则服用降压、降糖药。中药效不更方，因大便量少，腑气不通，应通腑行气，加厚朴12g；熟附子量增至15g，红参增至15g。予7剂，煎服法同前。

2012年9月30日三诊：患者精神可，双足背轻度浮肿，口微干，夜间偶有胸闷，行走后仍觉气促，腰酸减轻，纳眠一般，小便量较多，大便量较前多，夜间有手脚心冒汗，舌淡红，边有齿印，苔白腻，脉沉细。予停速尿、安体舒通，余西药方案不变。中药白术加量至30g，黄芪60g，淫羊藿15g。继服14剂。

2012年10月14日四诊：口微干，双下肢无浮肿，夜间偶有胸闷，可行走3层楼方觉气促，双眼视物模糊减轻，无腰酸，双下肢麻痹减轻，纳眠可，小便量多，大便每日1次，舌淡红，边有齿印，苔白腻，舌底脉络迂曲，脉沉细。空腹血糖（7～8）mmol/L，餐后2h血糖（10～12）mmol/L，血压（130～145）/（75～90）mmHg。血常规：HGB 98g/L，RBC $2.98×10^{12}$/L。肾功能指标：CR 215.3μmol/L，BUN 12.25mmol/L，UA 438.7mmol/L，BNP 120pg/mL，GFR 25.45mL/min。患者症状明显改善，各项指标较前明显下降，病情得到控制。此后，长期门诊随诊，虽肌酐未降至完全正常，但整体状况改善，生活能自理。

(三) 医案分析

DN 晚期三阴伏寒，阴水泛溢，故有腰酸乏力，双膝以下中度浮肿，夜间常因胸闷难卧，行走10米左右便觉气促，精神倦怠，纳少，口微干，眠差等三阴受寒表现。浊壅三焦，肾关不开，则少尿。脾升不及，故厥阴风木增加其调动肾中元气功能，以助脾之升清散精；元气调动过度，导致肝木疏泄太过，风火相煽。肺胃降气不利，元气游于上，出现中上二焦之假热，故头晕、视物模糊、肢端麻痹；中焦郁热，气化不利则小便少，大便干结难解。当急扶少阴、运太阴、达厥阴。因肾阳为全身阳气之根本，故以温扶少阴为主。全方以熟附子、干姜、红参配以黄芪温补阳气，温助少阴及太阴元气；理中汤散太阴寒邪；再以麻黄附子细辛汤合吴茱萸汤祛除三阴寒气。清代火神派鼻祖郑钦安认为，"消渴求之于厥阴"，故以吴茱萸汤温木气而生发其根枝。肉桂、山茱萸收敛外散之阳气，减少元气耗损；砂仁纳气归肾。当阳气渐复，舌象方见厚腻，始显太阴寒象，故加重附子、红参剂量以力补渐耗之真阳；厚朴下气除满，兼燥太阴之湿。当寒邪渐去之时，少阴邪气从太阳之表而出，故手脚心冒汗，故加重黄芪及白术量以扶太阴之气，同时予淫羊藿益精气，补真阳之不足。综上所述，全方力求恢复三阴之阳，如此，脏腑功能渐趋正常。

三、结语

朱教授认为，糖尿病肾病的发病主要为阳气亏耗，少阴阳虚火亏是糖尿病发生的根本。早期 DN 主要病机为"太阴虚损，清气下陷"，治疗贵在"当温之"，散太阴寒邪，健其运化，使清阳得升。晚期 DN 主要病机是"少阴寒厥，阴水泛溢"，实为三阴受寒，少阴为主，故治宜立足"三阴之本"，太阴重在"温运"，少阴首在"温扶"，厥阴贵在"温达"，如此，温扶三阴之阳，恢复各经阳气功能，使脏腑功能活动有序。

（撰稿人：江丹）

参考文献

1. 朱章志，王振旭. 从元气角度论消渴病的病机与证治原则 [J]. 中华中医药杂志，2009，24（8）：1002-1003.

2. 林明欣，樊毓运，韩蕊. 朱章志运用温阳三法论治糖尿病经验 [J]. 中医杂志，2012，53（9）：788-789.

3. 林明欣，朱章志，樊毓运，等. 朱章志教授论治消渴病之"温阳三法"浅探 [J]. 中华中医药杂志，2012，27（6）：1598-1601.

4. 江丹，林明欣，李红，等. 立足《内经》与《伤寒论》，再探扶正祛邪治则 [J]. 世界中医药，

2013, 8 (3): 267-268.

5. 朱章志, 林明欣, 吴伟. 内分泌疾病"高实验室指标"之"五行圆运动"浅探 [J]. 世界中医药, 2012, 7 (5): 374-375.

6. 林明欣, 赵英英, 朱章志. 立足"首辨阴阳, 再辨六经"浅析糖尿病论治 [J]. 中华中医药杂志, 2011, 26 (5): 1119-1122.

基于证-症-方药网络的中医治疗阻塞性睡眠呼吸暂停低通气综合征用药规律研究

阻塞性睡眠呼吸暂停低通气综合征是一种呼吸系统病症，患者表现为睡眠期间反复发作呼吸暂停，呼吸气流强度、血氧饱和度也会出现显著的下降，出现缺氧、打鼾症状，主要与上气道狭窄、软组织或肌肉塌陷有关。该病症会严重影响患者的睡眠质量，心律失常、呼吸衰竭的发生风险较高，容易损伤心血管、肾脏、神经系统，危及患者的生命健康安全。在阻塞性睡眠呼吸暂停低通气综合征的临床治疗中，可以采取经鼻持续气道正压呼吸、佩戴矫治器等方法扩张上气道，同时配合吸氧、药物治疗，但是整体疗效并不十分理想，而手术治疗的风险性相对较高。相比于西医治疗方法，中医方法在阻塞性睡眠呼吸暂停低通气综合征在临床治疗中具有显著的优势。阻塞性睡眠呼吸暂停低通气综合征属于中医学"鼾证"范畴，与湿热内蕴、痰热壅肺有关，辨证论治可有效祛除致病因素，建立证-症-方药网络，总结中医用药规律，结合患者的个体情况，正确选用药物。本研究收集、检索多篇关于阻塞性睡眠呼吸暂停低通气综合征中医治疗的研究报道，结合其中的疗效分析与病例对照研究，对220例阻塞性睡眠呼吸暂停低通气综合征患者的中医治疗情况进行分析，总结用药规律，现报告如下。

一、资料与方法

（一）一般资料

以"阻塞性睡眠呼吸暂停低通气综合征""中医治疗"为关键词，检索相关研究报道和资料文献，从中筛选220例患者，其中男性患者118例，女性患者102例，年龄范围为33～72岁，平均年龄（51.65±6.24）岁。

（二）方法

在220例病例中，提取关键性的数据资料，具体了解患者的诊断结果，包括症状表现、脉象、舌苔，分析其证型，同时调查其治疗情况，具体包括治疗方剂、组方构成、用药剂量、疗程、治疗时间和预后。数据经过SPSS21.0统计软件进行处理后，建立证-

症 - 方药网络，进行证候网络关系分析，对于中医用药情况进行分类统计。

二、结果

（一）证型分析

在 220 例阻塞性睡眠呼吸暂停低通气综合征患者中，76 例（34.55%）患者为肺肾气虚证，54 例（24.55%）患者为痰热壅肺证，38 例（17.27%）患者为脾肾阳虚证，21 例（9.55%）患者为气虚血瘀证，13 例（5.91%）患者为痰瘀互结证，10 例（4.55%）的患者为气阴两虚证，5 例（2.27%）患者为热瘀伤络证，3 例（1.36%）患者为寒痰阻肺证。

（二）症状表现

在 220 例患者中，177 例（80.45%）患者表现为打鼾症状，155 例（70.45%）患者表现为痰响症状，145 例（65.91%）患者表现为咳喘症状，139 例（63.18%）患者表现胸闷气短症状，99 例（45.00%）患者表现为呼吸困难，81 例（36.82%）患者表现为嗜睡，75 例（34.09%）患者表现为口燥咽干，69 例（31.36%）患者表现为夜寐不安。基于证 - 症 - 方药网络进行分析，咳喘、胸闷气短、呼吸困难等症状多见于肺肾气虚证患者，痰响、口燥咽干等症状多见于痰热壅肺证患者，嗜睡、夜寐不安等症状多见于脾肾阳虚证患者。

（三）用药频次

在阻塞性睡眠呼吸暂停低通气综合征的中医治疗中，按照中药应用频次进行分类。用药频次＞30%：茯苓、黄芪、丹参、白术等。用药频次为 21%～30%：五味子、甘草、陈皮、葶苈子、桂枝、桃仁、川芎等。用药频次为 11%～20%：红花、党参、当归、桔梗、泽泻、黄芩、赤芍、附子、麦冬、地龙、法半夏、干姜、熟地黄等。用药频次为 5%～10%：生姜、鱼腥草、车前子、紫菀、细辛、炙麻黄、生地黄、枳壳、猪苓、山茱萸、山药、厚朴、沉香、川贝母、石菖蒲等。

（四）药物组合

基于证 - 症 - 方药网络，按照支持度的高低，进行药物组合的分类统计。支持度＞60%：黄芪与甘草、黄芪与白术、黄芪与人参、黄芪与茯苓。支持度 51%～60%：甘草与茯苓、白术与茯苓、陈皮与茯苓、桃仁与红花、黄芪与丹参、当归与川芎。支持度 41%～50%：茯苓与泽泻、丹参与川芎、人参与茯苓、甘草与桔梗、麦冬与五味子、川芎与红花、当归与赤芍、甘草与麦冬、人参与五味子等。支持度 30%～40%：桂枝与甘草、茯苓与桂枝、茯苓＋桔梗＋甘草、甘草＋白术＋茯苓等。

（五）处方组合

在 220 例阻塞性睡眠呼吸暂停低通气综合征患者的临床治疗中，以下中药组方的应用频次较高。应用黄芪、白术、茯苓、陈皮、桔梗配制中药方剂，用于补气利水、燥湿化痰。应用桃仁、红花、瓜蒌、厚朴、甘草配制中药方剂，用于活血祛瘀、化痰止咳。应用黄芪、茯苓、五味子、麦冬配制中药方剂，用于补气利水、润肺止咳。应用沉香、麦冬、五味子、瓜蒌、麻黄配制中药方剂，用于温肾纳气、止咳平喘。以上组方均是以补虚祛实为治疗原则，行化痰、利水、活血之法，适用于肺肾气虚、痰热壅肺以及脾肾阳虚等证的临床治疗。

三、讨论

中医方法是治疗阻塞性睡眠呼吸暂停低通气综合征的良好选择，能够从疾病的病因病机入手，辨证施治，获得良好的治疗效果。阻塞性睡眠呼吸暂停低通气综合征由于痰瘀互结、脏腑虚损引发的"鼾证"，表现为打鼾、咳喘、呼吸困难等症状，并会引起神疲乏力，影响患者的正常睡眠。"鼾证"的证型较为复杂、多样，应采取辨证论治方法，具体了解不同证型患者的证候特征，考虑到"虚""痰""瘀"等问题，合理配制中药组方；同时，还需要掌握各味中药的药理特性，根据辨证治疗的需要，合理进行组合，分别形成具有补气活血、清热化痰、温阳利水等功效的中药组方，以适用于不同证型患者的中医治疗。根据"鼾证"的常见证型和多发病症，根据用药频次、药物组合、处方组合的具体情况，总结用药规律，建立证 - 症 - 方药网络，能够为中医治疗提供有价值的指导。

综上所述，在阻塞性睡眠呼吸暂停低通气综合征的中医治疗中，建立证 - 症 - 方药网络，能够对疾病的常见证型、症状表现进行了解，总结中医治疗用药规律，科学、合理配制中药组方，寻求更为理想的治疗效果。

（撰稿人：王斌）

参考文献

1. 徐莺. 止鼾 1 号方治疗痰瘀互结型阻塞性睡眠呼吸暂停低通气综合征的效果评价 [J]. 当代医药论丛，2019，17（1）：4-5.

2. 刘冰，张书永. 平喘止鼾汤治疗慢性阻塞性肺疾病合并阻塞性睡眠呼吸暂停低通气综合征 36 例临床观察 [J]. 河北中医，2019，41（7）：1005-1009.

3. 刘照龙，胡小梅，王建国，等. 祛痰通络醒神汤联合多索茶碱片口服治疗伴有轻度认知功能障碍的阻塞性睡眠呼吸暂停低通气综合征患者临床观察 [J]. 世界临床药物，2019，40（8）：553-559.

4. 羊德旺，何和章，梁莉萍. 中西医结合治疗痰瘀互结型阻塞性睡眠呼吸暂停综合征 40 例临床研究

[J]．江苏中医药，2019，51（8）：42-45．

5．陈清丹，陈沁，陈珺滢．从三焦气化失司论阻塞性睡眠呼吸暂停低通气综合征合并冠心病中医病机[J]．中华中医药杂志，2019，34（7）：2932-2934．

6．解开红．温胆汤治疗阻塞性睡眠呼吸暂停低通气综合征的临床观察[J]．云南中医中药杂志，2019，40（5）：59-60．

稳心颗粒联合比索洛尔治疗气阴两虚型老年阵发性房颤 42 例

心房颤动是发生心力衰竭、脑卒中乃至死亡的重要危险因素，其发病率呈上升趋势。心房颤动可分为阵发性房颤和持续性房颤。随着病情进展，阵发性房颤将逐渐转变为持续性房颤，心脑血管事件发生的风险也将随之升高。传统抗心律失常药物存在潜在致心律失常作用及心外不良反应等毒副作用。稳心颗粒是临床上治疗心律失常的中药制剂，具有益气养阴、活血化瘀之功效，对心悸不宁、气短乏力者具有良好疗效。笔者从动态心电图疗效、中医证候疗效、P 波离散度（pwave dispersion，Pd）等方面评价稳心颗粒联合比索洛尔治疗气阴两虚型老年阵发性房颤的疗效和安全性。现报告如下。

一、临床资料

（一）一般资料

82 例老年阵发性房颤患者均来源于 2013 年 9 月—2016 年 9 月福建中医药大学附属第二人民医院的住院或门诊患者，采用随机数字表法分为治疗组 42 例和对照组 40 例。治疗组男 24 例，女 18 例；年龄 71～85 岁，平均年龄（78.8±5.7）岁；病程 1～6 天，平均病程（2±0.7）天；其中冠状动脉粥样硬化性心脏病 14 例，扩张性心肌病 2 例，高血压性心脏病 26 例。对照组男 21 例，女 19 例；年龄 71～85 岁，平均年龄（76.8±5.4）岁；病程 1～6 天，平均病程（3±0.2）天；其中冠状动脉粥样硬化性心脏病 15 例，扩张性心肌病 1 例，高血压性心脏病 24 例。2 组性别、年龄、病程、病情方面比较无统计学意义（$P>0.05$），具有可比性。

（二）西医诊断标准

参照《老年人心房颤动诊治中国专家建议（2011）》制定：心电图示 P 波消失，代之以 f 波，RR 间距绝对不等；持续时间 < 7 天，常 < 48 小时，多为自限性，但反复发作。

（三）中医辨证标准

参照2012年国家中医药管理局医政司制定的《24个专业104个病种中医诊疗方案（试行）》脉促证中医诊疗方案中气阴两虚型的辨证标准：心中悸动，五心烦热，失眠多梦，短气，咽干，口干烦躁，舌红少苔，脉细数或促。

（四）纳入标准

①年龄≥70岁。②同时满足上述西医诊断标准及气阴两虚型辨证标准者。③签署知情同意书者。

（五）排除标准

①急性心力衰竭、血流动力学不稳定者。②急性冠脉综合征、瓣膜性心脏病者。③合并电解质紊乱者。④合并感染者。⑤合并肝、肾功能障碍者。⑥合并甲状腺功能异常者。⑦服用胺碘酮史者。⑧不能配合者。

二、治疗方法

（一）对照组

采用单纯口服西药治疗：比索洛尔（康忻，德国默克药业公司）起始量5mg，每日1次，并根据血压和心率调整剂量；同时参照《老年人心房颤动诊治中国专家建议（2011）》给予常规西医药治疗，如调脂、降压、改善心肌血供等。疗程为12周。

（二）治疗组

采用中西医结合治疗：在对照组治疗基础上加用稳心颗粒（山东步长恩奇制药公司），每次9g，每日3次。疗程为12周。

三、疗效观察

（一）动态心电图疗效评定标准

所有患者均于治疗前及治疗后每周复查心电图至服药后第12周，治疗前及治疗后12周查动态心电图，判定标准参照2012年国家中医药管理局医政司制定的《24个专业104个病种中医诊疗方案（试行）》。显效：阵发性房颤偶尔发作（≤2次/月，≤1小时/次）或完全不发作。有效：阵发性房颤发作减少50%以上（时间和次数）。无效：达不到上述两种情况。

（二）中医证候疗效评定标准

参照《中药新药临床研究指导原则（第2辑）》中心悸（气阴两虚）证候积分表，于治疗前、治疗后12周评价中医证候积分，并根据该积分变化情况判定中医证候疗效。显效：症状、体征基本消失，证候积分减少≥70%。有效：症状、体征明显改善，证候积分减少30%～70%。无效：症状、体征无明显改善甚或加重，证候积分减少<30%。

（三）P波离散度

所有患者均在窦性心律时行12导联心电图检查。走纸速度为25mm/s，电压10mm/mV。采用双盲、专人用分规、放大镜测量治疗前及治疗后12周的心电图P波时限（每个导联测3个P波，取其平均值为P波时限）。找出P波最大时限（Pmax）及P波最小时限（Pmin），计算Pd，以Pd≥40ms为阳性标准。

Pd=Pmax-Pmin

（四）统计学方法

采用SPSS18.0软件进行数据处理。计量资料属正态分布的以（$\bar{x}\pm s$）表示，采用t检验；计数资料采用χ^2检验。

四、结果

（一）2组动态心电图疗效比较见表1。

表1　2组动态心电图疗效比较

组别	n	显效	有效	无效	有效率/%
治疗组	42	6	29	7	83.33[1]
对照组	40	3	24	13	67.50

注：与对照组比较，1) $P<0.05$。

（二）2组中医证候疗效比较见表2。

表2　2组中医证候疗效比较

组别	n	显效	有效	无效	有效率/%
治疗组	42	13	24	5	88.09[1]
对照组	40	5	20	15	62.50

注：与对照组比较，1) $P<0.01$。

(三) 2组 Pd 变化比较见表3。

表3 2组 Pd 变化比较（$\bar{x} \pm s$）

组别	n	治疗前	治疗后
治疗组	42	52.73 ± 17.31	39.57 ± 14.49[2)3)]
对照组	40	53.47 ± 16.7	46.50 ± 15.21[1)]

注：与治疗前比较，1) $P < 0.05$，2) $P < 0.01$；与对照组比较，3) $P < 0.05$。

(四) 2组不良反应情况

治疗组治疗过程中共出现轻微不良反应1例，为头晕、上腹部不适，对症处理后症状消失，未影响治疗。对照组共有2例出现轻微不良反应，1例头晕，2例轻度窦性心动过缓，但均未影响继续治疗。2组不良反应情况比较无统计学意义（$P > 0.05$）。

五、讨论

阵发性房颤归属中医"心悸""怔忡"范畴，老年人脏腑功能渐衰，气血阴阳亏乏，心神失养，加之气虚行血无力，血脉瘀滞，发为心悸、怔忡，故老年人阵发性房颤多为气阴两虚兼心脉瘀阻。稳心颗粒成分为党参、黄精、三七、琥珀和甘松。方中党参补气益中、安神、止惊悸为君药；黄精补脾润心肺，辅党参以益气生血；佐以三七益气行血止痛，琥珀平肝安神，甘松行气开郁散滞。诸药联合，使稳心颗粒具有定悸复脉、益气养阴、活血化瘀之功效。现代药理研究发现：党参水提醇液可降低大鼠的全血黏度；党参提取液可显著降低血小板聚集率，提高纤溶活性，改善血液流变学和微循环，抑制血栓形成；黄精能抑制心肌细胞炎症因子释放，具有保护心肌细胞的作用；三七皂苷通过改善氧化应激和炎症水平预防房颤；甘松抑制心肌细胞钙超载，能明显改善快速性心律失常。近年的研究表明：稳心颗粒具有显著抑制晚钠电流，预防和减少恶性室性心律失常的作用；能明显产生心肌复极后不应期，且具有心房选择性，起到抗房性心律失常的作用。本研究结果表明，比索洛尔联用稳心颗粒比单用比索洛尔对老年阵发性房颤患者在中医证候和心电图疗效方面更佳。

随着病程进展，阵发性房颤患者可能出现心脏结构和功能改变，如心房不应期的缩短、心房肌重构等。这些因素会加重心房各部位电活动的各项差异性，缩短心房不应期，出现电活动异常及房内传导阻滞，在体表心电图表现为 Pd 延长。目前，Pd 延长已证明是阵发性房颤的重要电生理基础。β_1 受体阻滞剂比索洛尔具有高度心脏选择性，同时具有稳定细胞膜和减慢心室率作用，但随着剂量的增大，传导阻滞、心动过缓、低血压等不良反应会明显增多。在本研究中，2组治疗前后 Pd 均较治疗前降低，且治疗组下降更为显著（$P < 0.05$），提示不论是稳心颗粒联合比索洛尔，或单用比索洛尔均能够有效降低 Pd，但前者更有助于预防房颤的复发，且在改善中医证候疗效及心电图疗效方面明显更

优。稳心颗粒服用方便，且未发现明显不良反应，可作为气阴两虚型老年阵发性房颤患者方便、安全、有效的联合治疗药物。

（撰稿人：陈慧）

参考文献

1. 刘福青.党参合剂对急性心肌缺血大鼠血液流变学的影响［J］.中成药，2013，35（6）：1152-1154.

2. 丁莉，田先翔，吴勇，等.板桥党参对肠黏膜损伤修复的作用［J］.西部中医药，2014，27（11）：11-13.

3. 雷升萍，王靓，龙子江，等.黄精多糖通过TLR4-MyD88-NF-κB通路抑制缺氧/复氧H9c2心肌细胞炎性因子释放［J］.中国药理学通报，2017，33（2）：255-260.

4. 贾成林，吴丹丹，李黎，等.三七皂苷对异丙肾上腺素所诱导小鼠阵发性房颤的预防作用［J］.中西医结合心脑血管病杂志，2016，14（24）：2883-2887.

5. 简鹏，李庆海，范立华.甘松新酮对快速性心律失常大鼠心肌细胞抑制作用的实验研究［J］.中国临床药理学杂志，2015，31（22）：2240-2242.

6. XUE X, GUO D, SUN H, et al. WenxinKeli Suppresses Ventricular Triggered Arrhythmias via Selective Inhibition of Late Sodium Current［J］. Pacing &Clin Electrophysiol, 2013, 36（6）: 732-740.

7. Burashnikov A, Petroski A, Hu D, et al. Atrial-selective inhibition of sodium-channel current by WenxinKeli is effective in suppressing atrial fibrillation［J］. Heart Rhythm, 2012, 9（1）: 125-131.

8. 胡福莉，马长生.肺静脉前庭的组织解剖学特点与心房颤动［J］.心血管病学进展，2009，30（3）：373-375.

9. GRAMLEY F, LORENZEN J, KOELLENSPERGER E, et al. Atrial fibrosis and atrial fibrillation: the role of the TGF-β1 signaling pathway.［J］. Int J Cardiol, 2010, 143（3）: 405-413.

10. 王浩，董碧蓉，杨茗.不同剂量、剂型美托洛尔对急慢性房颤控制和术后房颤防治的卫生技术评估［J］.中国循证医学杂志，2008，8（5）：334-339.

第五章 述评随笔

清代医家徐灵胎中医传承方法研究

徐灵胎，清代著名医学家，其在医学理论和临床实践等方面的成就显著，在医学传承方面也有许多深刻独到的见解。现从传承形式、传承内容、准入考核三方面，将其医学传承思想总结概述如下。

一、传承形式

（一）自学

徐灵胎从医，既无家学渊源又无师道传授。其家世为望族，"代有科第"而无人为医，只因手足连病，侍医制药，徐灵胎乃弃举子业转治医，自学成才。其一生著注医书，立论批驳，崇尚临床，不仅当时名重一方，时至今日亦声名不辍。

徐灵胎的自学与治学之路，对后学颇具启示意义。其广求博学，穷源及流，"循序渐久，上追《灵》《素》根源，下延汉唐支派"，不断"自审其工拙"，反复斟酌及临床实践。在其临床中，先立医案，审病情，思用药得当与否；"更思必效之法"；如发现病重或增他症，则"自痛惩焉"，后"更复博考医书，期于必愈而止"。

徐灵胎认为，医者不断在褒与贬中完善自我，其医术必不日精进，"如此自考，自然有过必知，加以潜心好学，其道日进矣"，切不可"惟记方数首，择时尚之药数种，不论何病何症，总以此塞责"，更不可凭一家之言，以温补一法为成名医捷径。只有在博学中自省自考，才能不断精进，此自学方法乃医者精进之大法。

（二）跟师

《医学源流论·医非人人可学论》曰："得师之传授，方能与古圣人之心，潜通默契。"徐灵胎通过自学而成为一代宗师，没有家学、师承，是在广博通览的基础上随处请教而学有所成。但徐灵胎还是十分重视跟师学习的，其在自序中记述说："余之习医也，因第三弟患痞，先君为遍请名医。余因日与讲论，又药皆亲制，医理稍通。"在此，他特别强调了跟师学习的重要性。

二、传承内容

（一）医道

徐灵胎提出，治医不可只求医术，不求医道。有道无术，术尚可求；有术无道，必止于术。道法自然。道是术的基础，术是道的表现。有道才能成就更高的术，有术无道只能是普通的医者。道乃术之渊源，是中医理法方药和辨证论治的渊源。徐灵胎反对志医者学而无本，反对求术不求道，强调治医者应钻研经典，掌握中医学术之道，而后精通辨证论治之法。

1. 医重道而非术 医理之本，源于《黄帝内经》，而《黄帝内经》之学，汉代以后出现分流，仓公、张仲景、华佗，医术各有所长，宗法要旨"虽皆不离乎《内经》，而师承各别"；晋唐以后，流派纷呈，"去圣远矣"，背离了中医发展的本源，与圣人之学相去甚远。因此，徐灵胎认为，"惟《难经》则悉本《内经》之语，而敷畅其义，圣学之传惟此得以为宗"。

徐灵胎重视经典，尊《黄帝内经》为道，为医之祖，称之为"圣学之传"，强调"徒讲乎医之术，而不讲乎医之道"。这里的"道"，即指中医经典理论。徐灵胎认为，道乃术之渊源，是中医理法方药和辨证论治的渊源；反对治医者学而无所本，反对求医术而不求医道，认为"经学不讲久矣"，则"去圣远矣"；强调志医者应钻研经典，掌握医学之道，而后精进医术，胸中有定见，始为不惑。

2. 医道通治道论 徐灵胎专门撰写《医道通治道论》，探讨了治病之法与治国之术的相通之处。其言医道与治道相通，平内忧外患，实则平"喜怒忧思悲惊恐""风寒暑湿燥火"，治则"补中之攻不可过也"，亦不可"攻中之补不可误也"，"患大病以大药制之"，"患小病以小方处之"，克伐有度，使得"病气无余"，而"正气不伤"。医道与治道相通，以道为法，小以喻大。所以，良医与良相相通。

徐灵胎视张仲景之书为"上古圣人历代相传之经方"，折服之学乃《黄帝内经》之道、仲景之学。《黄帝内经》于天人之际、阴阳之道、经络之秘、脏腑之微及脉法治要阐发备至，讲求天人合一之"道"，以人为本的阴阳平衡调节，是谨守病机、方随病变的个体化治疗之"术"方式，此乃中医"道"和"术"，当为后学者传承之。

（二）医德

徐灵胎的中医人才观，包含着德、才、学、识几方面的要求，是对历史上中医人才培养的一个探讨。袁枚在《徐灵胎先生传》中写道："艺也者，德之精华也。德之不存，艺于何有？"徐灵胎医德高尚，理高艺精，为后世医者树立了良好的道德风范。

1. 小道精义，重任贱工 医道至大，任重而须力学，需孜孜以求以提高医道。然而，当时医为"小道"，医者为"贱工"，在这种任重而位微的现实矛盾环境下，徐灵胎为从医者鸣钟警示：要不断认识自身的责任，不断觉醒，方能使医道不断彰明。

徐灵胎在《兰台轨范·凡例》中，以"通天地人之谓儒"来比喻儒者，在《医学源流论·自序》中，则曰"医，小道也"，同时指出当时的情况是，因"道小，则有志之士有所不屑为"。但从另一角度，徐灵胎又指出，医虽为"小道"而责任重大，因为任重，故而需"精义"。如何能做到"精义"呢？徐灵胎认为，学医之人须"穷《内经》，参《本草》，熟《金匮》《伤寒》，出而挽救时弊，全民性命"，提高自我素质与修养，博览经典方能有定见、辨是非，取长去短，不为所惑，而为精义，以满足医者必备条件。

2. 患者不察，而医者当自省　　中医历代皆重视医者的医德问题，无不把医德放在医术之前，即医乃仁术，无德而术不立。诚如徐灵胎所言："德成而先，艺成而后。"世有仁医、名医、奸医、庸医、懈医，其或起死人，或治病，或伤人，或杀人，患者及家属可能不易判断，而医家可自知当自省。这是医家自我评价中非常重要的一部分。医之水平不同，这是无法勉强的，"然果能尽知竭谋，小心谨慎，犹不至于杀人"。但如遇重疾，"则明示以不治之故，定之死期，飘然而去，犹可免责"，以避免自保而误治。

在《医学源流论·人参论》中，徐灵胎对时下医生随意开处名贵补药的行为进行了批判，同时告诫患者不应一味追求服用人参之类的贵药，体现了他实心惠民的仁爱思想。

（三）崇古

徐灵胎非常注重研读经典之作。其在《医学源流论·脉经论》中对后学者告诫说："学者必当先参于《内经》《难经》及仲景之说而贯通之，则胸中先有定见，后人之论皆足以广我之见闻，而识力愈真。"徐灵胎的学术思想根植于《黄帝内经》《难经》《伤寒论》《金匮要略》，在医学治学也上主张读经，其在治学过程中常以经开源开悟，鄙薄"有尽境"的时文，偏爱"无尽境"的经学。

1. 崇古之因　　徐灵胎幼时推究《易》理，昼夜默坐潜阅。旁及诸子百家，于《道德经》独有体会，遂详加注释。从经入学，是他一贯的治学态度，因此才有经典理论的深厚积淀。

徐灵胎崇古而尊古，不忍古来圣贤相传之医道衰落，故奋起而针砭之并力挽之。如《洄溪道情》中说道："悉一心之神理，遥接古人已坠之绪。"这正是徐灵胎崇古尊古的真正原因所在。徐灵胎所言古圣方药、法则，是指汉唐以前的著作，即《黄帝内经》《难经》《神农本草经》《伤寒杂病论》等经典著作。读书从经典入手是徐灵胎在医学道路上发展的重要方法，为其后医学精进，著《难经经释》《伤寒类方》《医学源流论》《兰台轨范》等佳作，成就一代名医奠定了坚实的理论基础。

2. 崇古之义　　徐灵胎认为古人制方时"审察病情，辨别经络，参考药性，斟酌轻重"，又有加减之法，因此其方"微妙精详，不可思议"。故古人治病味少量轻而愈，不必尽剂。结合现实情况，徐灵胎指出："古法之严如此，后之医者，不识此义，而又欲托名用古，取古方中一二味，则即以某方目之。"此言未识得古方之义，用是药而于病无益，方与病证相符，或有别症适量加减，则方起神效。

徐灵胎对古方的这种认识，与张元素、朱丹溪的认识有所不同。如《金史·卷一百三十一·列传·第六十九》有关张元素的记载说："平素治病不用古方，其说曰：运气不齐，古今异轨，古方新病不相能也。自为家法云。"又如，《医学启源·张序》记载："洁古治病，不用古方，但云：古方新病，甚不相宜，反以害人。每自从病处方，刻期见效，药下如攫，当时目之曰神医"。《丹溪翁传》曰："操古方以治今病，其势不能以尽合。苟将起度量，立规矩，称权衡，必也《素》《难》诸经乎！然吾乡诸医鲜克知之者。"而徐灵胎则认为，古方今用效不佳，是未尽古方之义所造成的。

3. 推荐、阐释经典　徐灵胎强调读经典的重要性，指出"一切道术，必有本源"。同时，其在《慎疾刍言·宗传》中，开列了医者应读的书目，旨在为学习医学者打开方便之门。该书推荐了中医经典《灵枢》《素问》《伤寒论》《金匮要略》《神农本草经》，同时也指出了妇科、儿科、外科等专科的指导用书，如《妇人大全良方》《幼幼新书》《备急千金要方》《外台秘要》《窦氏全书》《疡科选粹》。在皇家组织编撰的医书中，他推荐了《医宗金鉴》，认为"习医者即不能全读古书，只研究此书，足以名世"。

徐灵胎对于中医经典著作有自己独到的见解，著有《难经经释》《神农本草经百种录》《伤寒类方》等医书，以发挥其旨意。在《征士洄溪府君自序》中，徐灵胎阐明了七部著作的名称和写作意图。其云："谓学医必先明经脉脏腑也，故作《难经经释》。谓药性必当知其真也，故作《神农本草经百种录》。谓治病必有其所以然之理，而后世失其传也，故作《医学源流论》。谓《伤寒论》颠倒错乱，注家各私其说，而无定论也，故作《伤寒类方》。谓时医不考病源，不辨病名，不知经方，不明法度也，故作《兰台轨范》。谓医道之坏，坏于明之薛立斋，而吕氏刻赵氏《医贯》，专以六味、八味两方治天下之病，贻害无穷也，故作《医贯砭》。谓医学绝传，邪说互出，杀人之祸烈也，故作《慎疾刍言》。"

（四）创新

徐灵胎崇古而不泥古，勇于创新，能够博采诸家之长，并不是一味尊古。凡读过徐灵胎医书的人，都会觉得其有浓郁的厚古情结，是尊经崇古的中坚人物。实际上其思想敏锐，崇古尊古而不泥古，是善于继承而又勇于创新之人。

从徐灵胎对《本草纲目》的评价中可知其不泥古的思想。相比于同时期的陈修园对李时珍《本草纲目》持完全否定的态度，徐灵胎认为此书增益《证类本草》为纲目，集诸家之说而使本草更为完备。在继承经典的基础上博后世诸家之长，体现了徐灵胎并不是一味地尊古。

徐灵胎采用"以方类证"的方式研究《伤寒论》。《伤寒论》经王叔和编次，林亿校正整理后，大多注家泥于《伤寒论》原文，遵循"六经"之说。徐灵胎初读此书时即疑其有错乱，其所著《伤寒类方》一书，不按传统伤寒著作的六经分类方法，而是每类先定主方，后附同类诸方，再载六经脉证、别证及变证，随证分录；诸方中兼治杂病的，皆分载各证条下，条理清楚，随文诠释。这样一来，使得方药合拍，方证对应，起到执简驭繁的作用，为《伤寒论》的学习和研究开辟了一条新的途径，对临证也颇有实际意义。通过本书所论，徐灵胎继承和展现了《伤寒论》的学术思想，批评了当时医界不经辨证，而拘泥于一二成方治病的弊端，可为研究张仲景学说之津梁，同时对学术繁荣起了重要的推动作用。

徐灵胎在临证中，更不囿于传统结论，敢于提出新的理论和治疗方法。如肺痈，张仲景认为："始萌可救，脓成则死。"徐灵胎认为，"脓血已聚，必谓清火、解毒、提脓、保肺等药方能挽回"，否定"脓成则死"。又如虚劳，在《金匮要略》中有小建中汤诸方。徐灵胎在《兰台轨范》中提出了自己的见解，认为"古人所谓虚劳，皆是纯虚无阳之症，与近日之阴虚火旺、吐血咳嗽者正相反"，指出小建中汤"治阴寒阳衰之虚劳，与阴虚火旺之证相反，庸医误用害人甚多"。

三、准入考核

医者准入考核，由来已久，初始于周，系统于宋，延续之元。徐灵胎所处时代有学医者"习此业以为衣食之计"，易坏医道，故而徐灵胎在考证医学源流之时，重点强调医者的考核评价方式，以求"立方治病，犹有法度"。在《医学源流论·考试医学论》中，徐灵胎对考试的渊源、必要性、从医的准入和停业制度、考核内容及特殊人才的准入制度等进行了详细论述。

（一）考核必要性

徐灵胎提出应对医者进行考核、甄选。"医之为道，乃古圣人所以泄天地之秘，夺造化之权，以救人之死"，医之责任重大，不可"听涉猎杜撰，全无根柢之人，以人命为儿戏"。

（二）考核制度

在对古之医学考试的良好效果进行一番觅古追踪之后，徐灵胎倡导今日医学也应该敦睦古风，严考诸医。他指出"若欲斟酌古今考试之法，必访求世之实有师承、学问渊博、品行端方之医"；只有通过国家考试获得许可之后，才能挂牌行道；在医者行医之后，也要时时督促，每月严课，定期考核。对特殊人才，给予特殊准入制度。

（三）考核内容

徐灵胎将考试科目分为针灸、大方、妇科、幼科兼痘科、眼科、外科六科；执业范围分全科、兼科、专科三科；考试形式分论题、解题、医案三种形式。考试试题分为三块，"一曰论题，出《灵枢》《素问》，发明经络脏腑，五运六气，寒热虚实，补泻逆从之理。二曰解题，出《神农本草》《伤寒论》《金匮要略》，考订药性病变制方之法。三曰案，自述平时治之验否，及其所以用此方治此病之意"。徐灵胎相信，依此法考察，医家之学才能尊古法、有渊源而师承不绝。

然而，徐灵胎关于医者准入考核的意见并未得到充分的重视，其构想最终没能得到执行。徐灵胎的医学传承理论强调医学传承的思想和方法。在传承形式方面，其主张自学与跟师相结合；在传承内容方面，其重视医德和医道的培养，提倡崇古而不泥古；在准入考核方面，强调对行医者进行准入甄选，定期考核。徐灵胎注重人才培养，初步建立了医学传承体系，为中医学的人才培养提供了重要参考。

（撰稿人：杨杰）

参考文献

1. 周贻谋. 精于颐养的清代名医徐灵胎（三）[J]. 长寿，2008（4）：40-41.
2. 莫伟，肖莹. 徐灵胎学术思想渊源初探[J]. 中医文献杂志，2003（4）：9-11.
3. 马良梅. 徐灵胎对《伤寒论》学术思想的继承和发展[D]. 北京：北京中医药大学，2012.
4. 张华. 清代医生的行医之道——以小说《壶中天》与《医界现形记》为中心的探讨[D]. 天津：南开大学，2010.

"九方皋相马"等三则典故对中医学发展的启示

一、九方皋相马

典故原文：

秦穆公谓伯乐曰："子之年长矣，子姓有可使求马者乎？"

伯乐对曰："良马可形容筋骨相也。天下之马者，若灭若没，若亡若失。若此者绝尘弭辙，臣之子皆下才也，可告以良马，不可告以天下之马也。臣有所与共担纆薪菜者，有九方皋，此其于马非臣之下也。请见之。"

穆公见之，使行求马。三日而反报曰："已得之矣，在沙丘。"

穆公曰："何马也？"

对曰："牝而黄。"

使人往取之，牡而骊。穆公不说。召伯乐而谓之曰："败矣！子所使求马者，色物、牝牡尚弗能知，又何马之能知也？"

伯乐喟然太息曰："一至于此乎！是乃其所以千万臣而无数者也。若皋之所观，天机也。得其精而忘其粗，在其内而忘其外。见其所见，不见其所不见；视其所视，而遗其所不视。若皋之相马，乃有贵乎马者也。"

马至，果天下之马也。

——《列子·说符》

秦穆公让伯乐推荐一位相马的高手，伯乐就推荐了九方皋。秦穆公召见了九方皋，便派他去寻找千里马。三天以后，九方皋回来报告说："我已经在沙丘那个地方找到了一匹千里马。"

穆公问他："是什么样的马？"

九方皋回答说："是一匹黄色的母马。"

穆公就派人去取马，却是一匹纯黑色的公马。穆公很不高兴，便把伯乐找来，对他说："你做人真是失败啊，你推荐的相马人，连公的母的都分不清，毛色黄的黑的都看不准,又怎么能识别千里马呢?"

伯乐长叹一声,说:"九方皋相马竟达到了这种境界!这就是他比我强千万倍而无人比得上的地方啊!像九方皋这样的观察,乃是天机呀!他注重马的精华所在,而忽略其粗浅的特征;注重马的内在骨相而忘掉了外表的颜色。他只去看他需要看的,不看他不需要看的地方;他关注他所应该关注的,不去注意他所不应该注意的,像九方皋这样的相马方法,是比千里马还要珍贵的。"

等把那匹马牵回来,果然是一匹出色的千里马。

马的颜色、雌雄并不是千里马跟普通马的本质区别。如果光凭颜色、雌雄这些特征根本找不到千里马。这则寓言故事告诉我们,看事情不能光注意表面的东西,只有深入把握事物的本质特点,才能做出准确的判断。有时候,为了集中精力探索事物的本质特点,可以忽略某些非本质的方面,但并不是说非本质的特点就可以完全不管不顾。九方皋关注本质的东西,以至于对非本质的东西忽略了,因而对马的毛色、雌雄做了错误的回答。

"若皋之所观,天机也。"九方皋看马,不是用眼睛来看的,他是用智慧来看的,按佛家的说法,就是用法眼来看。天眼还有相,他无相,他把宇宙的根本看通了,生命怎么来,他已经看通了。所以他看的是精华,"得其精而忘其粗",外表上粗糙、糊里糊涂。有些真智慧的人外表显得很笨,但是他有大智慧。有些人非常聪明,但没有智慧,一做事情就糟糕,而九方皋"在其内而忘其外",他了解任何一件东西,看得彻底,看到内在去,外形给忘掉了,所以问他白的黑的,他随便讲,他脑子里不记得这个外形。他"见其所见",看到要看的东西,看那个重点,本质的东西,该看的地方已经看到了;"不见其所不见",旁边的、没有特质的东西,那些根本没有看。

"视其所视,而遗其所不视。"他要看的东西,看那个重点,应该看的看,其他一个东西都不看。这个东西有长处,一定有缺点,选那个长处的时候,把缺点都丢开,不看这些。如果你又看长处又看缺点,天下没有一个人可用的,也没有一匹马是好的。任何一个东西,就问你这个合用不合用,缺点的地方就不理了,所以"视其所视,而遗其所不视",这也是人生的哲学,一般普通的人做不到。普通的人是"见其不见,不见其所见",不应该看的地方,拼命去看,而且越是普通人,越是看那些不应该看的地方、毫不相干的地方,而可能非常重要、大的地方,他却给忘记了。

传统文化中强调透过现象看本质的思维模式,具有重神轻形的方法论特征。重道轻器是中国传统文化的价值观。"形而上者谓之道,形而下者谓之器。"这一价值命题渗透到中医学术,形成了中医学重神轻形的方法论特质。《灵枢·九针十二原》中就有"粗守形,上守神"之说。此处之"神",指的是事物变化难测的功用及规律,属"形而上"。而此处之"形"指可见有形的人体形态、结构,属"形而下"。"粗守形,上守神"从一个侧面揭示出了中医方法论重神轻形的特征。在中医方法论上,"神"比"形"重要,掌握形的只是粗工,掌握神的才是高明的医术。

藏象说可谓是中医理论基础和核心。尽管历代不乏脏器的形态描述,但中医的脏腑功能不是或主要不是从这种形态结构中分析而得出的,甚至也不需要用这种形态去说明。因此，有的学者据此认为中医脏腑并没有实体概念，只是"功能的复合体"，具有重神轻形的特点。中医诊断是"司外揣内"的功能观察法，基于"有诸内必形诸外"的信念，就没有必要打开人体黑箱，解剖其实体结构，只需了解人体外在功能，便可揣测出病之所在。中医的病因病机也多考察人体生理功能的变化，而很少考虑其具体实质形态的改变。"阴平阳秘"是指人体生理功能的稳态而非形态结构的平衡。重神轻形的方法论为中医提供了一种简洁而行之有效的方法，同时也为中医披上了一层神秘面纱，留下许多难解之谜，如经络、命门、三焦等有无及定位的争论。其实这些概念是功能而非结构概念，不是从结构分析中得出功能，而是从功能出发来"虚设"结构。因此，只有从中医重神轻形的方法论入手，才能对这些概念、理论进行合理解释和科学研究。

人们在很长时期内不自觉地认为，精确的描述一定是有意义的描述，模糊的描述一定是没有意义的描述，越精确就越有意义。也就是说，科学的方法一定是精确的方法，模糊的方法一概是非科学方法，或者说是在没有找到精确方法之前的权宜方法。人们相信，精确化的范围是无限的，一切科学描述都需要并且能够精确化，今天尚未精确化的东西，明天就可能精确化，用这种方法不能精确化的东西，总可以找到别的方法使它精确化。这就是美国控制论专家L.A.扎德所说的现代科学的"精确性崇拜"，它曾经有力地推动了科学的发展，形成了可贵的科学精神。

但是，任何具体的真理都具有相对性。描述的精确性与描述的有意义性之间的一致是有条件的，不可把对精确性的追求绝对化。一般来说，对简单性对象的描述越精确就越有意义，至于复杂性对象，精确的描述未必一定是有意义的描述。L.A.扎德发现，随着系统复杂性的增加，人们对系统做出精确而有意义的描述能力就会降低，复杂性达到一定的阈值，精确性和有意义性将成为互相矛盾的东西：精确的描述不再是有意义的描述，有意义的描述不再是精确的描述。

对于复杂性，真正科学的描述必须抛弃"精确性崇拜"，科学技术应该从过高的精确性要求上退下来，接受近似解的必要性和合理性，承认模糊方法也有其独特价值和有效范围，建立和发展能够处理模糊性的科学方法。在这方面，悠久的中医学给出了很好的答案，中医学的理论和临床做出了很好的尝试和实践，体现了模糊方法在医学诊疗中应用的独特价值，因此，中医界人士没有必要为中医某些理论和概念的模糊性而自卑。

精确理论与模糊理论，精确方法与模糊方法，精确思维与模糊思维，各有自己的长处和短处，各有自己的适用范围。把它们应用在适当的问题上，它们就是科学的、有效的，不适当地夸大它们的作用，该精确的地方不精确，该模糊的地方不模糊，都是非科学的。

中医重神轻形的方法论，从功能出发，采取不打开人体黑箱的方法来认识和控制人体，不失为一种高明的手段，与现代控制论的黑箱理论有相通之处。现代系统论揭示：系统的结构与功能是统一的，没有无结构的功能，也不存在无功能的结构。当然，中医方法论过分强调人体功能（神）而忽视结构（形），往往使其功能过于模糊而难以精确把握。通过对结构的了解来把握功能是西医的长处，合理地吸收西医解剖生理等重"形"之长，补中医学此方面之不足，形神并重，亦是中医现代化、中西医结合的可能途径之一。

二、两小儿辩日

典故原文：

孔子东游，见两小儿辩斗，问其故。

一儿曰："我以日始出时去人近，而日中时远也。"

一儿曰："我以日初出远，而日中时近也。"

一儿曰："日初出大如车盖，及日中则如盘盂，此不为远者小而近者大乎？"

一儿曰："日初出沧沧凉凉，及其日中如探汤，此不为近者热而远者凉乎？"

孔子不能决也。两小儿笑曰："孰为汝多知乎？"

——《列子·汤问》

在这个故事中，第一个小孩把太阳看作圆盘，得到太阳早上近、中午远的结论。第二个小孩把太阳比作火炉，得到太阳早上远、中午近的结论。这两种看法虽然不同，但思维方法却是一样的，都是直观外推，也就是说用直观理解的东西来推理自然界其他现象。它是中国古代科学家搞理论的模式。令人惊讶的是，中国古代思想家、儒家的集大成者——至圣先师孔夫子，在古人的心目中是知识丰富、智慧的代名词，竟然无法判断谁是对的，谁是错的。他觉得两个孩子说的都有理，实际上他的思维方法和这两个孩子完全一样。今天从科学的角度来看，只靠"见到"大与小和以"感觉到"凉与烫，即只依据"直观感觉"来判断太阳远近的做法是不严谨的。现在，太阳什么时候远，什么时候近，已可用科学方法算出来了，两小儿都错，已是常识。在还属于"地心说"的年代，人们不知道地球有"自转"和"公转"，也没有天文望远镜等科学仪器，凭借"直观感觉"来判断太阳远近是有其合理性的。

以个人经验（包括社会的和心理的诸方面）合理外推，是古代中国人（以儒家为代表）认识世界的模式。把家庭结构外推到国家，把父子关系推广到君臣，这种模式也深入到古代中国科学家的思想方式之中。它的好处在于，古代中国科学理论具有相当大的无神论色彩，使得经验论和唯物论在很大程度上指导着古代中国科学理论的发展。于是，在西欧神学自然观占主导地位的时候，中国古代科学理论能大放异彩，出现很多天才的猜想。但是这样的模式也给自然科学理论带来了直观和思辨的特点，特别是儒家伦理中心主义使科学理论趋于保守和缺乏清晰性。无论是董仲舒、朱熹，还是王充、沈括，他们大多以人的行为和感受外推而解释自然现象，比如东汉王充以"元气呼吸，随日盛衰"来解释潮汐周期。这就出现了一种颇为奇特的现象，在那些用日常经验和直观外推能解释的科学领域，古代中国科学理论都有过精彩的论述，如对流星、陨石、化石、虹的解释，等等。而一旦越出直观外推所能把握的领域，中国古代科学理论就显得含混不清，甚至堕入神秘主义和不可知论。

民国时期著名学者和教育家傅斯年曾经指出："中国学者之言，联想多而思想少，想象多而实验少，比喻多而推理少。持论之时，合于三段论法（按三段论是最典型的逻辑推理，此处以"三段论"借代"逻辑"，"合于三段论法"就是"合乎逻辑"的意思）者绝鲜，出之于比喻者转繁。比喻之在中国，自成一种推理式。如曰'天无二日，民无二王。'前词为前提，后词为结论，比喻乃其前提，心中所欲言为其结论。'天之二日'与'民之二王'，有何关系？"

傅氏这里指出了中国传统思维方式的一大特色，也是一大弱点，那就是提出论点时很少进行严格逻辑论证，而仅仅通过比喻来提出论点的却很多。比喻本来不是推理，只是一种修辞，它只能把话说得好听，而不能单独用来论证观点的正确性，但是在中国古代，比喻却"自成一种推理式"，所以傅斯年反问："天上没有两个太阳"与"人间没有两个帝王"有什么关系？怎么能用前者论证后者的合理性呢！

我们东方文化中占主流的认知方法一直是经验和直觉，人们一开始就想从整体上来认识和处理包括疾病和生命等在内的复杂事物和问题，而不是先把它们分割成一个个单元来认识。而西方主要是沿着另一条路，即"实证＋推理"发展其认知方法，搞清这两种认知方法的关系，可以帮助我们更好地认识中医。显而易见，文化背景和认知方法的巨大差别，会导致中医、西医的医生在看病时各说各的话、大相径庭。在这两种文化背景和认知方法下的医生看病大不相同。西医看到的是清晰的局部，而中医看到的是模糊的整体。这两张图多少有些类似于我们传统的中国水墨画和古典的西洋静物油画。前者勾勒出一个轮廓，模糊而写意；后者描绘出许多细节，精确而写实。譬如一个患胃病的病人在西医面前会得到较为准确的诊断，是功能性的还是器质性的，通过胃镜和生化检查更可以精确到病变在什么部位、程度如何、致病源是什么（如幽门螺杆菌等）；而中医看的是该病人处于什么样的证型，是饮食问题还是七情不调，是操劳过度还是季节变换所致，在这种证型下该病人还伴有什么样的问题需要一并调理，从而最终恢复他的整体平衡。

西医看到的是清晰的局部。中医首先看的是"人"，一个缺乏明确物质基础而相对"模糊"的整体，然后通过疾病相关临床表型、特征再寻根溯源，逐层推断其病因病机。但是中医在很长的一段时间似乎一直停留在经验和哲学思辨的层面，没能"自上而下"地走下去，这也导致了长期以来中医理论无法用现代语言描述，中医与西医无法互通互融的局面。

以"阴阳"为例，"阴阳"在中国人的头脑中已不是一个普通的哲学名词了，它们代表着一种辩证法的思维方式。这使中国人在许多问题上克服了简单化、绝对化的倾向。但是，把她用在科学理论中，又往往使理论含混不清。

科学理论结构最重要的就是它具有清晰性，错误的但却是清晰的理论并不要紧，因为它是可以证伪的，可以被实验推翻的，这样它也是可以进化的。最糟糕的莫过于看来正确，但又似是而非，任何实验都好像证明了它，但也好像什么也没有证明，这种理论必然难于进化。在英国哲学家K·波普尔看来，一种理论所提供的经验内容愈丰富，愈精确和普遍，它的可证伪度就愈大，科学性就愈高。

例如，明天是否下雨这样一个命题，有这样两种可能：明天下雨或明天不下雨。"明天下雨"这个命题逻辑上可以被证伪。因为明天如果不下雨，那么这个就是假命题；如果明天下雨了，就是真命题。同样，"明天不下雨"这个命题亦是如此。而"明天可能下雨，也可能不下雨"在任何时候都是正确的陈述，但它没有对明天是否下雨做出任何明确的预测，完全是废话，毫无用处。这个命题无法证伪，因为怎么说都是对的。但是这个命题是毫无意义的，因而这样的命题是不能成为科学命题的。科学命题都是有类似"明天下雨"命题一样的特点，就是在逻辑上有被证伪的可能性。

三、浑沌之死

典故原文：

南海之帝为儵，北海之帝为忽，中央之帝为浑沌。儵与忽时相与遇于浑沌之地，浑沌待之甚善。儵与忽谋报浑沌之德，曰："人皆有七窍以视听食息，此独无有，尝试凿之。"日凿一窍，七日而浑沌死。

——《庄子·应帝王》

"人都有耳朵、鼻孔、眼睛和嘴等七窍，用来听声音、呼吸空气、看东西、吃饭，可是浑沌却没有，不如我们试着给他凿出七窍来。"儵和忽为报答浑沌热情的款待，每天给浑沌凿出一窍，想让浑沌也能像他俩一样享受美食、音乐、愉人的景色等，没想到等七天凿完七窍后，浑沌却也因此死了。

在另一篇《庄子·秋水》中又有何谓天、人的问答。"曰：'何谓天？何谓人？'北海若曰：'牛马四足，是谓天；落马首，穿牛鼻，是谓人。故曰：无以人灭天，无以故灭命，无以得殉名。谨守而勿失，是谓反其真。'"

什么叫自然？什么叫人为？牛马天生四只脚，这就叫自然；用绳子套住马头，穿过牛鼻子，就叫人为。所以说，不要用人为去毁灭自然，不要用人情世故去改变生命，不要用牺牲去换取名位。谨慎地守持着自然的本来面貌而不丧失本性，就叫返璞归真。

协同论认为，系统内存在两种相互排斥同时又互相制约的普遍趋势，从而产生自组织，形成某种稳定的结构。系统在进一步变化进程中，原先的秩序被破坏，形成病，则在原来的地方会产生新秩序，形成新的结构（康复）。这种从无序到有序，从不稳定趋向稳定，从旧结构变化成新结构的转化过程都是自然的自组织过程。为此，德国物理学家赫尔曼·哈肯把不同系统在一定外部条件下，通过系统内部子系统之间的这种非线性相互作用而具有目的性的相似特征称之为协同效应。如果将这种协同效应再译成和谐效应，用来解释中医之道应该是很恰当的。因为人体生命根本就是老子所说的"道"，或是庄子所说的"浑沌"，是一个自组织系统、开放的复杂巨系统。面对这样的人体生命自组织系统，最好的相处办法就是道法自然，顺乎自然，不要干扰它，折腾它。而最忌的也就是干扰与折腾，从而导致庄子所谓的"浑沌之死"。一般来说，古今世人对人体生命这个自组织系统的干扰与折腾大致有这样一些方式：不良生活方式、不良心态与不良医疗方式。目前，这三方面的干扰与折腾在西医极为普遍，甚至中医也受其影响。中医界中的有识之士们也认识到人体也是一个自组织系统（自然系统），认识到中医就是一种认识人体这个自组织系统（自然系统）及调理人体这个自组织系统的医学。

国医大师陆广莘认为："人的生生之气，是人作为一个主体性开放系统的、流通自组演化的目标指向过程及其稳态适应性调节的能力，也就是人的自我健康能力和自我痊愈能力。这是中医学养生治病必求于本的目标对象，也是具体识别环境利害药毒的取舍标准，以及对之转化利用为生生之具的聚合规则的主体价值标准……人的生生之气的主体性开放流通自组演化调节能力，是中医药作为'生生之具'的作用对象和发展对象，是中医药之所以取效的依靠力量。离开了人的生生之气，也就无法显示中医药的疗效和无法说明中医药的疗效之理……离开了人的生生之气，离开了养生治病必求于本的目标对象和发展对象，也就失去了中医学继续存在和发展的根据。"

中医学应在自己的文化与科学体系的制约下，在自己学术体系的指导下走独创发展之路才是应有之义。世界上的一切科学都是在独创之道上发生和发展以及完善的。从欧氏几何到黎曼几何，从相对论到量子力学，从系统论到混沌论等莫不是如此。如果主要依靠外在因素帮助的这种做法只不过是应对一些眼前的现实问题而已，不会对自己学科的发展起决定性影响作用。如果我们硬要主观地将中医学按西方科学的模式来炮制，只会事与愿违。从《庄子》中"浑沌之死"这一寓言中，我们应该看到相互间的移用是不能随便以人的主观意愿为转移的，就像量子力学不能弃薛定谔波动方程不顾而反取广义相对论的黎曼几何为用一样，也像置系统论特征不顾而取还原论中的实验方法为用一样，其结局与浑沌之死没什么两样。在现代，中西医结合中的一些错误方式以及某些错误的结合方式给中医学的发展带来极其严重的负面影响，这种情形在中医现代化的进程中相当普遍，甚至是一股不小的潮流。如果这个问题不解决，不独立自主而主要靠攀附和依赖西方科学，恐怕中医学今后发展的路程还要继续艰难曲折。

（撰稿人：刘理想）

参考文献

1. 苗东升. 系统科学大学讲稿［M］. 北京：中国人民大学出版社，2010：212-213.
2. 陆广莘. 陆广莘医论集要——中医学之道［M］. 北京：人民卫生出版社，2009：5-6.

简帛医学研究述评

自20世纪初，出土简帛文献的不断发掘为学术研究带来了"新材料"，尤其是为先秦两汉时期的学术研究提供了丰富的文献资料，并逐渐形成一门新的学问——简牍学。由于这些文献长埋地下而未经后世传抄，被认为是最"真实可靠"的，能反映其所在时代学术面貌的资料，因而具有极高的学术价值。出土简帛文献涉及各类学科，医学简帛亦是其中较为丰富的一类。通过对中华人民共和国成立以来中医出土文献保护与利用情况的梳理，认为中医出土文献研究发展可分为3个阶段：第一阶段为1949—1972年，以零散研究为主；第二阶段为1973—2011年，中医学界逐渐投入研究，以长沙马王堆汉墓简帛医书的发掘为代表；第三阶段为2012年以来，中医出土文献研究成为中医医史文献、中医药文化研究的"显学"，以四川成都天回镇汉墓医简出土为标志。随着简帛医书不断出土，研究成果不断出新，本文即以"简帛医学研究"为对象展开述评，并提出"简帛医学"的概念及其体系的构建。

一、简帛医学研究概述

我国现存最早的图书目录《汉书·艺文志·方技略》中收录医经、经方、房中、神仙四类书籍。其中，医经、经方当属现代中医学范畴无疑，而房中、神仙应属传统方术之学，而其所蕴含的养生思想又与中医有着千丝万缕的联系，具体可参见李零所著的《中国方术正考》《中国方术续考》。根据现已整理出版的简帛医学文献来看，医方是数量最为众多的资料，如周家台秦简《病方》，马王堆《五十二病方》《养生方》，武威汉代医学简牍中的医方，天回医简《治六十病和齐汤法》以及2018年湖北荆州胡家草场大墓出土的医学简牍，其中包含经方简1000余枚，足见医方简数量之多。而能称得上"经"的医简，主要为天回医简《脉书·上经》《脉书·下经》，马王堆《足臂十一脉灸经》《阴阳十一脉灸经》甲、乙本。此外，马王堆《十问》《合阴阳》《天下至道谈》当属房中类书籍，而马王堆《去谷食气》《导引图》，张家山《引书》或为神仙类书籍，属养生学范畴。其余医学简帛或为零散医方、药物记载，又或涉及脉学、经络、法医学、传染病等内容。总而言之，医学简帛涉及医疗内容广泛，包含医学理论、治法方药、临床各科治疗等。以下主要从两个方面对学界简帛医学研究进行概述。

（一）简帛医书研究

简帛医书研究即以简帛医书为研究对象进行相关的学术探讨，简帛医书包括医学专书和涉医文献，如湖南长沙马王堆汉墓简帛医书和四川成都老官山汉墓简帛医书即为医学专书，此外尚存众多涉及医学的简帛文献，如湖北云梦睡虎地出土的《睡虎地秦墓竹简》中《封诊式》《法律答问》《秦律十八种》涉及死亡检验、疾病检验、兽医检验，两种《日书》亦涉及相关人生问题。随着简帛医书的不断出土、整理、出版，这一方面的研究成果已经十分丰硕。大致可以分为以下几类：一是简帛医书的校释研究，据统计，按文献出土或收藏时间排列，新中国成立以来，涉及中医出土文献的发掘与保护多达 35 次，以时间来算，除 2009 年以后发现的文献还在整理中，其余简帛医书基本已经公开出版。二是简帛医书的文字学研究，由于书写简帛医书所使用的文字尚未完全定型统一，因此对于研究中国早期文字的演变、判断医学词汇内涵的发展以及确定简帛医书的成书年代，均具有重要意义，成为学术研究热点问题之一。三是简帛医书的中医学具体问题研究，包括中医哲学研究、基础理论研究、医方研究、药物研究、养生研究、临床各科诊疗研究以及医事制度等。以中医哲学研究为例，如"先秦两汉简帛医书身体观研究""先秦两汉简帛医书的疾病观研究""天回汉墓医简中'通天'的含义"等。总体而言，立足于简帛医书自身的研究已经开展得较为广泛而深入，并形成了一些具有代表性的成果，在国内外均具有一定的学术影响力。

（二）简帛医书比较研究

简帛医书比较研究即将简帛医书之间以及与传世医书中含有相同或者相近论述的内容进行比较研究，传世医书主要为早期传世经典《黄帝内经》《难经》《伤寒杂病论》《神农本草经》等。这一研究包括不同地域出土的简帛医书之间，以及简帛医书与传世医书之间等两个角度问题研究。所以这不只是将传世文献作为引证材料来论证简帛医书中的相关内容，而是随着简帛医书不断问世和简帛医书研究愈发深入而进行更为深入的探讨。相较于简帛医书自身的研究而言，目前研究成果较少，是当前和未来简帛医学研究中的热点方向。以国家社会科学基金和教育部人文社会科学基金资助为例，"四川成都天回镇汉墓出土医简与《黄帝内经》比较研究"获批国家社会科学 2018 年度重点项目，"简帛医书与《黄帝内经》互校互证研究""三部西汉墓出土简帛医书病证名比较研究"分别获批教育部人文社会科学 2018、2019 年度青年基金项目。代表性成果，如"天回医简《经脉》残篇与《灵枢·经脉》的渊源""试论简帛医书相似方药文献的渊源与流传"。总体而言，随着中医出土文献的积累，为比较研究提供了可能，尤其这些简帛医书的出土时间与中医四大经典诞生的时代相近，为研究我国早期中医药文化起源等问题提供了有利的线索。

二、简帛医学体系构建

简帛是我国早期文献的载体,是当时思想文化遗留的证据,但却不易保存和书写而最终被纸张所替代,一般只能在墓葬的陪葬品中看到简帛之书。值得庆幸的是,20世纪以来,随着科学技术的不断发展,出土文献的不断发掘,为复原千年前的简帛书籍提供了可能。虽然这些书籍大都不完整,甚至有的缺损严重,但是从已经复原的文献中能真实管窥当时的思想文化面貌。简帛医书就为研究先秦两汉时期中医药文化起源及相关问题提供了可能,尤其是简帛医书的不断发现,简帛医学研究也成了21世纪学术界的重要热点问题。通过对学术界已有的研究进行回顾,包括简帛医书研究和简帛医书比较研究,认为目前已有的研究及未来研究趋势,为"简帛医学"的提出及其体系的构建奠定了足够的研究基础以及发展创新的空间。

(一)提出"简帛医学"的概念

简帛医书作为特殊的医学文献,从20世纪初,历经百年累积了大量的文献素材,成为当代"简牍学"中的一部分。随着简帛医书的不断释读出版,相关研究成果、研究课题层出不穷,受到了国家和学术界的一致重视。简帛医书大多来源于先秦两汉时期,与中医传世四大经典同时或更早,为研究中医药理论起源等问题提供了宝贵的文献资料。中医学作为中华传统学术的重要组成,与西医学有着截然不同的学术背景,概而言之,可以将中医学的内容分为"道"和"术"两个层面,即理论和实践两个方面,实际上包含了中医学的方方面面。基于此,笔者认为有必要提出"简帛医学"的概念,即以简帛医书为研究对象,系统研究其中医学理论与实践的学问。

(二)建构"简帛医学"理法方药体系

中医四大经典著作问世标志着中医学术体系基本建立,即中医理法方药体系和辨证论治原则。理即中医基本理论,主要见于《黄帝内经》《难经》中;法即中医诊治法则,主要见于《黄帝内经》《难经》《伤寒杂病论》中;方即组方配伍,主要见于《伤寒杂病论》《神农本草经》《黄帝内经》中;药即用药法度,主要见于《神农本草经》《伤寒杂病论》中。此后,中医学的发展基本上都是沿着理法方药体系发展和创新,逐渐形成了完善而丰富的中医学术体系。随着简帛医书的陆续出土,医经、医方的问世(医经主要论述理、法,医方主要论述方、药),为简帛医学的"理法方药"体系构建提供了文献基础。天回医简《脉书·上经》论述"气之通天"包含"五脏通天""五色通天""五行通天",又有"五死""五瘅""五风"及"发理",论述诸病诊候与灸法、石法的应用。简帛医书中有很多"气"的描述,如有食气、导气、益气、治气之说,均说明了健康身体必须气盛,形成独具中医特色的"气论"。当时医家以"天人相应"的思维方式将道家思想引入中医学理论当中,并将"保气"与"贵生"联系起来,又通过取类比象的方式,形成"宇宙-气-

人体"的类比归纳过程，将人与天的关系借由气联系在一起。这些思想与四大经典的论述存有关联，又具有独特性。马王堆《五十二病方》收录52种疾病的治疗方剂，天回医简《治六十病和齐汤法》载录治60种病之方，基本涵盖了《汉书·艺文志》"经方十一家"的范围，无论是组方配伍，还是药物修合，均体现了方、药之学已经较为成熟。现今虽尚未出土药物学专书，但药物记载见于方书之中。如《简帛药名研究》对简帛医书中的药物进行了系统整理，药物名称共有717个；另阜阳汉简《万物》已出现药物功效的记录，或为后世本草著作的前身。总而言之，简帛医书与传世医书之间存有关联，可以相互印证，又有着自身的独特性，可以单独对其"理法方药"体系进行构建，再与传世中医学进行比较，促进中医药文化起源研究。

（三）加强"简帛医学"流派体系建设与研究流派

中医流派一般以地域或者门户进行区别，如今天提出的新安医派、孟河医派、海派中医、岭南医派、吴门医派、龙江医派、钱塘医派、八桂医派、山阳医派、川派中医、燕京医派、湖湘医派、永嘉医派、盱江医派、齐鲁医派、长安医派等基本都是以地域进行命名。先秦时期已有诸子百家之分，且各家之中，后世又有派别之分。如道家，除老庄学派外，还有杨朱学派、黄老学派、宋尹学派等，这些则是根据门户学术差异进行命名。《黄帝内经》较为详细地论述了不同环境会产生不同疾病，因此，五方疾病需要"因地制宜"进行治疗，即所谓"一方水土养一方人"。从西医学来看，疾病的发生，人的体质确实与地域存有关联，如人们刚到一个新的环境容易出现水土不服的反应。而简帛医书的出土也存有地缘或门户的关联，从这一角度出发就需要加强简帛医学流派体系的建设与研究。根据目前出土的医学文献来看，大致可分为两个医学流派，即荆楚医派和扁鹊医派。

荆楚医派是指以湖南、湖北两地出土的简帛医书及其思想为核心的医学流派。春秋战国时期两湖地区都属于楚国地界，两汉时期合称荆州，历史上又有"荆楚"之名，因此称为荆楚医派。湖南主要有长沙马王堆出土简帛医学专书15种（1973年）、张家界古人堤出土涉医简牍（1987年）、长沙走马楼二十二号井窖出土三国孙吴纪年涉医简牍（1996年）、沅陵县虎溪山出土涉医竹简（1999年）、湖南湘西土家族苗族自治州龙山县里耶涉医秦简（2002年）、长沙东牌楼7号古井共出土涉医简牍（2004年）；湖北主要有江陵望山出土涉医楚简（1965—1966年）、云梦睡虎地出土睡虎地涉医秦墓竹简（1975年）、江陵天星观出土涉医楚简（1978年）、江陵九店出土涉医楚简（1981—1989年）、江陵张家山出土《脉书》《引书》（1983—1984年）、江陵岳山出土涉医木牍（1986年）、荆门十里铺镇王场村包山岗地出土涉医楚简（1987年）、江陵县王家台出土涉医竹简（1993年）、沙市周家台出土涉医秦汉墓简牍（1993年）、随州孔家坡墓地出土涉医汉墓简牍（2000年）、荆州胡家草场大墓出土医学简牍（2018年，整理中）。以往学术关注较为独立，主要在于简帛医书自身，若将地缘相近的简帛医书进行比较关联研究，相信会给学术研究带来新的活力，开辟新的研究视野和领域，取得更为深入的成果。

扁鹊医派是指以天回医简为核心，阐述扁鹊及其门人学术思想的医学流派。天回医简中明确有"敝昔（通'扁鹊'）曰"的记载，再根据其内容与《史记·扁鹊仓公列传》比较，认为天回医简即为仓公所传之"扁鹊脉书"，墓主能受传此书，应与仓公有师承关系，而扁鹊经脉医学经由仓公传至墓主人，而由齐入蜀，正是汉代医学传承之一大关键环节，所以东汉时之所以能有"涪翁－程高－郭玉"师徒三代传承之脉学大师出于广汉，当是扁仓医学由齐入蜀之后发扬光大的结果。《汉书·艺文志·方技略》记载有《扁鹊内经》九卷，《扁鹊外经》十二卷，说明扁鹊之学确有传承，而天回医简为我们研究扁鹊之学带来了新的材料，故而提出简帛医学之"扁鹊医派"研究。

三、结语

长久以来，由于文献的失传，对于我国早期医学的体系认识只能建立于四大经典和零散的中医药记载，如文学、史学、经学等文献中的医药知识。现在由于出土涉医简帛文献的不断问世，使人们不得不重新认识我国早期的中医药学，并对人们长久以来的认知带来冲击，为早期中医学体系的重建提供了可能。通过对目前简帛医学研究进行述评，总结已有的研究进展，可以拓宽未来研究视野，开拓新的研究领域，为构建简帛医学体系奠定研究基础。目前已有学者提出将简帛医学文献纳入中医教育，如设置简帛医学文献课程，将简帛医书纳入医古文文选教学等，均说明简帛医书的重要价值。本文认为随着简帛医学研究的不断深入和简帛医学体系的建立，有必要建立新的学科，即简帛医学学科，从而推动中医学的学科建设和发展。

（撰稿人：熊益亮）

参考文献

1. 熊益亮.新中国成立以来中医出土文献的保护与利用［J］.中医药文化，2019，14（6）：28-33.

2. 熊益亮.先秦两汉简帛医书身体观研究［D］.北京中医药大学，2017.

3. 林振邦.先秦两汉简帛医书的疾病观研究［D］.北京中医药大学，2019.

4. 顾漫，柳长华.天回汉墓医简中"通天"的涵义［J］.中医杂志，2018，59（13）：1086-1091.

5. 顾漫，周琦，柳长华，等.天回医简《经脉》残篇与《灵枢·经脉》的渊源［J］.中国针灸，2019，39（10）：1117-1123.

6. 周祖亮，方懿林.试论简帛医书相似方药文献的渊源与流传［J］.北京中医药大学学报，2019，42（4）：284-288.

7. 常存库.中国医学史［M］.北京：中国中医药出版社，2007.

8. 柳长华，顾漫，周琦，等.四川成都天回汉墓医简的命名与学术源流考［J］.文物，2017（12）：58-69.

9. 熊益亮，赵希睿，王群，等.先秦两汉简帛医书对养生身体的论述［J］.中医药导报，2018，24（9）：

8-11.

10. 赵希睿.先秦两汉简帛医书中的气论与身体观研究[D].北京中医药大学,2018.

11. 张显成.简帛药名研究[M].重庆:西南师范大学出版社,1997.

12. 刘桂荣,李成文,戴铭.中医学术流派概说[J].中医药学报,2013(6):1-4.

13. 郑洪.小者小异,大者大异——论地域中医流派的分化与拓展[J].中医杂志,2017(9):729-732.

14. 郜峦,王振国,张丰聪.历史地理学视野下的地域性中医学术流派研究[J].中医杂志,2017(20):1716-1719.

从无字处读书，从运气解伤寒——陈修园《伤寒论浅注》200周年祭

嘉庆二十五年（1820年），岁次庚辰，陈修园重订的《伤寒论浅注》刊行在即，其门人陈宾有、陈道著、周易图、黄奕润、何鹤龄、薛步云、胡明怀、郑保纪、林士雍、廖对廷、林永镐、程绍书、陈定中等学习该书的感悟被作为跋文附于书后，至今已200年了。

业师李俊龙教授十分推崇陈修园之学，己亥岁末，嘱咐我写篇文章纪念陈修园和《伤寒论浅注》。笔者通过反复研读思考，在庚子岁末草成此文，以缅怀这位伟大的医家和这本伟大的著作。

一、陈修园其人其事

陈修园，名念祖，字修园，又字良有，号慎修，福建长乐县（现长乐市）人，约生于1753年，卒于1823年，清代著名医家；其著述甚丰，代表作有《医学三字经》《伤寒论浅注》《长沙方歌括》等10余种，面世后广为流传，医者争相研习，时有"北学《医宗金鉴》，南学陈修园"之说。基于陈修园在医学上的巨大贡献，后人把他和宋代的福建籍医家宋慈、苏颂、杨士瀛并称为"福建四大名医"。

陈修园一生坎坷而传奇。他早年丧父，家境贫寒，但聪颖过人，勤读诗书，曾随其祖父居廊公习举子业，兼读医书。20岁时，他考中秀才，并开始在乡里行医。乾隆五十二年（1787年），他赴福州鳌峰书院求学，受业于孟超然，攻经史，研岐黄，期间已着手撰写《伤寒论浅注》，并行医于福州，收门人陈定中等。陈定中在《伤寒论浅注》的跋文可证："乾隆庚戌岁（1790年）临症城南，始遇修园夫子，相与辨论发明，中因获循循善诱之益，于是受业门下，时夫子语中曰：吾他日远宦他乡，不能与尔长相聚首，尔与同学辈当研究吾道，慎勿徇时尚为也。出所著《伤寒论浅注》并《长沙方歌括》，中熟读之下，第见夫子灵机纷运。"

乾隆五十七年（1792年），陈修园中举，随后北上会试不第，乃留寓京城。其间，光禄寺卿伊朝栋患中风病，手足瘫痪，汤水不入，群医束手，有人推荐陈修园去诊治，结果他以"三大剂起之"，一时名声大噪，患者络绎不绝。时朝廷重臣和珅患足痿证，无人可医，陈修园发明狗皮膏药治之而愈。和珅便诱以官职，想把陈修园留在身边任用。陈修园

已洞察和珅为人，故假托有病辞返乡里。他深知此事得罪和珅，后未敢再北上会试。

至嘉庆六年（1801年），陈修园知悉和珅被诛，方再入京会试，仍不第，便参加朝廷组织的大挑，成绩甲等，以知县分发直隶保阳（今河北保定）候补县令。时值盛夏，连遇暴雨洪灾，百姓受难，瘟疫横行，死伤无数，陈修园一边组织救灾，一边编写"救灾防疫手册"——《时方歌括》，教授当地医生治病救人。由于其执政有方，广受百姓爱戴，后又任威县知县、升同知知州，代理正定府知府等。从政之余，陈修园仍从事治病和著述工作，至嘉庆已卯年（1819年），陈修园已年近七旬，乃告老还乡，在福建长乐嵩山井上草堂收授门徒、著书立说。

二、《伤寒论浅注》其书

据《中国中医古籍总目》记载，《伤寒论浅注》最早的版本为嘉庆二年（1797年）三让堂刻本，见于湖北中医药大学图书馆。但通过陈定中的跋文可知，在1790年他拜入陈修园门下时，《伤寒论浅注》的初稿已完成，作为陈修园教学的讲义之一。之后，当是又经过陈修园的多次修订，如陈修园自言"戊辰岁（1808年），余服阕，复到保阳供职，公余取《伤寒论》原文重加注疏"，"辛未（1811年）秋孟，元犀趋保阳……《伤寒论浅注》已竣"。至嘉庆庚辰年（1820年），即陈修园辞官归闽的第二年，该书才在福建正式刊行，而后广为流传。以此看来，200年前的嘉庆庚辰年（1820年）正是《伤寒论浅注》终稿完成的时候。

《伤寒论浅注》一书共6卷，遵从钱塘二张（张志聪、张锡驹）所分章节，专注六经诸篇，至劳复止，共有397节。陈修园认为《伤寒论》以节为法，而成397法，又认为平脉辨脉、伤寒例、诸可诸不可等篇为王叔和所加，故删去不论。不过，陈修园对王叔和的评价甚高，认为"叔和编次伤寒论有功千古"。而对钱塘二张，则更推崇，在《医学三字经》中就有"大作者，推钱塘"之语。在《伤寒论浅注》中，他更多次赞扬二张从五运六气理论角度阐释《伤寒论》，这种鲜明的学术特点使陈修园不仅成为伤寒三大学派中维护旧论派的风云人物，也成了辨证论治派中分经审证派的代表。

《伤寒论浅注》的编写颇具特点，他在《伤寒论》原文中嵌入小字注解，使注文与原文连贯，一气呵成，浅显易懂，又在每节后进一步标明其法所在，在数节之后又采用按、述、引等方式评述，由浅入深，层层递进，畅达经义，故颇受学习者喜欢，当时的书商多次翻印，现存有几十种清刻本和多种石印本。以此观之，《伤寒论浅注》虽名"浅注"，实用功深矣。

三、从无字处读书

《伤寒论浅注》的一大特色是重视《伤寒论》原文的潜在精义，主张反复研读，"从无字处读书"。如陈修园门人宾有、道著共同撰写的跋文言，"汉文古奥，每于虚字处见精神";周易图亦言,"章旨、节旨居至当不易之规,分观合观得一本万殊之妙,又每于虚字中搜精意,于无字处会精神";黄奕润则强调对原文的反复学习,"一回读之便有一番新见";何鹤龄更是认为"百回读之,第见循循善诱,由浅而深,章节起止条辨处则丝毫不紊,前后照应互异处其血脉相通,不难其注疏考核无微不到,而难其至理名言皆于虚字处会出,尤于无字处道来者也"。以上列举数段跋文,皆强调陈修园对《伤寒论》原文精义的深刻见解,善从"虚字、无字处读书"。

陈修园在《伤寒论浅注·读法》中强调"天下后世,若能体会于文字之外者,许读此书",从无字处读书,正读,反读,重读,参读,拆开读,合起读,"六面读伤寒","寻其来头,究其归根,书须读于无字处"。陈修园正是这样日复一日、年复一年地反复研习,每有见解则记之,才对《伤寒论》之精义了然于胸,予以"浅显之言注解之"。

四、从运气解伤寒

《伤寒论浅注》的另一大特色就是重视五运六气理论,主张以标本中气理论为说理工具来注解伤寒六经病证。这是陈修园在接过"钱塘二张"学术主张的基础上,再创新高。正如他在《伤寒论浅注》中所言:"惟张隐庵、张令韶二家,俱从原文注释,虽间有矫枉过正处,而阐发五运六气、阴阳交合之理,恰与仲景自序撰用《素问》《九卷》《阴阳大论》之旨吻合,余最佩服。"陈修园主张通过五运六气来解读伤寒六经,甚至认为不懂五运六气就无法看懂《伤寒论》,如其言:"六气之本标中气不明,不可以读《伤寒论》。"

那何谓标本中气呢?《素问·六微旨大论》云:"少阳之上,火气治之,中见厥阴;阳明之上,燥气治之,中见太阴;太阳之上,寒气治之,中见少阴;厥阴之上,风气治之,中见少阳;少阴之上,热气治之,中见太阳;太阴之上,湿气治之,中见阳明。所谓本也,本之下,中之见也,见之下,气之标也。"这段介绍了标本中气的基本定义,即以天之六气(火、燥、寒、风、热、湿)为本,以地之三阴三阳(少阳、阳明、太阳、厥阴、少阴、太阴)为标,以本之下、标之上对应的三阴三阳(厥阴、太阴、少阴、少阳、太阳、阳明)为中气,其阴阳匹配正与伤寒六经相合。

《素问·至真大要论》又言:"少阳、太阴从本,少阴、太阳从本从标,阳明、厥阴不从标本,从乎中也。"这说明标本中气的从化规律,即六气正常化生在标本中气之间的相应关系。陈修园认为,这正是伤寒六经的奥秘所在。

少阳、太阴是标本同气,皆为阳(少阳、相火)或皆为阴(太阴、湿土),所以皆从其本。

少阴、太阳从本从标的原因则在于标本异气,少阴本热而标阴,太阳本寒而标阳,所以或从本,或从标,而治有其先后。

至于阳明、厥阴不从标本而从中气,在于阳明之本为燥金,中见太阴湿土,以金遇土,燥从湿化也;厥阴之本为风木,中见少阳相火,以木遇火,风从火化也,所以皆从中气。

《素问·至真大要论》言："夫标本之道要而博，小而大，可以言一而知百病之害。言标与本，易而无损，察本与标，气可令调，明知胜复，为万民式，天之道毕矣。"标本中气理论对于临床诊疗疾病尤为重要，以之解伤寒六经，正是执其牛耳也！

《伤寒论》很难学，五运六气理论也很难懂，而陈修园以标本中气理论为基础，以五运六气注解伤寒六经，更是难上加难。但这样的"难事"，陈修园却标以"浅注"二字，从浅显易懂的角度阐发，确见其远见卓识与非凡功力。

如太阳病提纲证仅14字："太阳之为病，脉浮，头项强痛而恶寒。"陈修园补注为："太阳主人身最外一层，有经之为病，有气之为病，主于外则脉应之而浮，何以谓经？《内经》云：太阳之脉连风府，上头项，挟脊，抵腰，至足，循身之背，故其为病头项强痛。何以谓气？《内经》云：太阳之上，寒气主之。其病有因风而始恶寒者，有不因风而自恶寒者，虽有微甚，而总不离乎恶寒。"陈修园立足标本中气理论，引经据典，解释为太阳病有经病、气病之别，后文太阳病篇的相关条文注解皆以此为总思路和总原则。

又如，对阳明病的太阳阳明、正阳阳明和少阳阳明证的区别，陈修园结合标本中气理论以注解。他认为太阳阳明以"脾约"为主证，是因为太阳之标热与阳明之本燥热对脾津的销烁所致，即"阳明之上，燥气主之，本太阳不解，太阳之标热合阳明之燥热，并于太阴脾土之中，脾之津液为其所烁而穷约"。正阳阳明以"胃家实"为主证，是因为阳明以燥气为本，燥气太过则脾湿无从化生，即"燥气太过，无中见太阴湿土之化，所谓胃家实是也"。少阳阳明则因少阳以相火为本，标本同气，从气本化，如病在少阳，却误用发汗、利小便的方法，则使人体水谷津液更加耗竭，少阳相火更加炽热，所以表现出"胃中燥烦实，大便难"的主证。

又如少阳病提纲证是"口苦，咽干，目眩"。陈修园认为这主要是少阳之气病，因少阳属甲木，以相火为本，"苦从火化，火胜则干，故口苦，咽干……风虚动眩，皆属于木，故目眩也"。而少阳中风之"两耳无所闻，目赤，胸中满而烦者，不可吐下，吐下则悸而惊"的病证表现则正与少阳经之走向及脏腑络属相合，故为少阳之经病。后"少阳伤寒戒发汗"之条文亦释为经病。特别值得注意的是，陈修园对历代医家以小柴胡为少阳病证专方的说法不认同。他认为"小柴胡是太阳病之转枢方，阳明及阴经当藉枢转而出者亦用之。少阳主枢，谓为少阳之方，无有不可，若谓为少阳之专方，则断断乎其不可也！"

对三阴病证，陈修园亦紧扣六经气化之说。如太阴病提纲证为"腹满而吐，食不下，自利益甚，时腹自痛，若下之，必胸下结硬"。陈修园从气化解，认为太阴湿土主地、主腹，故腹满；地气不升致天气不降则吐、食不下；精气不能上达则下自利；太阴湿气不化则时腹自痛；若误以为其痛为实痛而又下之，则脾土更虚而出现胸下结硬。他同时还联系手足太阴经循行以解之。

少阴则因本热而标寒，上火而下水，病证难以捉摸，又以少阴为枢转，故其主证为"脉微细，但欲寐"也。厥阴病不从标本而从中气，中气为少阳相火，故其提纲证为"消渴，气上撞心，心中疼热，饥不欲食，食则吐蛔"等表现相火内扰的症状，若误用下法，再伤厥阴之标阴，则"利不止"。

以上主要以六经提纲证为例，介绍陈修园应用五运六气理论阐释《伤寒论》的特色。《伤寒论浅注》全书夹叙夹议，有设问，有解答，有感叹，有发挥，俨然一幅先生带教弟子的场景再现，无怪乎后世中医学子争相学习也！欲窥全豹，还需研读原书。

虽然陈修园《医学三字经》曾引"张飞畴运气不足凭说"一文，使人误以为陈氏不重视运气理论。但通过对《伤寒论浅注》的学习就可以看出，陈修园不仅重视五运六气理论，还十分精通。当然，陈修园对伤寒和五运六气的彻悟非一日之功，正如其在《伤寒论浅注·辨少阳病脉证篇》所言："自甲寅至庚申，每日诊病后，即谢绝应酬，与《伤寒论》《金匮》二书为寝食，乃知前此之所信从者误也。"不经一番寒彻骨，怎得梅花扑鼻香。正是陈修园对中医学术的孜孜以求和对后学的谆谆教诲，才使我们有幸一瞩其书，然后借此以登堂入室也。

（撰稿人：王国为）

《扁鹊心书》的学术思想以及临床感悟

《扁鹊心书》为南宋窦材以扁鹊托名所撰,清代胡珏参论,后人增补的一本综合性医书。全书共分为三部分。上卷共有论述 10 篇,灸法 3 篇,主要介绍窦氏的主要医学观点、个人临床经验,涉及经络、灸法(黄帝灸法、扁鹊灸法及窦材灸法);中卷载病 64 种,共记 64 篇,论述伤寒、虚劳、消渴、血崩、惊风等内外妇儿杂病;下卷载病 53 种,及论周身各穴,共计 54 篇,收录神方 94 首,介绍其组成、主治、服用方法,附有《金线重楼治证》《服金液丹各种引药》《神治诸般风气灵膏》《汗斑神效方》,对古代方剂的临床运用具有重要参考价值。

作者窦材,宋代医家,真定(今河北省正定县)人,家中四世行医,曾习张仲景、王叔和、孙思邈、孙兆、初虞世、朱肱六子之书,后遇关中老医,从师 3 年,所学之识与《黄帝内经》合旨,临病验之,百发百中,恐有所失,将先师传授之术结合自身 40 余年临证经验,编成《扁鹊心书》传于后世。

笔者阅读后受益良多,经过整理与思考,现对《扁鹊心书》的学术思想进行整理、概括以及归纳。

窦氏深受《黄帝内经》和道家的影响,重视阳气的作用。他主张"当明经络""须识扶阳""温补脾肾""灼艾第一";临证注重理论对实践的指导,重视扶阳与灸法的运用;认为保命有 3 法,"灼艾第一,丹药第二,附子第三",对艾灸给予极高的评价,其学术思想对后人多有启发。

一、当明经络

窦氏思想传承于《黄帝内经》,尤其重视百病与经络的关系。《扁鹊心书·上卷·当明经络》即指出:"学医不知经络,开口动手便错。"正如《灵枢·经别》有言:"夫十二经脉者,人之所以生,病之所以成,人之所以治,病之所以起,学之所始,工之所止也,粗之所易,上之所难也。"《灵枢·经脉》载:"经脉者,所以能决死生,处百病,调虚实,不可不通。"经络所过,主治所及,这是经络辨证的实质,熟知经络是经络辨证的基础。窦氏认为医者诊病,首先应熟知经络,辨识阴阳交接,脏腑气血,营卫循行,方能明了神机升降出入之道。

二、须识扶阳

窦氏师于《黄帝内经》并受道家影响，重视扶阳之道，认为疾病的发生是各种原因损伤阳气所致。《素问·生气通天论》言："阳气者，若天与日，失其所，则折寿而不彰。"《扁鹊心书·须识扶阳》言："道家以消尽阴翳，炼就纯阳，方得转凡成圣，霞举飞升。故云：阳精若壮千年寿，阴气如强必毙伤。"窦氏认为："盖人有一息气在而不死，气者阳所生也，故阳气尽必死。"书中直接提出保扶阳气的理念："故为医者，要知保扶阳气为本。"他非常重视阳气对人体的作用，认为"夫人之真元乃一身之主宰，真气壮则人强，真气虚则人病，真气脱则人死。"他认为阳气与人体生死存亡息息相关。他重视灸法，主张以灼艾第一，重视从脾、肾着手保扶阳气。

（一）反对妄用寒凉攻下

窦氏重视扶阳的思想首先表现在反对妄用寒凉攻下。他认为"阴气未消终是死，阳精若在必长生"。他认为感邪之人，若是元气旺盛尚能抵挡一二，若此时用寒凉之药，损伤人的阳气，助邪伤正，易导致虚寒证、阳虚证。如《扁鹊心书·忌用转下》篇中云："非若苦寒之药，动人脏腑，泄人元气。夫巴豆、硝黄之类能直穿脏腑，非大积大聚，元气壮实者，不敢轻用。今之庸医不问虚实，动辄便行转下，以泄六腑各气，转生他证。重则脾胃渐衰，不进饮食，肌肉消瘦而死。"《扁鹊心书·内伤》言："若被庸医转下凉药，重损脾气，变生他病，成虚劳臌胀泄泻等证，急灸中脘五十壮，关元百壮，可保全生，若服凉药速死。"从书中可看出窦材对扶阳保阳的重视，尤其是脾肾之阳，先天之本与后天之本的保扶之法更是传承了《黄帝内经》思想。

（二）善用附子等温热之药

窦氏保扶阳气之法还体现在临床上擅长运用硫黄、附子、肉桂、干姜等大辛大热之品。《本草新编》言"附子，味辛，气温、大热，浮也，阳中之阳，有大毒"，可补虚助阳消阴，用治一切虚寒阴证。《扁鹊心书》附方之中，含附子（或乌头，或乌头与附子）的方剂占 26.5%，可见窦氏对附子之重视。李延保经过用药配伍研究分析，发现窦氏治疗中核心药物有"附子、干姜""附子、白芍""白芍、甘草"三药对，主要发挥强心止痛、回阳救逆、祛风除湿、通络止痛之功。

窦材还好用丹药，其神方篇所列丹剂众多，且以扶阳方药为主。金液丹、保命延寿丹等皆为扶阳之方。丹药成分，皆为辛热温阳之品，均可补益阳气、温经通络，可用于治疗各种寒湿阳虚型病证。从药物选择和使用频次可以体会出窦氏主张扶阳，以温补为主，禁寒凉，足见其重视扶养阳气的学术思想。

三、固护脾肾

《扁鹊心书》里窦氏尤其重视顾护脾肾。《素问·六节脏象论》曰："肾者，主蛰，封藏之本，精之处也。"肾主藏精，五脏六腑均有赖于肾精的滋养，肾为先天之本。窦氏认为"肾为一身之根蒂，先天之真源，本牢则不死"；"脾为五脏之母，后天之本，属土，生长万物者也。"他指出"人以脾为母，以肾为根"，书中记载之病多为脾肾阳虚。虚劳乃脾肾损伤；脾泄注下辨为脾肾气损；气脱为脾肾气虚；中风人气虚中满为"脾肾虚惫不能运化"；消渴病为心肺气虚，生冷硬物碍脾，肾水枯竭。书中记载50余种病证，其中约有30余种病证为脾肾阳虚；书中所载的40余则医案，有一半以上是用温补脾肾之法。由此可见窦材对养护脾肾的重视程度。

四、治病重灸

窦氏主张扶阳以灼艾第一，提出"医之治病用灸，如做饭需薪"。他极其重视灸法，认为治病用灸非常重要。书中列《黄帝灸法》《扁鹊灸法》《窦材灸法》3篇，举出各种疾病选取的穴位和灸法。他认为大病宜灸，宜早灸。《扁鹊心书·大病宜灸》篇云："世有百余种大病，不用灸艾、丹药，如何救得性命，劫得病回？如伤寒、疽疮、劳瘵、中风、肿胀、泄泻、久痢、喉痹、小儿急慢惊风、痘疹黑陷等证。若灸迟，真气已脱，虽灸亦无用矣。若能早灸，自然阳气不绝，性命坚牢。"

窦氏治病常从脾肾着手，在运用艾灸时，使用最多的穴位为关元、命关二穴。命关即食窦穴，命关穴属足太阴经。《扁鹊心书·卷上·扁鹊灸法》强调，命关"能接脾脏真气，治三十六种脾病。凡诸病困重，尚有一毫真气，灸此穴二三百壮，能保不死。一切大病属脾者并皆治之"。关元又称"下丹田"，为小肠的募穴，为男子藏精、女子蓄血之处，在前正中线上，脐中下3寸。关元属任脉，为任脉与足三阴经交会之处，不仅能主治任脉的疾病，也能调节足太阴脾、足少阴肾、足厥阴肝的病症。关元是常用的调补元气、强身健体要穴。命关穴顾脾气，护后天之本；关元穴护肾气，固先天之本。二者结合兼顾，调补脾肾之阳，补元护本。

窦氏虽重视脾肾，但也根据病证选择灸穴和灸量，对症施灸。窦氏用灸的特点是灸量大，灸时长，并且擅长直接灸。《扁鹊心书·大病宜灸》云："世俗用灸，不过三五十壮，殊不知去小疾则愈，驻命根则难……凡大病宜灸脐下五百壮。补接真气，即此法也。若去风邪四肢小疾，不过三、五、七壮而已。"《窦材灸法》记载的疾病灸量少则二十壮，多则五百壮，并创睡圣散以减轻艾灸时的痛苦。

五、读书感悟

窦氏传承《黄帝内经》思想，以扶阳保阳为核心学术思想，为后世温补扶阳疗法提供了指导；重视脾肾，兼顾先天之本与后天之本，在诸多疾病治疗中首先考虑脾肾阳气的虚损，注重整体，辨证施治；还提出阳气损伤的5种状态，根据病机、转归提出了治疗方案；为临床治疗脾肾阳虚以及虚寒性疾病提供了思路。在临床经验上，窦氏反对寒凉攻下，重视灸法，擅长灸药并重，提出大病宜灸，宜重灸和早灸，为针灸运用提供了大量医案和治疗思路，丰富拓宽了灸法扶阳理论。

笔者在阅读学习《扁鹊心书》后，感悟良多，为临床针灸治疗的开展提供了诸多帮助，尤其是针对一些大病后期、癌症术后康复期的病人提供艾灸疗法时指引了方向。在给这类病人艾灸时，要遵循重脾肾，护阳气，重灸早灸，每次选穴精少的原则，在缓解疲乏、改善精气神方面收效颇丰。得益书中所学，希望书中扶阳思想以及治疗医案能给更多人提供思路，临床治病讲究辨证论治，对症下药，应以古为借鉴而不拘泥守旧。

（撰稿人：林雯婷）

参考文献

1. 窦材撰.扁鹊心书［M］.赵宇宁，江南，郭智琨，点校.北京：学苑出版社，2010：1-159.
2. 傅文录.《扁鹊心书》扶阳思想探析［J］.河南中医，2011，31（5）：473-475.
3. 李廷保.《扁鹊心书》用药配伍思路探析［J］.江西中医药大学学报，2016，28（5）：3-4，51.
4. 李宁，王寅，张晓琳.窦材的扶阳学术思想探讨［J］.中医药导报，2015，21（21）：19-21.

近 5 年国家自然科学基金肝癌中医药研究项目资助情况分析

肝癌是临床常见的恶性肿瘤之一。全世界每年因肝癌致死的人数超过 25 万，当前我国肝癌（hepatocellular carcinoma，HCC）每年的发病人数占全球新发肝癌人数的 45%，是我国发病率排在第四位的恶性肿瘤，在男性死亡中排名第二。国家自然科学基金（NSFC）作为我国支持基础研究的主渠道之一，在肝癌的研究方面发挥着重要的引导和支持作用。本文通过分析 2015—2019 年 NSFC 肝癌中医药研究项目资助情况，探讨肝癌中医药研究的现状和发展趋势，为肝癌中医药研究领域的科技工作者选题和项目申报提供参考依据。

一、资料与方法

检索国家自然科学基金项目查询（V2.0 正式版）网站（http://fund.zsci.com.cn/fund/Index/index.html），在"学科分类处"依次选择"医学科学部""中医学"，然后点击项目查询，获得相关立项研究项目，点击进入每一条项目，将检索信息录入 Excel 2019，建立包含立项名称、批准年份、学科分类、项目负责人、依托单位、项目经费、项目批准号、项目类别、中文主题词的数据库。由于有些研究者会选择其他学科分类进行 NSFC 项目提交，因此在完成"中医学"的数据获取后，继续选择"中药学"与"中西医结合"两个学科分类，检索与肝癌中医药研究有关的立项项目作为补充与完善，最后将所得资料进行汇总，以便于后续的统计与分析。

二、结果与分析

（一）资助概况

资助项目数、资助类别及资助金额分布获资助项目类别包括面上项目、地区项目、青年项目等。2015—2019 年，资助项目数量和资助金额整体以 2015—2017 年平稳，2018 年有明显增长，2019 年整体有下降；就项目类型而言，以面上和地区项目起伏较为明显。2018 年，面上项目和地区项目差距拉大，2019 年这种差距出现缩小。从图 2 来看，整体项目资助经费和项目立项数量变化趋势基本相符。2018年资助经费1587万元达到高峰；2019年资助经费总额为近5年最低，但平均经费较2015—2017年变化不大。近5年资助项目数和资助经费的年度分布具体情况见图1和图2。

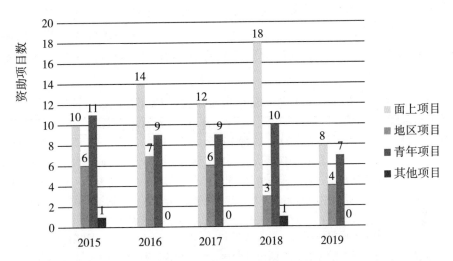

图1　2015—2019年肝癌中医药研究NSFC资助项目数年度分布

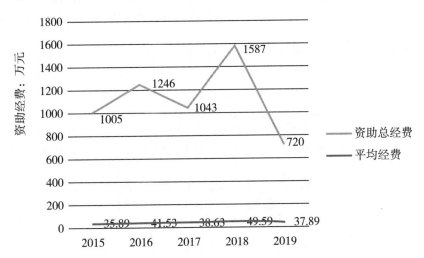

图2　2015—2019年肝癌中医药研究NSFC资助项目经费年度分布

（二）资助项目依托单位分布

NSFC肝癌中医药研究资助项目涉及的依托单位共计63家，其中中医院校17家、西医院校16家、综合性高校17家、研究机构5家、医院5家、其他类型依托单位3家。依托单位类型中，中医院校与西医院校及综合性高校数量上基本无差别。就资助项目而言，以中医院校获资助的项目最多（44.12%），其次为西医院校（23.53%），主要包括广西中医药大学（11项）、上海中医药大学（10项）、中国人民解放军第二军医大学（9项）、南京中医药大学（8项）等。广西中医药大学和上海中医药大学分别以获资助项目数量11项和10项位居前列，但广西中医药大学以地区项目（90.90%）为主。排名前10的单位共获资助项目66项，占近5年肝癌中医药研究相关资助项目（136项）的近半数（48.53%），资助金额（2801万）占获资助总经费（5601万）的50.00%。西医院校中国人民解放军第二军医大学及综合性院校复旦大学在肝癌中医药研究项目立项数量上排第3位和第5位，高于传统的中医院校——北京中医药大学和广州中医药大学等中医高校。具体资助项目依托单位见表1，获资助数量排名前10的单位所获资助项目具体分布情况见表2。

表1 2015—2019年NSFC肝癌中医药研究依托单位情况

单位类型	项目数	依托单位（项目数）
中医院校	60	广西中医药大学（11），上海中医药大学（10），南京中医药大学（8），北京中医药大学（5），广州中医药大学（4），湖南中医药大学（4），贵阳中医学院（4），河北中医学院（4），浙江中医药大学（3），陕西中医药大学（3），安徽中医药大学（1），成都中医药大学（1），福建中医药大学（1），河南中医药大学（1），湖北中医药大学（1），天津中医药大学（1），云南中医药大学（1）
西医院校	32	中国人民解放军第二军医大学（9），南方医科大学（5），沈阳药科大学（3），内蒙古医科大学（2），新疆医科大学（2），大连医科大学（1），桂林医学院（1），湖北医药学院（1），济宁医学院（1），首都医科大学（1），天津医科大学（1），温州医科大学（1），右江民族医学院（1），中国药科大学（1），遵义医学院（1），安徽医科大学（1）
综合高校	30	复旦大学（6），中山大学（3），中南民族大学（3），深圳大学（2），三峡大学（2），山东大学（2），暨南大学（2），大连大学（1），华中科技大学（1），南昌大学（1），南京大学（1），石河子大学（1），湖北民族学院（1），武汉大学（1），西安交通大学（1），延边大学（1），浙江大学（1）
研究机构	5	广西壮族自治区肿瘤药防治研究所（1），山东省医学科学院（1），中国医学科学院药用植物研究所（1），中国中医科学院中药研究所（1），香港浸会大学深圳研究院（1）
医院	6	湖北省中医院（2），广东省人民医院（1），内蒙古自治区国际蒙医医院（1），中国人民解放军第三〇二医院（1），中国人民解放军第四〇一医院（1）
其他	3	广西壮族自治区药用植物园（1），中国科学院武汉植物园（1），中国人民武装警察部队后勤学院（1）

表2 2015—2019年NSFC肝癌中医药研究依托单位资助经费及立项情况（前10名）

单位名称	资助数量	面上项目	地区项目	青年项目	其他项目	资助金额/万元
广西中医药大学	11	0	10	1	0	380
上海中医药大学	10	6	0	4	0	420
中国人民解放军第二军医大学	9	6	0	3	0	386
南京中医药大学	8	3	0	5	0	265
复旦大学	6	2	0	3	1	422
北京中医药大学	5	4	0	1	0	249
南方医科大学	5	2	0	3	0	166
广州中医药大学	4	4	0	0	0	226
贵阳中医学院	4	1	3	0	0	178
湖南中医药大学	4	1	0	3	0	109

（三）资助项目热点病症谱分布

NSFC 在肝癌中医药研究资助项目的研究对象种类繁多，将其按中药成分、中药复方、单味中药、中医病机病症、中医治法、针灸推拿、中药药对以及其他进行分类，以中药成分（40%）和中药复方（34%）占主要地位，其次是单味中药（12%），而其他研究对象的资助项目较少，均不超过 5%。整体研究对象资助项目情况占比见图 3。

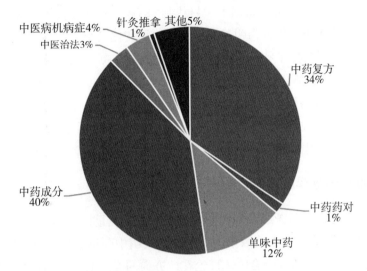

图 3　2015—2019 年 NSFC 肝癌中医药立项研究对象占比情况

（四）资助项目热门研究方向分布

通过对关键词分析可以呈现 2015—2019 年 NSFC 肝癌中医药研究重点、热点内容，进而预测该领域的未来研究趋势。将 2015—2019 年资助的项目按立项题目及中文关键词分别制作 Excel 表格，导入 BDP 在线数据分析软件（https://me.bdp.cn/index.html），数据源选择 Excel 表格上传，然后点击"编辑图表"，将"中文关键词"依次导入"维度"，以"词云"形式将结果可视化，得到词频较高的是细胞、通路、信号，具体结果见图 4。

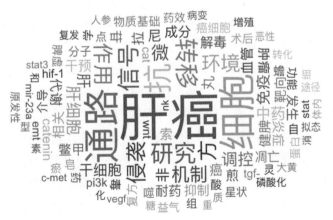

图 4　2015—2019 年 NSFC 肝癌中医药研究中文关键词词云图

三、讨论

（一）资助项目分析

NSFC 对肝癌的中医药研究的资助项目数较大，以 2015—2017 年相对平稳，近 2 年起伏波动大，2018 年达到了高峰，面上项目达到 18 项，2019 年整体回落，其中面上项目和地区项目随整体波动的变化较为明显，而青年项目变化较小，即国家对肝癌中医药研究的青年项目资助一直保持持平状态，说明青年科研人才不断壮大以及国家对特定人群的政策倾斜。历年来，NSFC 都注重鼓励青年科技人才，2020 年度国家自然科学基金再次提出"优化人才资助体系，特别注重培养青年科学技术人员独立主持科研项目、进行创新研究的能力，激励青年科学技术人员的创新思维，培育基础研究后继人才。"近几年的 NSFC 都延续了这一政策，这是对青年人才的肯定和鼓励。

（二）资助的分支学科分析

中药抗肿瘤药理、中西医结合临床基础和中医内科资助的项目数量分别为 36 项、33 项和 25 项。中药抗肿瘤药理立项数量为第 1 位，说明中药抗肿瘤药理在肿瘤的中医药研究中仍占据主要地位。中西医结合临床理论在此方向的立项数量和经费居于第 2 位，说明目前对肝癌的中西医结合研究成为新的趋势，未来有没有可能赶超中药抗肿瘤药理，我们拭目以待。中西医结合医学作为具有中国特色的新兴学科，基于学科交叉和思维融合的基本特征，在 NSFC 中占据重要地位。NSFC 资助分支学科繁多，多数分支学科在肝癌中医药研究领域的获得资助项目数和资助金额零散，资助分配不均衡明显，体现了申报者们未能从多角度考虑该领域申报问题。未来 NSFC 肝癌中医药研究者们应从不同学科进行申报工作，促进学科均衡发展。

（三）资助项目依托单位分析

获得资助的 136 项来自 63 家依托单位。排名第一位的广西中医药大学获得的 11 项资助中 90.90% 为地区项目，资助总金额高达 380 万元，充分说明了国家对特定地区的肝癌中医药研究领域的扶持和政策倾斜。其他依托单位在获得资助项目类型上分布相对稳定。如排名第二的上海中医药大学对肝癌中医药研究突出，研究起步早，发展时间长，实力相当。如方肇勤团队早在 2002 年就获得肝癌中医药研究的面上项目资助，2002—2012 年间曾在肝癌中医药研究方面多次获得国家自然基金项目资助，总资助经费达 149 万元。同时，西医院校及综合高校在肝癌中医药研究中的贡献值呈现增长态势，以中国人民解放军第二军医大学、复旦大学最为突出。由此可见，西医院校和综合高校成了未来中医院校申报项目中的主要竞争对手。就地区而言，东部沿海经济发达地区是吸引人才、发展科研的高地，这些地方为人才提供了更多的机会，更好的科研条件。

（四）资助项目研究对象分析

通过分析资助项目研究对象可以发现，肝癌中医药研究以中药成分（40%）研究最多，其次是中药复方（34%），体现了肝癌的中医药研究趋于深入化，同时各个方向趋于联合化。比如"鳖甲煎剂"治疗肝癌的中医药研究近5年共有7项，都是从鳖甲作用的不同途径入手，汇成了一个更为完整的研究，能多方面发掘同一中药作用于同一疾病的不同机制。中药成分的研究成为目前肝癌中医药研究的热点，人们渐渐从中药成分和不同中药组分之间相互作用中发掘其治疗肝癌的潜在价值，开辟了中医药和中西医结合的医疗新天地。

（五）资助项目热门研究方向分布

细胞分子水平研究稳居热点地位。由本研究结果来看，频率最高的关键词为"通路""细胞""信号"等。以"通路"为主题词检索，2015—2019年获资助信号通路研究最多。此类研究有：健脾消积方药预防肝细胞癌及对TGβ-1/smad信号通路调控的研究、脾虚内环境Oatp表达对肝癌CSC"干性"及PTEN/AKT信号通路影响研究等。这说明在资助项目中，目前的研究内容侧重在细胞分子水平，其中以通路研究最多（47.52%），其次为细胞研究（35.63%）、和信号（28.71%），在机制研究中以调控信号通路、细胞转移、侵袭研究为主，通路研究以β-catenin通路、Wnt/β-cat、Caudatin通路研究为主。可以看出，NSFC旨在解决"中医药如何作用于疾病"的问题。我们要既考虑到学科特点，又要把握近几年的资助热点。近年来涌现的转移、侵袭等热门方向，说明了肝癌的中医药研究重点为机制研究以及利用中医药本身的优势防治肝癌转移，体现了"既病防变"的中医思想。

四、问题与不足

大多数的项目侧重在"中医药干预机制研究"，偏于中药的机制研究，很少提及中医药传统理论以及基于中医药传统理论的创新。比如，《科罗索酸通过FOXF1诱导非经典自噬途径促进肝癌细胞铁死亡的机制研究》以科罗索酸作用于肝癌细胞铁死亡的细胞分子学机制为研究对象，但是未能体现中医的传统理论。

五、展望

从国家自然科学基金立项以来，对肝癌的中医药研究的资助较大，目前肝癌的中医药研究已经有了一定的基础，取得了一定的成果。我国作为肝癌发病率高的国家，尤其是病毒性肝炎发病率高的国家，发挥中医药防治肝癌的价值仍需继续坚持，而且应逐渐解决一些研究立项中的问题。希望肝癌的中医药研究者在未来的申报过程中，应更加基于中医传统理论、整体观念，突破片面的固化思维，将宏观和微观有机融合，顺应中医药发展的大好形势，提高国家自然基金立项的质量。

（撰稿人：朱义文）

参考文献

1.Kim EY，Hong TH.Initial experience with laparoscopic radical antegrade modular pancreatosplenectomy for left-sided pancreatic cancer in a single institution：technical aspects and oncological outcomes［J］.BMC Surg，2017，17（1）：2.

2.Ratti F，Cipriani F，Catena M，et al.Approach to hepatocaval confluence during laparoscopic right hepatectomy:three variations on a theme［J］.SurgEndosc，2017，31（2）：949.

3.薛岚，谷瑞升，冯雪莲，等.国家自然科学基金生命科学"十三五"发展的总体思路及依据［J］.中国科学基金2016，30（6）：483-488.

4.刘宁，吴美平，陈婷，等.国家自然科学基金中医学领域项目2018年度申请与资助情况评述［J］.中医杂志，2019，60（6）：482-484.

5.国家自然科学基金委员会.2020年度国家自然科学基金项目指南［M］.北京：科学出版社，2020：78.

6.刘毓键，马明洋.血清标志物在肝细胞肝癌早期诊断中的研究进展及应用前景［J］.医学综述，2020，26（7）：1327-1328.

《中国共产党章程》的修订与出版传播百年史

《中国共产党章程》(简称"党章")是中国共产党为实现党的纲领、开展正规活动、规定党内事务所制定的根本法规,是党赖以建立和活动的法规体系的基础,是党的各级组织和全体党员必须遵守的基本准则和规定,具有最高党法、根本大法的效力。中国共产党高度重视修订完善党章,几乎每一次党代会,都留下了制定或修改党章的记录。从中国共产党百年宏观整体史出发,对《中国共产党章程》的修订与出版传播历史进行深入系统的考察,具有重要的现实意义和学术价值。

一、新民主主义革命时期党章的修订与出版传播

新民主主义革命时期,中国共产党不断壮大发展,党章也从初创并历经修订而逐渐成熟。这一时期共制定过一部党纲和六部党章。

1921年,党的一大制定了《中国共产党纲领》。有研究者将它界定为"中国共产党党章发展过程中的雏形,认为它是党章发展史上的起始阶段"。它没有公开出版传播,尚未找到中文原稿,仅存俄、英文两种版本。从中共二大到六大,共制定和修订了五部党章。1922年,中共二大制定通过了党历史上第一部完全规范意义上的正式党章。从二大到六大的党章共同反映了中国共产党幼年时期的实际。

目前,中共二大、三大、四大、五大通过的党章均只有一种版本。中共六大重新制定的《中国共产党党章》,现存有15种版本,并且传播到国统区。

1945年4月至6月11日,中共七大在延安召开。七大党章是从中国共产党实际出发而独立制定的,在党章发展史中具有划时代的地位,标志着中国共产党走向了成熟。同年12月,中共中央书记处印制下发了新版《中国共产党章程》,各根据地迅速开展了学习和贯彻七大精神的活动。当时延安《解放日报》对学习七大党章活动进行了连续追踪报道,发挥了新闻宣传和舆论引导作用。在延安开展系统学习党章的活动中,出版的七大党章及其配套学习教材多达11种,甚至首次出现维吾尔文版的党章教材,蒙文版也大量出版。

总之,据统计,新民主主义革命时期共有151种党章(包括党纲)出版和再版,并在各省发行传播。众多单位参与了传播党章(包括党纲)的活动。新民主主义革命时期,党

章日益走向成熟。

二、社会主义革命和建设时期党章的修订与出版传播

从1949年10月至1978年12月党的十一届三中全会召开，是社会主义革命和建设时期。这一时期，中国共产党制定和通过了四部党章。

1956年9月，中国共产党召开第八次全国代表大会，制定通过了新的《中国共产党章程》。这是中国共产党全面执政后的第一部党章，体现出中国共产党从革命党到执政党的重大历史转变。八大党章版本类型不断增多，不仅出版了少数民族语言版，而且印行了外语版、袖珍普及本、注音本。这些版本充分说明了党章在出版传播方面进一步增强读者意识，不断满足不同读者群体的阅读需要。

1969年九大党章和1973年十大党章是在"文革"时期形成的。其出版单位多为各地革委会以及各地人民出版社，在印刷上出现了彩色印刷版和袖珍大字版，还有一个特色就是扉页上均有一段毛泽东语录，内页往往印有多张中央领导人的照片。十大党章还首次出现了盲文版本。

1977年十一大党章是一部既有积极作用又有严重缺陷的党章，没有从根本上纠正十大党章的"左"倾错误思想。汉语版本由人民出版社出版，少数民族语言版本由民族出版社出版。这种出版分工一直延续至今。

除了出版党章外，这一时期还出版了一些党章教材和辅导资料，主要有两大类：第一类是紧密结合党章进行阐释的，第二类是文献汇编。

总之，在社会主义革命和建设时期，作为全国执政党的中国共产党的党章主要由人民出版社出版，新华书店经销，出版传播网络成熟且有保障。印刷装帧版本丰富多样，有平装本和精装本，还有袖珍本、大字本、彩色本。各种少数民族语言版本、外文版本的出版，满足了中外不同读者群体的多样化需求。

三、改革开放和社会主义现代化建设新时期党章的修订与出版传播

1978年12月至2012年11月党的十八大召开，是改革开放和社会主义现代化建设新时期。这一时期制定和通过了六部党章。

1982年通过的十二大党章是一部内容完备成熟的党章，是现行党章的蓝本。1982年9月13日，胡乔木向全国介绍了十二大党章的制定修改情况，号召大家学习新党章。随着全国各党章学习小组的成立和学习活动的持续开展，十二大党章得到了积极的传播，相关出版物需求大增，党章学习的配套资料也非常丰富。1983年10月11日，中共十二届二中全会通过了《中共中央整党的决定》，整党运动的全面开展，极大地推动了全党全国的十二大党章学习。

1987年，中共十三大通过了《关于中国共产党章程部分修正案的决议》，对十二大党

章进行了部分修订。

1992年10月，中共十四大审议通过了《中国共产党章程》。大会结束后，中央及各省、市党委开始组织出版十四大党章及其学习辅导教材。1995年，中组部、中宣部联合发出《关于在党员中开展建设有中国特色社会主义理论和党章学习活动的意见》，再次掀起了全国党章学习热潮。党章的出版呈现出通俗化和多样化特点，出现了党章专门词典和简明读本，及各种党章辅导学习书籍。

1997年9月，中共十五大通过的《中国共产党章程修正案》明确规定把邓小平理论确立为党的指导思想。新党章由人民出版社出版，经新华书店向全国销售，也出版了蒙古文、藏文等少数民族文字版。在相关教材中，尤为突出邓小平理论，还出版了专门研究党章的学术著作。

2002年11月，中共十六大党章将"三个代表"重要思想写入党章。十六大党章的出版传播有四个鲜明特点：第一，国际化程度加深；第二，增加了少数民族文字单行本；第三，采取了新的媒介形式；第四，加强了系统普及性。2004年11月，中共中央发布了《关于在全党开展以实践"三个代表"重要思想为主要内容的保持共产党员先进性教育活动的意见》，使十六大党章得到了进一步的传播。

2007年10月，中共十七大通过了《中国共产党章程（修正案）》决议，将"科学发展观""尊重和保障人权""人才强国战略""走和平发展道路"等写入了新党章。10月24日，十七大报告和新党章单行本由人民出版社出版，全国新华书店发行。中共中央组织部组织局制作了《十七大党章电视教材》，还编辑出版了《〈十七大党章电视教材〉解说词》，作为配套材料。

总之，随着改革开放和社会主义现代化建设事业不断取得进步，党章屡被修订。其最突出的特点是将中国共产党在改革开放和社会主义现代化建设中的实践创新、理论创新、制度创新成果及时写进党章。党章在全国政治生活中的地位和作用日益提升，其出版传播的方式也体现出与时俱进的特点。

四、中国特色社会主义新时代党章的修订与出版传播

从2012年11月至今是中国特色社会主义新时代。在中国特色社会主义新时代，党的十八大和十九大均通过了《中国共产党章程（修正案）》。

2012年11月，中共十八大召开。其间审议通过的新党章有两个亮点：一是首次实现数字出版；二是注重通俗化、大众化。2016年2月，中共中央办公厅印发了《关于在全体党员中开展"学党章党规、学系列讲话，做合格党员"学习教育方案》，内容首先就是"学党章党规"，极大地推动了党章的传播。

2017年10月，中共十九大在北京召开。大会通过了《中国共产党章程（修正案）》，把习近平新时代中国特色社会主义思想确立为党的指导思想，是这次党章修改的最大亮点和最突出的历史贡献。十九大胜利闭幕后，全国迅速掀起学习宣传贯彻十九大精神的热

潮。人民出版社出版了3种10个版本的大会文件单行本及汇编本,还有数家出版社推出了由文件起草组组织编写的权威辅导读物,它们为全国广大党员干部群众学习贯彻党的十九大精神提供了最基本、最权威的文本材料。

五、结论

《中国共产党章程》是一面光辉的旗帜。它是规范党员行为的"指南针"和引领中国发展的"风向标"。中国共产党的百年发展史,就是不断与时俱进地根据时代和实践中党的实践创新、理论创新、制度创新成果制定、修订党章的历史,也是通过出版不断将党章传播给全国党员和群众并内化为他们自觉行动的历史,推动了中国共产党党员数量的急速增长。在百年辉煌历程中,《中国共产党章程》的出版传播不断取得实效,出版传播形式不断翻新,发行数量呈几何级增加,传播范围遍及全国,不断推动着中国共产党的创新发展和中华民族的伟大复兴。一本本保存至今的各种版本的党章,就像一座座历史永存的丰碑,成为中国共产党革命、建设、改革、复兴伟大事业的历史见证者和记录者。

(撰稿人:邓绍根)

抉择、质疑和"剥极而复"——中医大学生成长教育中的哲学思想应用举隅

哲学的英文是 Philosophy，是由希腊文中 Philia 和 Sophia 这两个词所合成，意思是"爱智慧"。大学是思想和言论自由的堡垒，更需要智慧来滋润学术的创新和繁荣。不可否认，哲学思想在中医高等教育中也有施展的广阔舞台。下面从存在主义、苏格拉底精神和"剥极而复"思想等方面举例进行论述。

一、以"自由抉择"思想塑造中医大学生的人生价值观

存在主义者克尔凯郭尔认为存在就是"抉择"，就是"选择成为自己的可能性"，并凸显"自由选择"的内涵。其指出人生有三绝望：一不知道有自我，二不愿意有自我，三不能够有自我。事实上，人的一生时时刻刻面临着选择，可以选择成为自我，还可以选择随波逐流、做一个没有自我的人。如果不选择成为自我，这个人就没有真正的存在过。萨特宣言"存在先于本质"，凸显出个人抉择的重要性，一个人若不作出抉择，就根本没有本质可言。一个人先"选择成为自己的可能性"，最后才使自己得到所选择的内容。每个人都在生命过程中不断抉择，选择之后才会得到结果，抉择对每个人都很重要。

教师群体可应用"自由抉择"思想来塑造中医大学生的人生价值观，着眼唤醒学生成长的内在动机，要将学生带入精神充实、富于理智挑战的境界，在教育过程中强调学生自由选择、自我负责、自我意识的发展，引导学生正确地评价自我、设计自我。

教师群体还可应用"存在先于本质"思想，引导学生主动做出抉择，使其知道作为一个人，最重要的不是有什么成就，而是知道自己在做什么，人不是"已做成"之物，而是在选择中不断"造就"自己，放弃选择，就是放弃了作为一个"人"的天职。中医大学生在本科的初期阶段，常常会感觉医科没有经济学科、工科等取得的社会成就大，而临床实习阶段，又会觉得中医没有西医的发展空间大。这每一阶段的思想摆动，常常会使青年学生丧失塑造自我的信心。当社会对中医前途信心不足，选择中医，就选择成为自己，成为一个有独特特性的人。选择中医，前途一样光明！当青年学生选择成为自己时，也就成为尼采所说的拥有"权力意志"的超人，无限的潜能就会被激发出来。

二、以苏格拉底精神塑造中医大学生的科学方法论

苏格拉底说："不要听我的，阿伽松。要听从真理。"（柏拉图《会饮篇》）他提倡独立思考是发现真理的途径。苏格拉底相信他有能力做出自己的判断，愿意花费时间去思考，耐心地甚至顽强地获得他所需要的信息和见解，得出深思熟虑的结论，并把结论付诸行动推动他的生活。青年大学生常常思考太快，常常过早地终止了他们的思维活动，在刚刚开始思考的时候就认为他们已经完成了思考。大多数青年学生在很多情况下，都只会接受在第一时间浮现在他们脑海中的东西，通常在这种情况下，这种东西不是他们自己的东西，而是不加批判地从其他人那里接受的东西。苏格拉底还提倡要勇于挑战传统，指出"我们必须逃离假象的洞穴"（柏拉图《理想国》）。苏格拉底的"洞穴"代表了一个由我们"接受的信念"所构成的世界。我们必须知道如何在必要的时候对我们自己的信念加以审视，以免变成没有思想的木偶。

苏格拉底质疑权威、独立思考、挑战传统的精神可以用来塑造中医大学生的科学方法论，来解决学习中的问题。譬如，教师群体可以鼓励学生发扬苏格拉底独立思考精神来解决中医学术流派百家争鸣造成的理解和继承困难问题。中医学中有许多学术流派，如伤寒学派、补土派、寒凉派、攻下派、温补学派、温病学派等，各个流派都是在前代学术基础上结合当代临床实践进行的总结和提高，这些学术流派的学术观点既有基本一致的东西，也有互相抵触的地方，是一种百家争鸣的状态。这就对中医大学生继承这些学说产生了极大的干扰作用。这种状况，仅仅靠教师的课堂讲授，而学生处于被动接受知识就不够了，要引导学生相信自己的判断力，花时间去主动思考，从中医学原典而不是从教科书中去获得足够多的信息，并引入别的同学的思考，在独立思考中接受正确的观点和判断，并把接受的学术思想应用到临床实践中去。

教师群体还可以鼓励学生弘扬苏格拉底质疑权威、挑战传统的精神，来解决"师承传授""崇尚经典"造成的思想僵化问题。中医大学生关于中医科学的大量的知识、观点、态度是从课堂、教材、教师那里按部就班地接受的。当然这种教育模式能让中医大学生较快接受和掌握中医科学内容；但另一方面，也无形中对学生的思想捆上了锁链，使他们放弃了独立思考的习惯、不敢挑战传统。这样就极大限制了学生的创造力，阻遏了中医的发展。教师群体在传授中医科学知识的同时要引导学生树立独立思考、敢于质疑权威的科学方法论，对中医信念进行深度审视，逃离假象的洞穴，挣脱思想的枷锁，释放创造力，服务于中医学的创新。

三、以"剥极而复"思想塑造中医大学生的中医观

在《易经》中，剥卦是下坤上艮，其象为地在下而山在上，两者固定而不再交通。复卦是下震上坤，其象为地在上而雷在下，雷必然要鼓动力量往上奋进，这是循环之新生的

开始。"剥极而复"本义是指阴阳消长转化的规律，广义指的是事物之间相互转化的规律。

教师群体可以《易经》"剥极而复"思想来塑造中医大学生的中医观。多数中医大学生踏入大学之前的知识体系的主体结构由近代自然科学兴起的物理学、化学、数学等学科组成，再加上西医学在现行医疗体系中的地位和影响，必然导致多数中医大学生在理性和感情上更加倾向西医学，导致学习中医学的兴趣降低。要解决这种不正确的中医观，具体可从两个方面入手。一个方面，以"剥极而复"思想所包涵事物之间相互转化的规律性，使中医大学生坚信中医一定会再次崛起的必然趋势：西医学对中医科学的"剥"（抑制），必然会转化为中医的"复"（复兴）。另一方面，以"剥极而复"思想指导中医大学生如何做才能树立正确的中医观。"剥"就是剥脱，大学生要剥掉西医学在其思想中的主导地位，放弃在吸收中医学知识前总是以西医学的思维模式对中医学进行的审验和过滤。剥离原有的事物不会走向灭亡，新的事物却会兴盛。剥离是手段，而复兴、新生才是目的。这样，剔除了西医学在大学生思想中的负面影响，中医学知识才可源源不断地灌输进来，中医主导的医学观才能顺利建立。

通过上面的论述，可以知道"自由抉择"、苏格拉底精神和"剥极而复"思想能有效引导中医大学生成才。大学就是无限地求知，并在此过程中，激发个体以人格的卓越，促进大学生精神成人。这些过程需要哲学思想的辅助，哲学的思维方式能帮助大学生更好地学习科学知识，哲学的人生观、世界观能使大学生获得人格自由和完整的存在，并将人格引向卓越。

（撰稿人：范新六）

医疗过失认定问题研究

长期以来，学界对于医疗过失的认定标准、影响因素、免责条件存在争议，在司法实践中关于医疗过失认定都存在缺陷，影响了审判的公正性，也进一步激化了医患关系矛盾。

医疗行为是医患法律关系的客体，也是研究医疗过失的前提条件。医疗行为是在合法医疗机构执业的医务人员运用医学专业知识和技术为患者诊断、治疗的行为。它具有社会公益性、专业技术性、高度风险性、侵入损害性、法律特殊性的特征。目前，我国的医疗过失归责原则以过错推定原则为主。

医疗过失是民事过失在医疗行为中的一种具体表现。判断过失的标准是综合了客观标准和主观标准的客观化反映。无论医务人员行为的性质如何，只要违反了其应尽的注意义务，就会导致过失责任的产生。我国大陆地区多以医疗常规标准来判断医疗过失，而且多以医务人员是否违反法律法规、制度和医疗常规规定的义务推定医疗过失的有无。2009年通过的《中华人民共和国侵权责任法》则强调了医务人员的注意义务。在医疗过失判定中，还要考察医疗水平的客观变化性、医疗水平的地域差异性、医疗机构及医疗人员的资质差异性、医疗行为的紧急性、医疗风险性以及医疗过失的免责情况。当前，根据相关法律的规定，我国医疗鉴定存在双轨制。在审判中，法官对于医疗事故鉴定结论没有审查权和采信权导致对于医疗过失的认定丧失主导权。

现今，《中华人民共和国侵权责任法》的颁布确立了医疗过失认定的一元认定体系。下一步司法解释等配套立法应该细化对于诊疗过程中注意义务、说明义务的理解，注意义务的扩展以及医疗过失认定影响因素的理解，重构医疗鉴定制度，解决好医疗过失认定的法律衔接问题。司法实践中，可以通过设立医疗鉴定委员会，让法官享有审查权。一些法院已经在这方面进行了有益的探索。我们还可以采取在最高人民法院和高等人民法院设立专门的医疗纠纷审判庭等措施保证医疗过失认定的公正性，以化解医患关系矛盾。

一、医疗过失的概念及构成要件

按照一般的理解，民事过失是指行为人对自己行为的结果应当预见或者能够预见而没有预见或虽然预见了却轻信这种结果可以避免。

显然，医疗过失是民事过失在医疗行为中的一种具体表现。但是，由于医疗行为的专业技术性和法律关系的特殊性，使其除了包括民事过失的共有特点外，还具有医疗过失所独具的特色。这也使得我们在认定医疗时考察应该更专业化，更全面。

医疗过失在日本被称为"医疗过误"，指医师在对患者实施诊疗行为时违反行为上的必要的注意。在德国，医疗过失是指医疗机构、医务人员在医疗活动中违反医学理论和实践上应尽的必要的注意义务，造成的对患者的损害。

英美法国家采用"Medical Malpracticte"一词表述医疗过失。"Malpracticte"解释为医务人员在诊疗行为中违法、不道德、不端行为，和受托事项不合理缺乏技能或诚信服务。

我国学界尚未对医疗过失的含义有统一认识，而只有关于医疗事故概念的规定。现行的《医疗事故处理条例》第二条规定：医疗事故是指医疗机构及其医务人员在医疗活动中，违反医疗卫生管理法律、行政法规、部门规章和诊疗护理规范、常规，过失造成患者人身损害的事故。这使得医疗过失的概念过于局限，严重影响了司法实践对于医疗过失的认定，也使得虽未受到人身损害，但是也因医疗过失蒙受损失的患者未得到法律的应有保障。2009年12月26日通过的《中华人民共和国侵权责任法》将"医疗过错"引入该法中。医疗过错包括故意和过失。在临床实践中，医疗机构和医务人员所犯的大多为过失。该法可谓是较为全面地保护患者的合法利益。

总之，世界各国对于医疗过失的主体认识相对一致，而对于医疗过失内容的理解略有差异，但是对于判定医疗过失的要件内容大致相同。两大法系的通说都认为，认定医疗过失需要具备三个基本要件：一是医务人员负有应尽的注意义务；二是医务人员违反了应尽的注意义务；三是医务人员所违反的注意义务对于患者的权益造成了损害。无论医务人员行为的性质如何，只要违反了其应尽的注意义务，就会导致过失责任的产生。

二、过失的判断标准

目前，对于过失的判断标准主要存在主观标准说、客观标准说、主客标准说三种学说。

（一）主观标准说

该学说认为通过判定行为人主观心理状态来确定有无过错即通过确定行为人对其行为的后果有无预见或认识，若有预见和认识，则确定他是否应当预见和认识。主观标准说认为过错是一种心理状态，所以在司法实践中，对行为人过错的认定就是这种心理状态的再现性描述，有无预见和认识的标准为行为人的各种要素诸如年龄、经验、学识等，而不是以行为人之外的第三人的预见能力作为标准。这就是主观标准说的实质。

（二）客观标准说

该学说以客观的行为标准来衡量行为人的行为，进而认定行为人有无过错。行为人是否达到该客观行为标准的要求是认定过失的客观标准。

罗马法主要通过对行为人主观方面的评判来考察过失，目的是确定当事人是否达到应有的谨慎与勤勉。"良家父"即"善良家父"是罗马法判断过失的标准。"良家父"在古罗马享有处理家族事务的全权，代表勤勉之人所应达到知识技能水平和注意义务，否则即为过失。大陆法系国家后来采取的认定过错的标准受"良家父"标准的影响较大。可以说，"良家父"标准是过失判断客观标准说的罗马法渊源。德国民法第823条第2款规定违反以保护他人为目的之法规者，负损害赔偿义务。该国法律也将行为人的执业、年龄等特点作为参考的因素，弥补了"良家父"标准一般化的不足。法国以"良家父"标准认定行为人的过失行为是否违反其所应负的注意义务，并将此标准运用至医疗行为、交通事故等领域；同时，法国法还规定此标准适用于任何人。

英美法系以"理性人"的行为作为评判过失的标准。理性人是一个谨慎、细心、遵守规则的人，作为遵守社会规范的代表而成为英美审判实践中所参照的标准。英美法学者霍姆斯明确指出判断行为人的过失应使用一般标准，而拒绝考虑个人差异性。

（三）主客观标准结合说

该学说认为主观标准与客观标准两者应该结合使用。萨尔蒙德认为过失虽为主观状态，但却可以和客观过失概念相重合，而且两种过失必须重合。客观过失也不过是主观过失的现实化行为，而主观过失只有在外在表现为行为时，在法律上才有意义。我国大陆地区学者亦认为两者不可对立，而应把他们结合起来应用。

（四）评价

事实上，无论我们将评判过失的标准如何区分，认定过失的标准只能是客观的。过错就其本质而言应当是一种主观现象或者说主要是一种主观现象，而认定过错的标准应当主要是客观的。"主观标准"也是客观的。主观标准与客观标准之间的区别被误解了，事实上所谓的客观过失与主观标准同样是过错或有责性的检测手段。"主观标准"系选择以行为人的注意能力，为判断过失有无的标准，而客观标准系选择一般人的注意能力，作为判断过失的标准。对于这两项标准，罗马法上即有所区分。事实上，在运用一般人的标准衡量个人行为时，应该考虑个人的预见能力。而考虑个人应该或能够预见的能力，就可以使客观标准在某种程度上反映行为人应该具有的心理状态，从而体现了主观标准的要求。检验过错的标准的客观化是民法理论法制的必然。同时，无论是"良家父"还是"合理人"的标准都选择一个受社会普遍认可的角色代表作为评判过失的依据。此外，一些苏联学者主张"中等偏上"的注意标准不仅能够推动社会进步，而且对于侵权法在评判过失过错的责任，教育和预防该责任的出现都有积极意义。有学者通过比较各国的司法实践，总结发现大多数国家法律均采取中等偏上的客观标准来认定行为人的过失，即把行为人的行为与一个虚拟的标准行为进行比较，进而认定行为人有无过失。这个虚拟的标准就是例如"良家父"还是"合理人"的中等偏上的客观标准。总之，可以得出结论，认定过失的标准是综合了中等以上客观标准与中等以上主观标准的客观化反映。

三、医疗过失的判断标准

由于医疗行业属于专业领域，各国在司法实践中又针对性地形成了对于医疗过失的具体判断标准，分述如下。

英美法以"正常医师技能水平"（The skill normal to the average member）作为评判医疗过失的标准。

如 1938 年 BOYCE V BROWN 脚踝受伤之医疗纠纷案（Supreme Court Of Arizona）。1927 年 9 月 1 日，原告因脚踝受伤而求诊于一经验丰富的外科医生，即被告。在检查原告的脚踝后，被告为原告进行了手术，以钢钉将原告碎裂的脚踝固定。术后 7 年，即 1934 年 11 月，原告因踝部再次疼痛再度就诊于被告。被告再次对原告的踝部进行固定，但未使用新的钢钉。然而，原告的踝部疼痛不减反增，遂另行就诊于肯特医生。肯特医生发现原告踝部有肿胀及变色的情形便决定行 X 线片检查，显示钢钉周围的组织有坏死的现象。原告经过肯特医生的手术后康复。于是原告起诉要求被告承担医疗过失责任。

在一审、二审皆败诉后，原告上诉三审。法院经过审判认为医务人员之职业标准需要达到该地所有合格医务人员之学识水准，亦即一般人们所合理期待以为合格医生所应具备之水准，并以一正常合理医生所能善尽之注意义务来进行该医疗行为。被告所为均系正常程序所为，若仅以被告未进行 X 线检查，即认被告成立医疗过失，未免失之太过。故判决原告上诉无理由。

日本通过长期的学界争鸣与司法实践，最终确立了"合理医师行为"的标准。

在 1961 年东大输血感染梅毒案中，最高裁判的判决认为"医师应在医疗行为中尽最善注意义务"的观点引起法律界的争论，如何理解该观点成为论战的焦点。1969 年，脚癣病放射治疗案，认为医师应该根据诊疗当时的医学知识进行医疗行为，以其作为"最善注意义务"的内容，却未对其观点进行任何说明。之后，日本医学界和法学界针对岐阜地方裁判所 1974 年早产儿视网膜病案判决所持的观点进行辩论：即使医疗行为尚未得到医疗界一般承认普及，医师是否也应当实施诸如转院等措施义务以尽最善注意义务。法医学教授松仓丰治提出评判医疗过失的标准应是"医疗水平"的学说，认为"诊疗当时的医学知识"包括医学水平和医疗水平，医疗水平指在学术广泛形成的医学水平已经被医学实践验证并普及。此观点得到了医学界和法律界的一致赞同。

此后，日本的法律界又逐步对"医疗水平"的两个要件（医疗行为的有效性和安全性被认可；已经被接纳为临床实践的目标）进行完善和补充，从提出"普及说"发展到"客观说"（即是否符合"医疗水平"的标准应完全以客观事实为依据）。从 20 世纪 70 年代起,一些学者开始主张"相对说",认为应综合考虑具体的医师和医疗单位所处的具体客观情况,对医疗行为的普及与否,亦对医疗水平进行相对性认定。在20世纪80年代,又有一些学者主张"医疗水平"的内容不仅应该包括医疗行为在临床实践中的普及程度,更应该包括医务人员临床工作的法的规范,以及医务人员所处社会的地理环境、经济条件和其他情况等内容。

然而,"法规范说"未对"诊疗行为的安全性和有效性已经得到认可"如何判断问题做出解释,这引起了法律界的质疑。其中,日本法律界新美育文教授认为,有效性和安全性的判断应为医疗界的专项事项。但是,法律也应该审核医学专家做出的结论是否符合必要程序,或者是否具有充分的证据(充分的资料或数据),以及是否符合医学界的一般水平等。

当前,我国的医疗纠纷案件中的医疗事故主要由医学机构组织完成,法院审判人员医学专业知识的缺乏加重了对于医疗鉴定结论的依赖性,严重影响了司法公正,使得受害人不能得到有效救济,导致医患关系矛盾日益激化。近年来,日本成立了多个专门处理医疗诉讼的法庭,并拥有一大批具有医学专业知识背景和丰富审判经验的法官。通过调整医学鉴定体制和流程,推动医学专家与法官的互动、法官与医学专家以及双方当事人之间的互相协调等方面取得了巨大进步,为化解医患关系的矛盾做出了成功的探索。可以说,日本对于医疗过失的判定标准对我国具有重要的借鉴意义。

我国台湾地区学者与日本学者的观点大致相同。我国大陆地区多以医疗常规标准来判断医疗过失,而且多以医务人员是否违反法律法规、制度和医疗常规规定的义务推定医疗过失的有无。2009年通过的《中华人民共和国侵权责任法》则强调了医务人员的注意义务。

(撰稿人:邓其烽)

附录一 校友风采

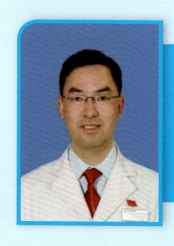

马建华

马建华先生,医学硕士,北京老年医院骨科主任医师、脊柱组组长,目前担任中国医学救援协会运动伤害分会理事、中国防痨协会骨结核专业分会委员、北京中西医结合学会脊柱微创专业委员会青年委员、北京市海淀区医学会医疗纠纷鉴定专家。

从事骨科临床工作近20年,对老年颈、肩、腰、腿痛及老年退行性骨关节疾病等骨科疾病的诊治积累了丰富的临床经验,熟练掌握脊柱及关节各种手术技术,创新性开展侧卧位单侧椎弓根入路治疗骨质疏松性脊柱压缩骨折,取得了良好的临床疗效,相关论文在北京骨科年会发表。在核心期刊发表专业论文10余篇,主持北京老年医院基金项目2项,参与完成卫生部医药卫生科技发展中心项目及北京市科委重大项目等多项课题,参编书籍《健康大百科(老年篇)》《老年人就医指导》及《老年医学临床实践技能进阶培训教程》。

王斌

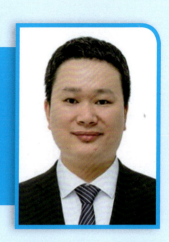

  王斌先生，1982年出生，籍贯福建省南平建瓯市。2001—2006年，就读于福建中医学院中医系；2010年—2013年，在莆田学院辅修临床医学专业。毕业后于中国人民解放军第九二医院（现中国人民解放军联勤保障部队第九〇七医院）工作，现就职于台资三甲医院——华侨大学附属厦门长庚医院中医科。担任华侨大学实习生学习生活导师，华侨大学临床医学院中医学副教授。

  现任福建省中医药学会中医妇科分会委员、福建省中医药学会治未病分会委员、厦门市中西医结合学会会员、中国针灸学会会员。

  曾参与中国抗癌协会组织的"CSCO-萌蒂杯"学术演讲，获得优秀表现奖；参与厦门新冠感染防疫一线工作，被评为"最美抗疫者"；担任《命门学说理论研究与临床发微——基于〈外经微言〉的解读》编委。多次参与中国中医科学院中医基础理论研究所中医学术周活动。以第一作者发表国家及省级论文多篇。长期从事中医临床工作，擅长运用中药配合针灸治疗内科杂病、肿瘤的辅助治疗、中医体质辨识与调理。

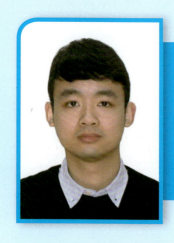

王传池

王传池先生,1989年6月出生,籍贯福建晋江,医学博士。2008—2013年,就读于福建中医药大学中西医结合临床专业,获学士学位;2014—2017年,就读于福建中医药大学中西医结合临床专业,获硕士学位,导师胡镜清;2017—2020年,在湖北中医药大学中医基础理论专业攻读博士学位,导师胡镜清。硕、博士在学期间获"福建省优秀硕士学位论文""湖北中医药大学优秀博士学位论文"。2016年获硕士研究生国家奖学金。2018年、2019年分别获岐黄杯第九届、第十届全国中医药博士生优秀论文提名奖、三等奖。

近年来,聚焦老年心血管健康与中医药技术装备研究,承担公益性科研院所基本科研业务费专项资金资助课题3项,均顺利结题;参加973、国家科技支撑计划、中医药行业专项等省部级以上课题5项。2020年12月,项目成果《冠心病痰瘀互结证特征、分布和演变规律发现》获中国中西医结合学会科学技术奖二等奖(排名第8)。发表学术论文50篇,其中以第一作者发表核心期刊论文14篇(含北大中文核心/CSCD 11篇),通讯作者2篇。参编《国医大师路志正临证精要》《命门学说理论研究与临床发微——基于〈外经微言〉的解读》等著作5部。

王国为

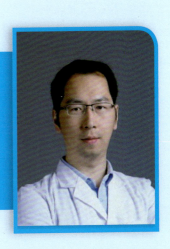

  王国为先生，1985年出生于福建省宁德市周宁县，2004—2009年就读于福建中医学院中医系，2009年9月考入中国中医科学院，先后获中医基础理论专业医学硕士及博士学位。2015年留院工作，现为中国中医科学院中医基础理论研究所副研究员。兼任中国中医药信息学会特色疗法与新技术分会副秘书长、干支象数医学研究分会副秘书长，中华中医药学会亚健康分会委员、风湿病专业委员会青年委员等。

  2021年作为第21批中共中央组织部、共青团中央博士服务团成员，赴宁夏服务锻炼，担任宁夏医科大学总医院党委委员、院长助理（挂职）。

  目前主要从事中医名家学术思想和五运六气理论研究工作。主持和参加国家自然基金、国家社科基金、北京中医药发展规划项目、中国中医科学院自主课题等项目多项，为中国中医科学院优秀青年科技人才培养专项出库人员；发表期刊论文30余篇；编著《何梦瑶》《五运六气精华类编》《孔伯华医案存真》等著作10部；获中国民族医药学会科学技术奖二等奖、中国中医科学院科技进步三等奖等。临床擅长诊治中医内科、妇科及皮肤科常见病。

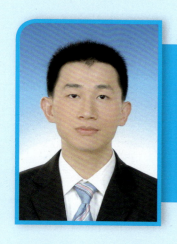

邓其烽

  邓其烽先生，福建中医药大学中西医结合本科毕业，对外经济贸易大学全日制法律硕士专业毕业。

  硕士毕业后，在北京从事法律事务工作。主要从事民商法领域的理论研究和司法实践。同时，结合本人从事临床医疗工作的经验、熟悉卫生健康和医院管理事务的优势，在医患纠纷、保险纠纷、交通事故赔偿、遗产纠纷等领域，有较为深刻的见解和丰富的实践经验。

邓绍根

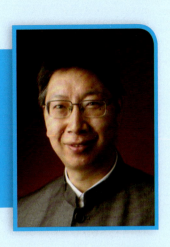

邓绍根先生，就职于福建中医学院（现福建中医药大学）社科部（公共管理系）。现任中国人民大学新闻学院教授、博导、学术委员会委员，中国人民大学马克思主义新闻观研究中心主任、中国人民大学杰出青年学者、闽江学者讲座教授、中国新闻史学会秘书长、"马工程"教材《中国新闻传播史》课题组专家、国家社科基金重大项目《新中国70年新闻传播史研究，1949—2019》首席专家、《新闻春秋》执行主编，还主持《新闻舆论工作的党性原则及其实践研究》《中国共产党百年新闻宣传史》等课题。

论文《论民国新闻界对国际新闻自由运动的响应及其影响和结局》荣获广东省哲学人文社会科学优秀成果论文类一等奖；著作《中国新闻学的筚路蓝缕：北京大学新闻学研究会》获得第七届吴玉章人文社会科学青年奖；参与的教改项目《马克思主义新闻观指导下新闻人才培养"六结合"模式的创建与实践》获得2018年国家级教学成果奖二等奖；参与的研究项目《习近平关于新闻舆论工作重要论述研究》，获得2020年中华人民共和国教育部第八届高等学校科学研究优秀成果（人文社会科学）二等奖。

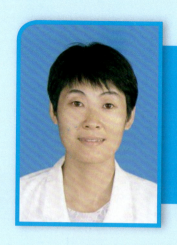

卢红蓉

卢红蓉女士，1977年8月生，湖北钟祥人，硕士毕业于福建中医学院，博士毕业于北京中医药大学。现为中国中医科学院基础所研究员，研究方向为中医病因病机理论及临床应用研究。

发表学术论文50余篇，主编著作1部，副主编著作2部，参编著作8部，获中医科学院科学技术进步奖、中国中西医结合学会科技进步奖2项。论文《痰瘀互结证治理论源流考》入选2015—2019年度中国中医科学院最具影响力优秀中文学术论文，论文《"瘀血"与"血瘀"辨析》被2017年《中国中医药年鉴》收录。

叶宝叶

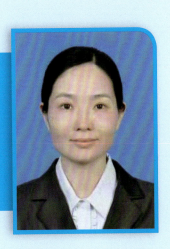

　　叶宝叶女士，就读于福建中医药大学，中西医结合临床硕士研究生，研究生方向为神经内科，福建省漳州市龙海市人。福建中医药大学附属第二人民医院康复科主治医师，擅长于神经系统疾病的中西医结合康复治疗。参与全国中医临床特色技术传承骨干人才培训项目。

　　现任福建省康复医学会神经康复专业委员会委员、福建省中医药学会络病学分会委员、福建省医学会物理与康复学会委员。主持院级课题1项，厅级课题2项，参与主编《张喜奎中医临证传承录》；以第一作者发表学术论文6篇。

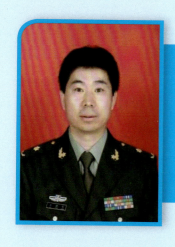

白晓东

白晓东先生，1997年7月毕业于福建中医学院骨伤专业，目前在解放军总医院第四医学中心骨科医学部骨科工作。中国医学救援协会运动伤害分会第一届理事会常务理事兼秘书长、中国研究型医院学会足踝医学专业委员会委员、中国人民解放军第十届医学科学技术委员会骨科专业委员会委员、北京医师协会运动医学专科医师分会理事。

在人工关节方面，熟练掌握髋关节创伤、股骨颈骨折、强直性脊柱炎髋关节僵硬、Ⅳ期股骨头坏死、髋关节结核、髋臼发育不良、重度髋关节骨关节炎，以及股骨、髋关节周围恶性肿瘤等疾病髋关节置换手术；擅长膝关节重度骨关节炎、膝关节僵硬、风湿性膝关节炎晚期的膝关节置换手术，多年来积累了丰富的临床经验。在运动医学方面，对膝关节半月板损伤、膝前、后交叉韧带端裂、肩关节陈旧性习惯性脱位、肩袖损伤、膝关节骨关节病等疾病关节镜微创的治疗达到国内领先水平。在创伤及骨病方面，对膝内翻、膝外翻、足拇趾外翻畸形、马蹄内翻足畸形、儿麻后遗症等疾病的诊治，骨病、骨肿瘤等疾病的诊治，对严重创伤救治及涉及关节面的复杂的关节内粉碎性骨折的手术有丰富的经验。

发表论文30余篇，专著2部，其中主编1部；获省部级以上科技进步二等奖2项。

朱义文

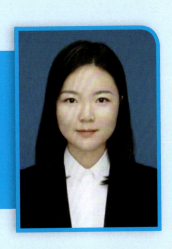

朱义文女士,河南省驻马店市正阳县人,2013—2018 年就读于福建中医药大学中西医结合学院中西医临床医学专业。硕士毕业于北京中医药大学中医内科学专业,研究方向为中医药治疗脾胃肝胆病。

硕士期间参与课题多项,以第一作者身份发表学术论文 4 篇;参加第三十二届全国中西医结合消化系统疾病学术会议青年论坛演讲比赛,获得优秀奖。

硕士在读期间,是北京中医药大学研究生会第一届研究生代表、北京中医药大学北京中医医院研究生班心理委员、中国中医药信息学会易水学派研究分会青年后备理事、北京中西医结合养生专业委员会委员。获得北京中医药大学 2019 年度优秀研究生称号、2020 年度优秀共青团员称号、北京中医医院 2020 年度志愿之星称号。

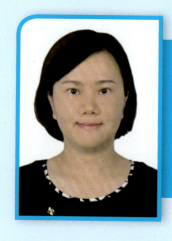

江 丹

江丹女士,福建省三明市将乐县人。2000—2005年,就读于福建中医学院中医系;硕士、博士毕业于广州中医药大学。现为广东食品药品职业学院国际交流学院副教授,研究方向为中医药对糖尿病等慢性非传染性疾病的治疗与健康管理。

主持、主要参与省级课题、厅局级课题等8项;获得广东省科学技术奖三等奖1项;副主编《老年健康管理实务》;以第一及通讯作者发表论文12篇,其中《朱章志教授从"三阴病"论治糖尿病肾病经验》入选第二届《中华中医药杂志》百篇高影响学术论文。

现任中国中医药研究促进会糖尿病专业委员会副主任委员、广东省中西医结合学会内分泌专业委员会委员,为广东省名中医师承项目继承人。

李玉娇

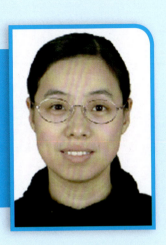

　　李玉娇女士，福建省南平市政和县人，2003—2008 年，就读于福建中医学院护理学系，现就职于北京市怀柔区中医医院脑病科，主管护师，2018 年获得北京护理学会老年专科护士资格证书。

　　2020 年，承担院内苗圃课题《引阳入阴推拿手法治疗老年卒中后阴阳失调型睡眠障碍的疗效观察》；发表论文 3 篇。

　　2021 年参加国家中医药管理局开展的全国中医护理骨干人才培训项目。

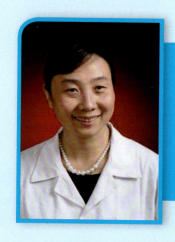

杨杰

杨杰女士，主任医师，北京中医药大学医学博士，中国中医科学院博士后，为"京城四大名医"孔伯华的第四代传人，全国第二批名老中医药专家孔令诩学术继承人。2003—2006年硕士就读于福建中医学院中西医结合基础专业，导师胡翔龙、吴宝华研究员。现就职于中国中医科学院中医药数据中心。主要研究方向为中医药大数据、中医四诊信息采集客观化、中医基础理论。临床擅长治疗各种癌症及术前、术中、术后姑息疗法，大力提倡"治未病"。

主持科技部重点研发计划课题，参与科技部重点研发计划课题、国家973计划课题、国家自然基金重点项目、国家中医药管理局中医药科学技术研究专项课题多项；获得国家发明及实用新型专利6项、省部级科技进步奖2项、省部级成果3项。

现为中国中医药信息研究会中医诊断信息分会常务理事、世界中医药学会联合会肿瘤外治法专业委员会理事，科技部项目评审专家，中央广播电视总台老年之声特邀专家，北广人物周刊专访专家。

杨燕

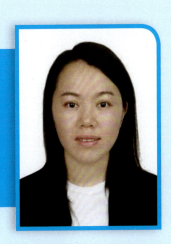

杨燕女士，福建省三明市泰宁县人。2008—2015 年，就读于福建中医药大学中医学院；博士毕业于湖北中医药大学。2019—2021 年为中国中医科学院中医基础理论研究所助理研究员。现就职于中国中医药科技发展中心，研究方向为中医基础理论及慢病管理研究。

主持、参与院所自主选题、973 计划、国家科技支撑项目、国家重点研发计划和中医药行业专项等课题 10 余项。作为副主编参编《命门学说理论研究与临床发微——基于〈外经微言〉的解读》；获得发明专利 1 项；以第一作者或通讯作者身份发表论文 10 篇；获得福建省优秀硕士学位论文、湖北中医药大学优秀博士学位论文、中华中医药学会岐黄杯博士优秀论文奖。

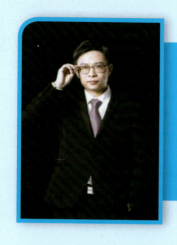

肖传兴

肖传兴先生,福建省宁德市周宁县人。2004—2009 年就读于福建中医学院中医学专业,曾任校学生会主席、福建省学联副主席;硕士、博士毕业于厦门大学。香港中文大学威尔斯亲王医院访学归来后就职于厦门大学附属中山医院。随后辞职创业,将科研成果转化到市场中,创立广州承葛生物科技有限公司,并担任董事长。

2016 年,获得钟南山院士领衔的产学研基金——南山健康产业基金的天使轮融资。先后荣获中国互联网+创新创业大赛金奖、广东省"百名博士博士后创新人物"、福建省"百人计划"创业人才、厦门市"双百计划"领军型创业人才。2019 年,受邀参加 CCTV2 创业英雄汇,向全国观众科普肠道菌群和菌群移植技术。

2020 年,与厦门市政府、厦门市翔安区政府共同建立厦门联合呼吸健康研究院,并担任院长。参编专著 4 部,专利 89 项,发表 SCI 论文 30 余篇,主持、参与多项国家自然基金青年基金、国家自然基金重点项目、国家重大仪器开发专项等;获得厦门市科技进步一等奖 1 项、福建省科技进步二等奖 1 项。

— 吴圣贤 —

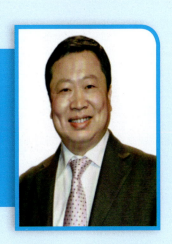

　　吴圣贤先生，博士，主任医师。1999年毕业于北京中医药大学；2003—2004年，公派至德国图宾根大学医院临床试验协调中心任访问学者。

　　现任北京中医药大学东直门医院科研处副处长、国家药物临床试验机构办公室主任。兼任中华中医药学会中药临床药理分会常务委员、中国药学会临床评价专业委员会委员、北京中医药学会中药临床药理专业委员会副主任委员。主要研究方向：①中药临床药理学研究。②中医药防治动脉粥样硬化研究。主持和参加重大新药创制、863、国家攻关、国家自然基金等重大课题15项。

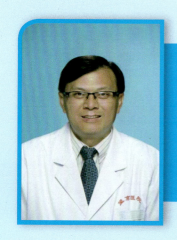

邱模炎

邱模炎先生，主任医师，教授，医学博士，博士研究生导师，博士后合作导师，先后就读、进修于福建中医学院、北京中医药大学、北京大学肾脏病研究所、日本富山医科药科大学、中国中医科学院研究生院，师从三代御医之后、北京中医药大学终身教授赵绍琴先生。现任中国中医科学院望京医院血液净化中心主任、外事办公室主任、国际中医药培训部主任，北京中医药大学兼职教授和博士研究生导师，福建中医药大学客座教授。

现为国家中医药管理局中西医结合临床重点学科学术带头人、国家药典委员会委员、北京市血液净化质量控制与改进中心专家组成员、北京中医药学会肾病专业委员会副主任委员、中国中医药信息学会肾病分会副会长、中国中药协会肾病中药发展研究专业委员会副主任委员、中华中医药学会肾病分会常务委员、中华中医药学会糖尿病分会常务委员、世界中医药学会联合会国际中医临床标准工作委员会常务理事、世界中医药学会联合会肾病专业委员会常务理事、北京健康科普专家；历任国家中医师考试命审题专家，国家基本药物目录审评专家，国家863计划项目、国家重点研发计划、国家"中医药现代化研究"重点专项审评专家；《中华中医药杂志》《中国实验方剂学杂志》《康复学报》编委；荣获首届"中国中医科学院中青年名中医"和"首都中青年名中医"称号；荣获中华中医药学会科普图书著作奖一等奖1项、中华中医药学会科学技术二等奖2项、三等奖1项、学术著作三等奖3项；先后承担和参研各级各类科研课题30余项，发表学术论文70余篇，主编和参编学术著作40余部。

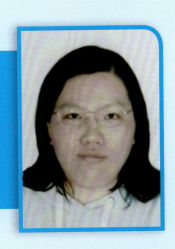

张雨霏

张雨菲女士，福建省三明市人，祖籍沙县。2013—2018 年，本科就读于福建中医药大学中医学院中医学五年制甲班；硕士就读于北京中医药大学中医学院，研究方向：①中医理论与临床关系。②易水学派学术思想及用药规律研究。

曾担任中医学院研究生会科技部副部长及骨伤协会干事，获得中医学院团委学生会优秀学生干部，三等奖学金；福建中医药大学中医学院"蒙牛杯"校园营销大赛优秀策划奖、优秀奖，协会优秀会员，学生会优秀学生干事，优秀运动员，研究生二等学业奖学金等荣誉。

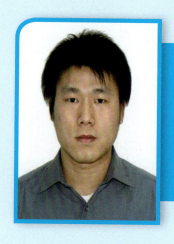

陈慧

　　陈慧先生，福建省福州市连江县人。2001—2006 年，就读于福建中医学院中医系。现为福建中医药大学附属第二人民医院老年病科主治医师、临床总带教，主要从事老年疾病的中西医诊疗研究。主持福建省厅级课题 1 项，参与国家自然基金面上项目、福建省自然基金面上项目、福建省卫生厅基金课题、福建省教育厅基金课题等 5 项科研项目。

　　积极援鄂，作为福建援宜医疗队员参加抗击新冠感染疫情防控工作，获得宜昌市委、市政府"宜昌抗疫功臣"称号、福建中医药大学"抗疫先进个人"称号。2021 年度福建省卫生健康委员会名中医访问学者。

陈可翼

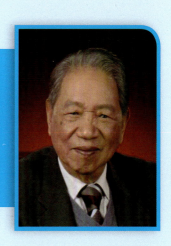

陈可冀先生，中国科学院院士，中国医学科学院学部委员，中国中医科学院学部委员，国医大师，中国中医科学院荣誉首席研究员及终身研究员。世界卫生组织传统医学顾问，世界中医药学会联合会高级专家顾问委员会主席，香港大学、香港中文大学、香港浸会大学、澳门科技大学名誉教授，美国洛杉矶加州大学客座教授。

现任国家卫生健康委员会科技创新战略顾问，国家中医药管理局中医药改革发展专家咨询委员会顾问，中央保健委员会专家顾问委员会委员。中国科协荣誉委员，中国医师协会常务理事，国家药典委员会顾问，中国中西医结合学会名誉会长，中国老年学学会名誉会长，中国医师协会中西医结合医师分会会长。国家中医心血管病临床医学研究中心主任，国家心脏中心专家委员会资深专家，国家神经科学临床中心专家委员会委员，国家老年疾病临床医学研究中心专家委员会委员。

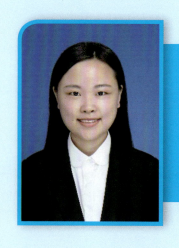

陈路遥

陈路遥女士，1995 年生，福建省泉州市惠安县人。2013—2018 年就读于福建中医药大学七年制中医学专业，获得学士学位。2018—2021 年就读于北京中医药大学中医医史文献专业，获得硕士学位。

研究生期间，师从佟海英女士，主要研究方向为蒙医药。硕士学位论文题目为《蒙药安神补心六味丸组方理论研究及临床应用回顾性分析》。本论文通过初选安神补心六味丸的临床适应病证并局限治疗范围，为安神补心六味丸的精准临床定位提供了理论依据和临床应用数据。研究生阶段获"校级二等奖学金"3 次；参与科研项目 4 项，其中国家级项目 1 项；已发表核心论文 5 篇，其中第一作者 3 篇。2019 年，于德国德累斯顿工业大学参与国际会议 the 19th International Congress of the Society for Ethnopharmacology，壁报展示题目为 Study on the mechanism of the classic preparation of Traditional Mongolian Medicine, Betel Shisanwei ingredients pills（Gaoyou 13）in the treatment of depression。

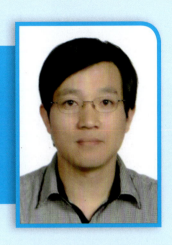

范新六

　　范新六先生，医学博士，副主任医师。硕士毕业于福建中医药大学文献学专业，博士毕业于北京中医药大学诊断学专业。现就职于北京市丰台区方庄医院中医科，从事中医临床、教学、科研相关工作。

　　现任中华中医药学会治未病分会委员，中国中医药研究促进会疑难杂症分会理事，北京中西医结合学会糖尿病足分会委员，北京丰台区医学会康复分会委员。主持区级课题2项，参与国家级课题2项、市级课题7项。主编2部专著，发表期刊论文20余篇。

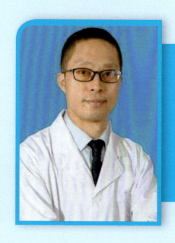

林传权

　　林传权先生，福建泉州永春县人。2000—2006年，本科就读于福建中医学院现代医学系；硕士、博士毕业于广州中医药大学；在加拿大从事博士后研究工作；在中国中医科学院西苑医院进修访学。现为广州中医药大学副研究员，中西医结合基础博士生导师；"劳九芝堂"医药世家第10代传人劳绍贤教授的传承弟子，广东省高等学校"千百十工程"培养对象，广州中医药大学"青年英才"培养对象，获"全国中医药青年国医精英提名奖""第一批青年中医药求真学者"并入选《中华中医药杂志》卓越人才库，国家自然科学基金项目评审专家。担任《中华中医药杂志》《转化医学电子杂志》青年编委，担任《中药药理与临床》《广州中医药大学学报》审稿专家。兼任中国中西医结合学会消化病专业委员会脾胃学说创新与运用专家委员会常务委员、中国民族医药学会脾胃病专业委员会理事、广东省中医药学会脾胃肝胆整合康复专业委员会委员。

　　研究方向为脾胃虚实证本质研究及创新中药研制，主要关注消化系统疾病、重症肌无力和糖尿病等疾病的临床辨证论治及基础研究。主持国家自然科学基金项目2项，教育部博士点基金项目、广东省自然科学基金项目等5项，参与国家级、省部级科学基金项目10项；发表学术论文50余篇（SCI收录6篇），参编专著5部，获授权发明专利2项，培养研究生10余名，指导中医师承弟子3名。

林延超

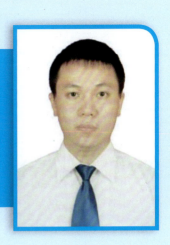

  林延超先生，福建省厦门市人。2001—2006年于福建中医学院中医系学习，获得学士学位。2008年至今，就职于厦门市中医院肝病中心，并于2020年晋升副主任医师。2016至今，跟随国医大师伍炳彩深入学习。2018年，入选福建省卫生和计划生育委员会名中医访问学者。

  以第一作者在《中华中医药杂志》发表《基于国家名老中医经验的慢性肝病临证"三步曲"》；参编《命门学说理论研究与临床发微——基于〈外经微言〉的解读》。擅长运用中西医结合治疗乙肝、肝硬化、肝癌、脂肪肝及酒精肝等。

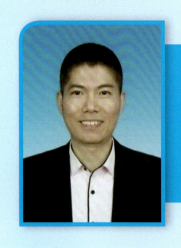

林明欣

林明欣先生，福建省漳州市云霄县人。2001—2006年，就读于福建中医学院中医系；硕士、博士毕业于广州中医药大学；博士后出站于中国中医科学院。现为中国中医科学院中医基础理论研究所副研究员，章朱学派中国中医科学院传承工作站主任。主要从事命门理论与应用研究，核心观点为"万物生长靠太阳，人类健康守命门"和"命门学说是中医学传承、创新、发展的'命门'"。

主持、主要参与国家级公益性科研专项资金、国家973计划和国家重点研发计划等9项课题。获得省部级奖励6项，2项排名第1。编撰命门研究三部曲——《命门学说理论研究与临床发微》《命门学说临证方药求真》《命门医案发微》。聚焦"命门"和"病机"，以第一作者或通讯作者身份发表论文45篇；论文曾入选"领跑者5000（F5000）"；连续获得第2～4届全国中医药博士生优秀论文。获得第二批青年中医药求真学者、《中华中医药杂志》青年编委和百名优秀审稿专家。

九三学社名医工作室专家，获得"北京市委抗击新冠肺炎疫情先进个人"称号。被聘为襄阳市中医院、黄石市中医院、茂名市中医院等多家三甲医院客座教授。临证重视命门，明辨病机，活用虫药，擅长运用经方配合针灸治疗肿瘤、糖尿病及急危重症等。

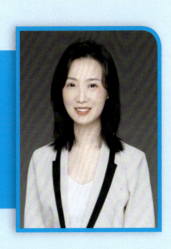

── 林雯婷 ──

　　林雯婷女士，福建宁德人，2005—2010年就读于福建中医药大学针灸推拿系。中医主治医师，担任福建中医药学会中医美容分会委员。

　　毕业后于与中国中医科学院合作的养生保健服务基地工作，跟随多名院内中医专家学习。后投身基层医疗事业，坚持"针药兼修"，研习各家针法，推崇经典，脉症合参。采用内外同调、心身兼顾的综合施治手段，为病患开畅气机、疏通经络、调理脏腑，达到扶正祛邪、养生康体的目的。在基层机构服务期间，热心、耐心服务患者，多次开展中医药文化科普讲座，在妇儿养生领域贡献自己一丝绵薄之力。

　　除了医疗门诊工作，还曾就职于九芝堂、博奥晶典等生物医药企业，现就职于北京利和制药有限公司，并于企业旗下的连锁诊所出诊。

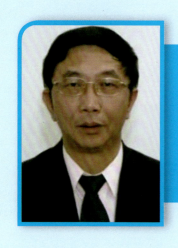

林瑞超

林瑞超先生，法国药学博士，教授，博士生导师。现任世界卫生组织传统医学顾问，法国国家药学科学院外籍院士，中药品质评价北京市重点实验室主任，国家药典委员会执行委员，兼任《药物分析杂志》《中成药》《中草药》《世界中医药》等杂志副主编或编委，北京中医药大学、澳门科技大学博士生导师；中国药学会中药和天然药物专业委员会副主任委员，世界中医药学会联合会中药专业委员会会长，中国中医药信息学会食疗分会会长，中国中药协会科技交流与合作专业委员会主任委员等。曾先后担任法国第戎大学副教授、北京市政府顾问、中国药品生物制品检定所中药室主任、中药民族药标准研究与检测中心主任、中国食品药品检定研究院中药检定首席专家、中药民族药检定所所长、北京中医药大学中药学院院长等职务。

主要从事中药、民族药品质评价，中药、民族药活性成分、质量标准及其标准物质研究及中药材规范化种植等多学科的研究。承担国家科技攻关或支撑项目、国际合作项目、教育部、人事部、国家中医药管理局等省部级科研专项共20余项，研究成果获国家科技进步二等奖1项、省部级成果奖1项。在 Journal of Natural Products、《中草药》等杂志上发表论文500多篇（其中SCI 150多篇）；主编《中国药材标准名录》《中药化学对照品应用手册》《矿物药检测技术与质量控制》《实用中药药品检验检测技术指南》等论著。先后培养博士、硕士研究生百余名，他们大都已成为中药检验、科研教学等领域的业务骨干。

周丛笑

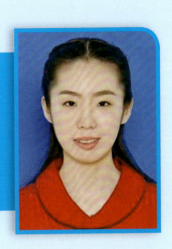

周丛笑女士，河南省洛阳市西工区人。2013—2018 年，就读于福建中医药大学中医学院中医学专业，2016 年入选经典师承班；2018 年推免进入北京中医药大学东直门医院中医儿科学专业学习，2021 年获得硕士学位并保博。研究方向为中医药治疗小儿神经精神系统疾病。

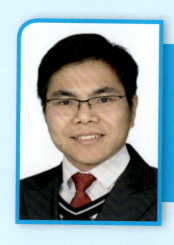

郑燕飞

郑燕飞先生，1984年1月出生，福建省漳州市长泰县人。2003—2008年，就读于福建中医学院中医系；硕士、博士毕业于北京中医药大学。

现为北京中医药大学国家中医体质与治未病研究院副研究员，硕士研究生导师。兼任中华中医药学会中医体质分会副秘书长，世界中医药学会联合会体质研究专业委员会常务理事，中国中医药研究促进会生殖医学分会常务委员。担任国家自然科学基金评审专家。研究方向为中医体质学的转化应用，中医药治疗生殖系统疾病的分子机制研究。

主持并参加国家级及省部级课题10余项；发表论文40余篇，其中SCI收录10余篇；主编或参编著作5部；获省部级奖项5项，国家发明专利13项。

宗湘裕

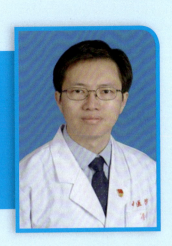

宗湘裕先生，湖北省孝感市大悟县人。2004—2007年硕士研究生就读于福建中医药大学中西医结合临床专业，师从柯晓教授；传承国医大师杨春波教授治疗脾胃病经验；毕业后师从全国基层名老中医药专家杜长海教授和首都名中医——首都医科大学附属北京中医医院首席专家张声生教授。

现为副主任医师，担任北京中医医院怀柔医院消化科主任。兼任全国基层名老中医药专家杜长海传承工作室负责人，北京中医医院首席专家张声生名医工作室（怀柔）负责人，中国民族医药学会脾胃病分会理事、炎症性肠病学组专家委员会委员、消化肿瘤学组专家委员会委员，中国中西医结合学会消化疾病专业委员会慢性便秘专家委员会常务委员，中国中西医结合学会消化内镜学专业委员会胶囊内镜专家委员会委员，北京中医药学会师承工作专业委员会委员，北京中医药学会脾胃病专业委员会委员，北京中西医结合学会肝病专业委员会委员。主持和参与国家自然科学基金、北京市中医管理局、怀柔区科委课题4项；获北京市怀柔区科技进步奖4项，怀柔区"十佳青年医师"；主编专著《脾胃病论治集要》；发表论文20余篇。

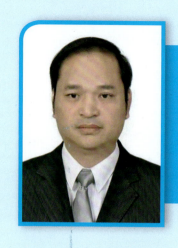

胡镜清

胡镜清先生，1992—1995年就读于福建中医药大学中西医结合内科（临床）专业，医学硕士，二级研究员，医学博士，博士生导师，国务院特殊津贴专家，第八届国家卫生和计划生育委员会突出贡献中青年专家，入选新世纪百千万人才工程。曾任中国中医科学院中医基础理论研究所所长，现任中国中医药科技发展中心主任、广东省新黄埔中医药联合创新研究院院长。中国中医科学院首席研究员，国家重点基础研究发展计划（973）项目首席科学家，国家中医药管理局中医临床研究方法重点研究室主任，中国中医科学院临床流行病学学科带头人。兼任中华中医药学会中药临床药理学分会主任委员、中华医学会临床流行病学和循证医学分会第8届委员会常务委员。

先后主持973、863、国家支撑计划、国家自然科学基金等课题20余项；近5年发表论文150余篇；主编著作4部；获省部级及以上科技奖励14项。

黄 莉

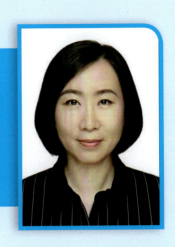

  黄莉女士,陕西省咸阳市人,2001—2004 年就读于福建中医学院中西医结合临床专业,硕士研究生;博士毕业于北京中医药大学临床医学专业。现为首都医科大学附属北京安贞医院中医科副主任医师。擅长外感热病和心系、肺系疾病的中医诊治。

  获全国老中医药专家学术经验继承工作优秀继承人,北京市经济技术创新标兵。参与国家十二五科技重大专项申报工作;参与 2013 年 H7N9 禽流感救治工作。主编《百名中医临床家王焕禄》。发表专业论文 20 余篇。

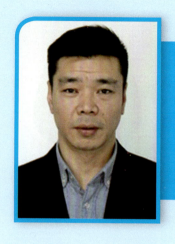

龚 正

龚正（龚纯春）先生，福建寿宁人，1994—1999年就读于福建中医学院中医系。现从事医疗器械实体企业经营与投资。

现任烽崃科技（深圳）有限公司创始人、CEO；中国导乐集团CEO；鼎宸恒鑫股权投资管理（天津）有限公司董事、合伙人。

康靖东

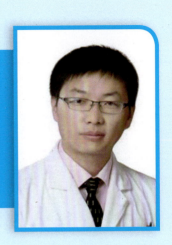

  康靖东先生，副主任医师。2008年毕业于福建中医药大学骨伤科学系，师从齐振熙教授，主要研究方向为激素性股骨头缺血性坏死，获硕士研究生学历，现任中国核工业医院骨科副主任医师。从事临床、教学及科研工作10余年，擅长四肢创伤骨折、髋膝关节置换、脊柱退行性疾病（腰椎间盘突出症、颈椎病、腰椎管狭窄症、腰椎滑脱症等）、骨质疏松性椎体压缩骨折、骨质疏松症、慢性疼痛（颈肩痛、脊柱退行性骨性关节炎、关节骨性关节炎等）及膝关节镜（半月板损伤、交叉韧带损伤、骨性关节炎等）等疾病的诊断及治疗。现任北京市房山区骨科专业委员会委员。发表专业学术论文10篇；2013年，《活血化瘀中药促进激素性股骨头缺血坏死相关细胞因子表达的研究》获福建省科技厅三等奖。

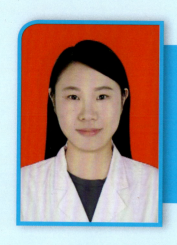

蒋芳华

蒋芳华女士,福建省三明市大田县人,2008—2016年就读于福建中医药大学康复医学院,获得康复医学与理疗学临床硕士学位,研究方向为脊柱疾病的康复与临床研究。现为北京市石景山医院运动医学科医师,北京市康复医学会会员。曾于2016—2020年在中国康复研究中心北京博爱医院参加北京市康复医学专业住院医师规范化培训,并取得北京市康复专业结业考试技能与笔试双第一的成绩。

熊益亮

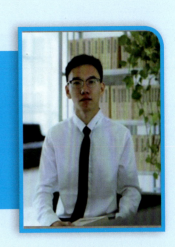

熊益亮先生，福建松溪人。2006—2014年就读于福建中医药大学本科中医学专业，硕士研究生中医医史文献专业。2014年考入北京中医药大学博士研究生，中医医史文献专业。2017年毕业后留校任教。现任北京中医药大学国学院中医文化学副教授，兼任北京中医药大学国家中医药发展与战略研究院特聘副研究员、中国哲学史学会中医哲学专业委员会秘书长、中华中医药学会中医药文化分会副秘书长等。主要从事中医出土文献、中医药文化与中国传统文化教学与科研，主讲《中国传统文化导论》《道德经导读》《经典校读学》《中医药文化与旅游》等课程；主持国家社会科学基金、国家出版基金、北京市社会科学基金、北京中医管理局等各类科研课题8项，发表学术论文20余篇，出版专著、校注中医古籍6部。

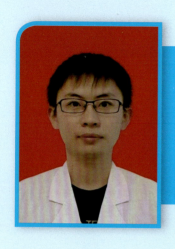

潘炜炳

潘炜炳先生,福建省泉州市永春县人,2012—2017年就读于福建中医药大学针灸学院针灸推拿学专业;2021年硕士毕业于北京中医药大学针灸推拿学院,研究方向为经络腧穴理论与应用和针灸诊治胃食管反流病;参与编写人民卫生出版社出版的《针灸诊治胃食管反流病临床实用手册》;北京中医药大学2021届优秀硕士毕业生。2021年,被北京中医药大学"丹心计划"录取,就职于海淀区双榆树社区卫生服务中心(海淀区中医医院),获得免试攻读北京中医药大学2022级博士研究生资格。以第一作者及共同第一作者发表期刊论文5篇。